Heinze · Cost-Heil ·
Kubosch · Rediske

Endometriose –
Das Selbsthilfebuch

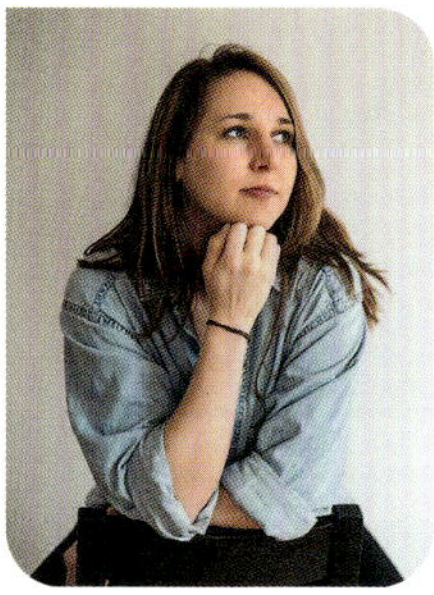

Nicole R. Heinze arbeitet seit 2016 als studierte Ernährungs- und Gesundheitswissenschaftlerin zur Frauengesundheit. Sie ist freiberufliche Ernährungsberaterin und Zyklus-Coachin mit eigener Praxis und Onlinepraxis in Hannover und kombiniert dort Ernährungs- und Hormonwissen mit Stressmanagement und Coachingtechniken.

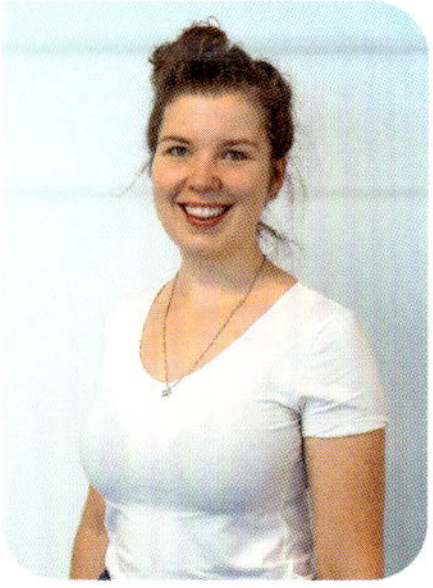

Annika Cost-Heil arbeitet seit 2020 als studierte Physiotherapeutin mit dem Schwerpunkt Endometriose und Beckenbodentherapie. Sie kombiniert Physiotherapie, Beckenboden, Ernährung, Stressmanagement, Lympharbeit und Hypnose.

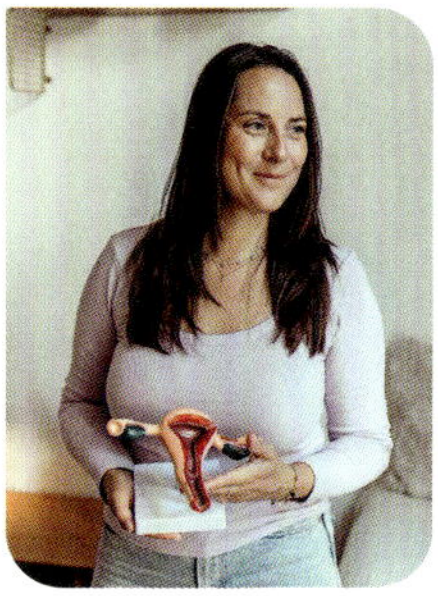

Katharina Kubosch ist Heilpraktikerin mit Fokus auf Frauen- und Zyklusgesundheit und zertifizierte systemische Coachin. Seit 2021 begleitet sie u. a. Endometriose-Betroffene mit Pflanzenheilkunde, Nährstofftherapie und Selbsthilfe-Strategien für mehr Lebensqualität.

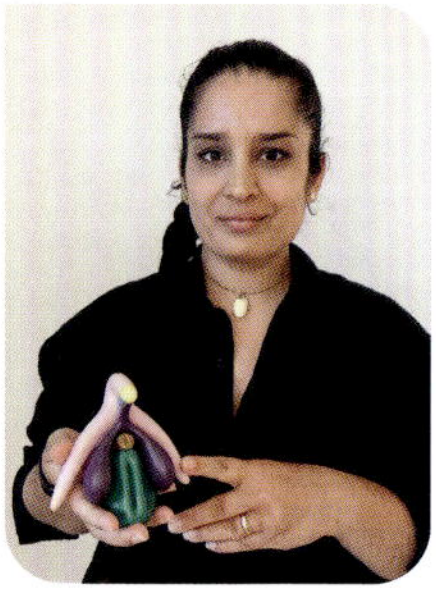

Naila Rediske ist seit 2020 Sexual- und Paarberaterin in eigener Praxis. Sie hat sich unter anderem spezialisiert auf die Begleitung von Menschen mit einer emotional belasteten oder schmerzhaften Sexualität.

Die Stärke der Autorinnen liegt in der Vielfalt: Vier Fachrichtungen – ein gemeinsames Ziel, interdisziplinäre Begleitung für Menschen mit Endometriose/Adenomyose. Kennengelernt haben sie sich durch die Arbeit für die Endo Health GmbH.

Nicole R. Heinze · Annika Cost-Heil · Katharina Kubosch · Naila Rediske

Endometriose – Das Selbsthilfebuch

Selbst aktiv werden mit den besten Methoden aus Physio- und Sexualtherapie, Ernährungsmedizin und Naturheilkunde

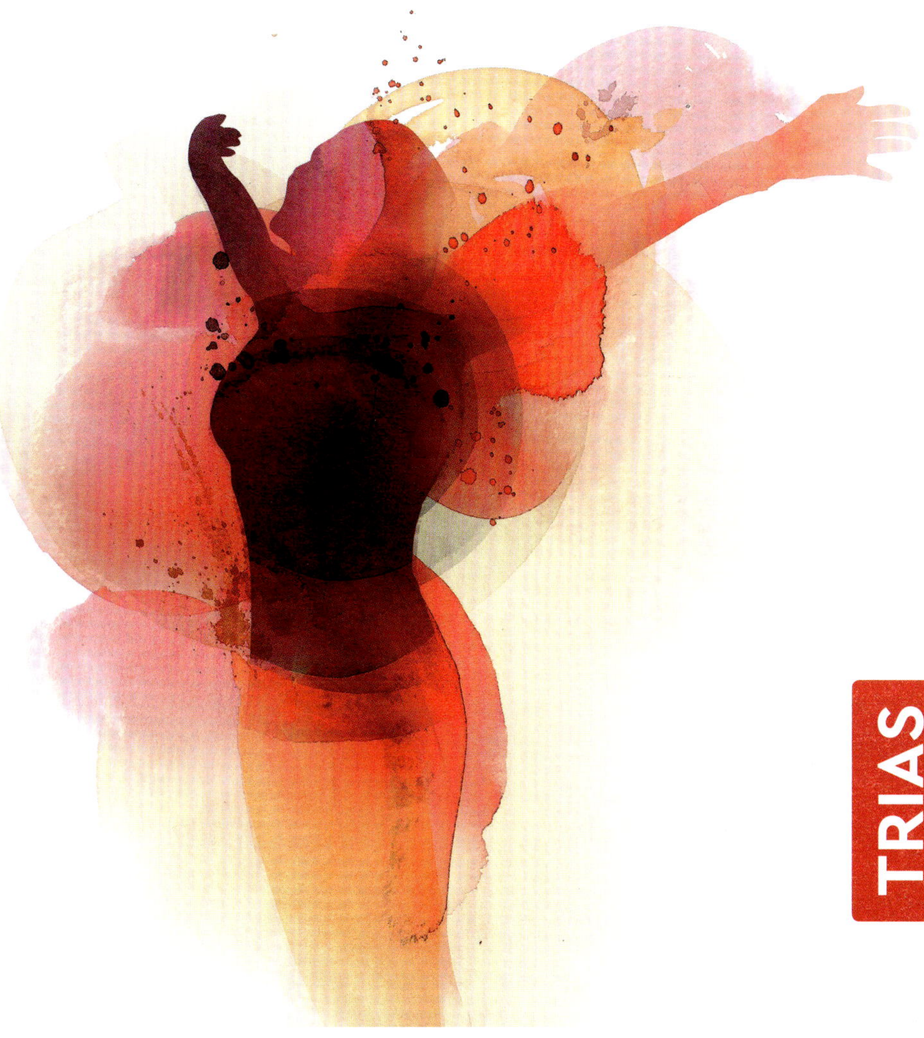

TRIAS

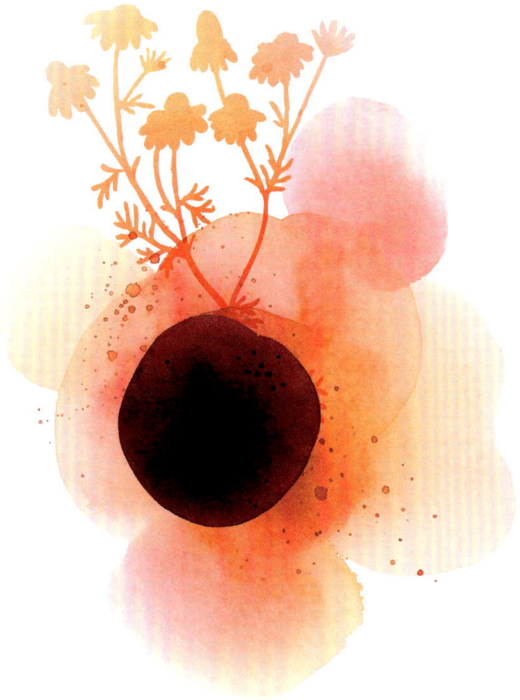

Exkurse

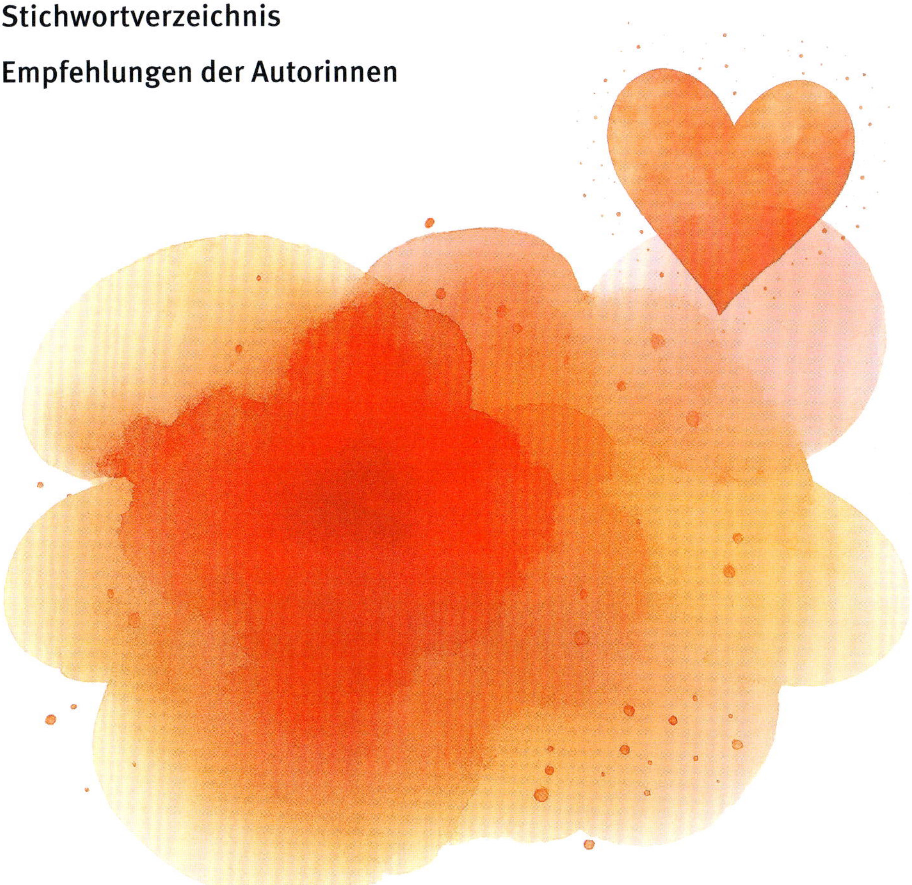

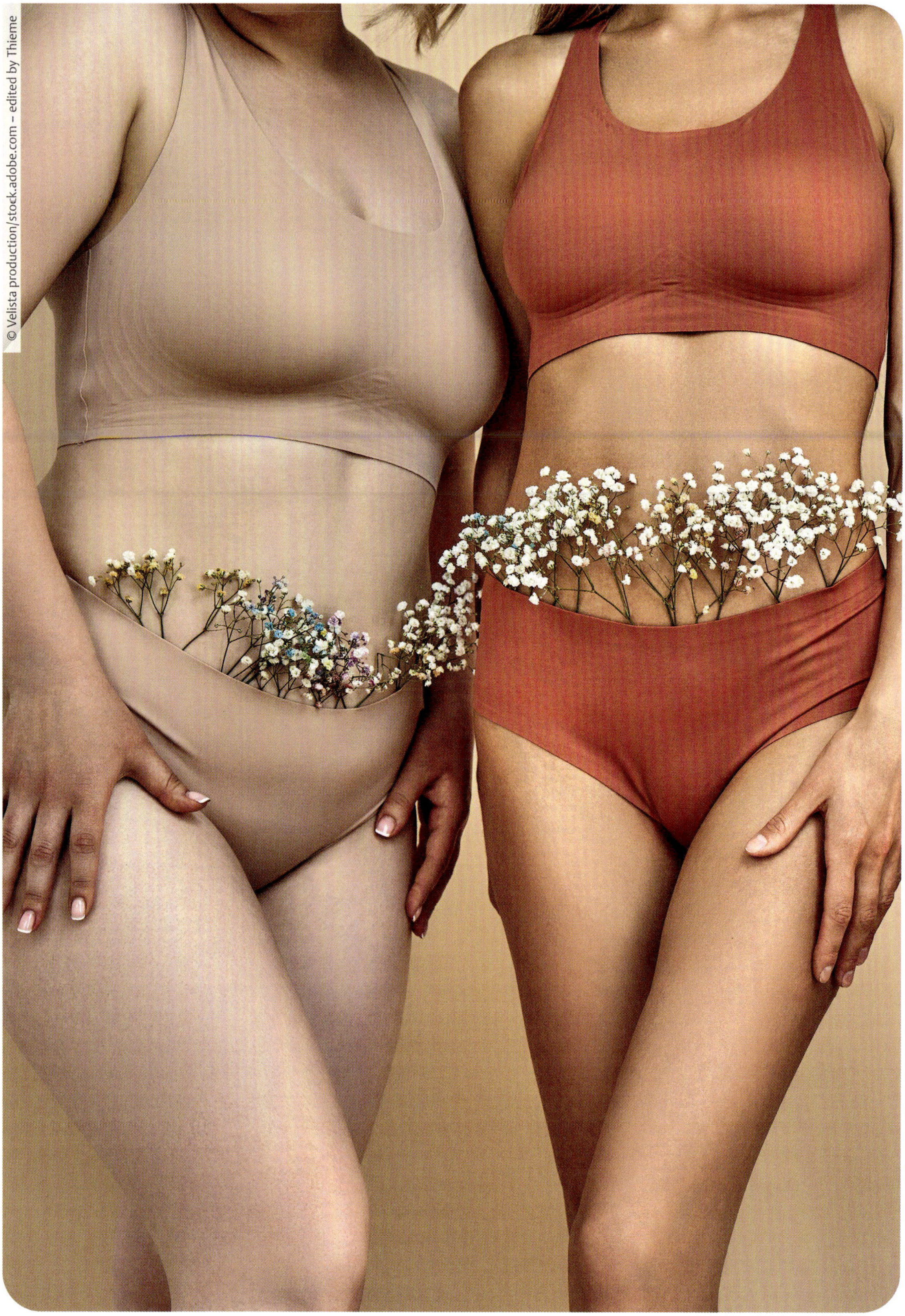

Unsere kleine Anleitung für dieses Buch

Hallo und herzlich willkommen in deinem, in unserem Buch. Unser Ziel ist es, dir einen Strauß an Wissen und Erfahrungen für den Umgang mit deiner Endometriose oder Adenomyose an die Hand zu geben – eine ganzheitliche Mischung zu deiner Unterstützung. Dafür haben wir, jede Autorin für ihr Fachgebiet, das zusammengetragen, was den meisten Menschen in unseren Praxen geholfen hat. Im Grunde eine Art Best-of der Endometriose- und Adenomyose-Selbsthilfe.

Wir wollen dich dort abholen, wo du gerade stehst, und dir Inspiration und Hilfe geben, sodass du dich gut um dich kümmern kannst. Nicht jeder Tipp ist für jeden Menschen etwas und manche Dinge, die du hier findest, weißt du vielleicht schon. Wir können dir aber versprechen, dass auf jeden Fall etwas Neues dabei sein wird. Auch wir haben während des Schreibprozesses viel voneinander gelernt und auch Tipps für unsere Klient*innen aus den anderen Fachbereichen mitgenommen.

Dieses Buch soll dich dazu einladen, dir deinen ganz eigenen Plan zu erarbeiten. Jedes Kapitel endet mit einer Reflexionsseite – diese macht es dir leichter, dir ein individuelles Repertoire an hilfreichen Tipps und Informationen für deinen Körper zu erstellen. Ganz am Ende des Buches hast du noch die Chance, dir aus jedem unserer Kapitel das Beste für deinen Endometriose- bzw. Adenomyose-Plan zusammenzuschreiben. Ein Plan, so individuell wie du und deine Erkrankung.

Dieser Einzigartigkeit gerecht zu werden und das Thema Endometriose und Adenomyose so ganzheitlich wie möglich zu beleuchten, war und ist uns in unserer Arbeit ein großes Anliegen. Deshalb freuen wir uns jetzt umso mehr, dass wir dich mit unserem Buch ein Stück auf deinem Weg begleiten dürfen.

Nicole, Annika, Katharina und Naila

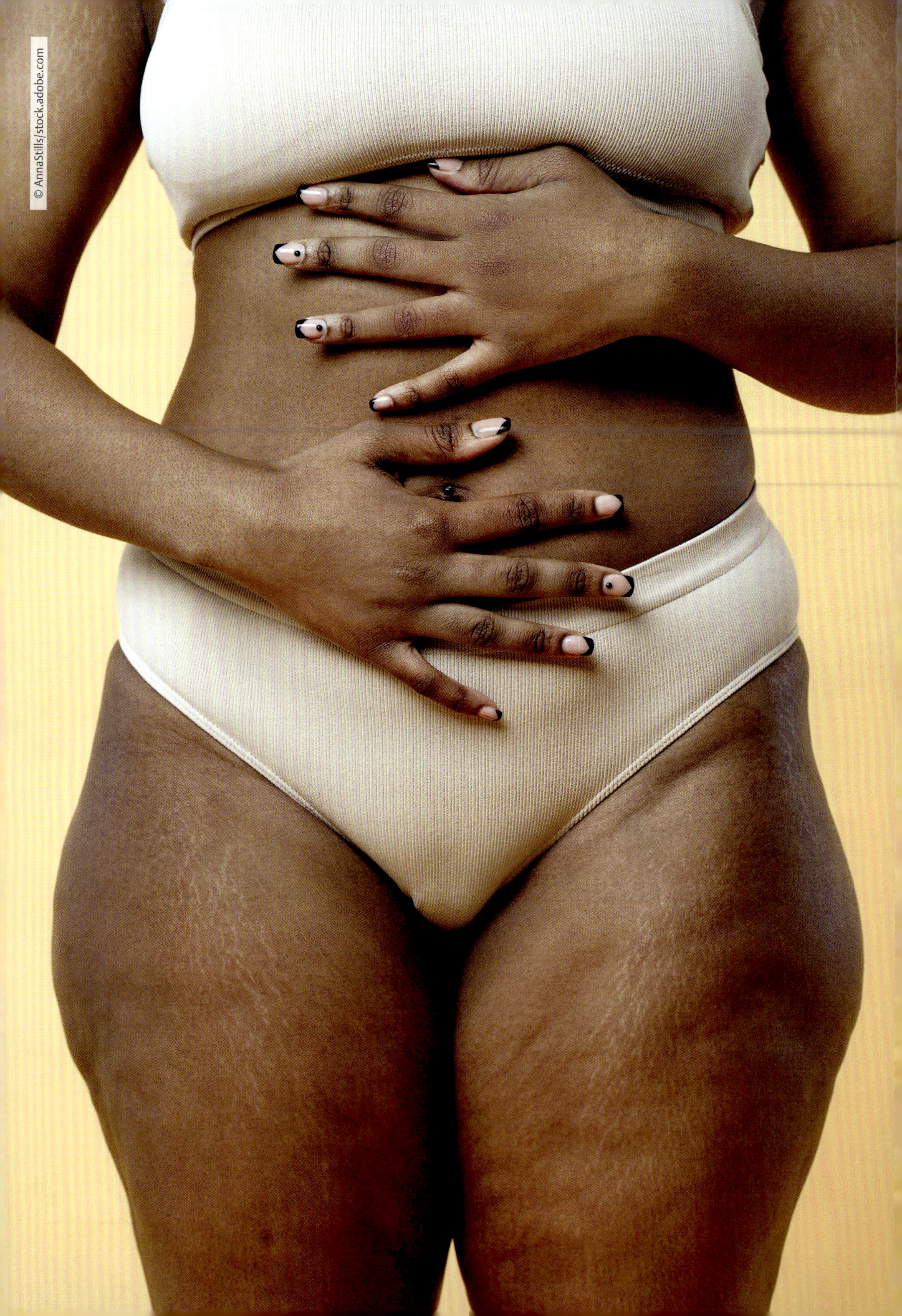

Basiswissen

Bevor wir loslegen und dir zeigen, wie unsere verschiedenen Fachbereiche dich unterstützen können, frischen wir gemeinsam das Basiswissen zum Thema auf.

Endometriose und Adenomyose

Sehen wir uns zu Beginn die beiden Krankheiten genauer an und ergründen, welche Rollen der Zyklusverlauf und die Hormone dabei spielen.

Endometriose und Adenomyose sind komplex, weit verbreitet und bleiben oft lange undiagnostiziert. Die Beschwerden können das tägliche Leben erheblich einschränken, körperlich wie seelisch. Und doch sind sie bis heute stark unterschätzte chronische Erkrankungen.

Zyklus- und Hormonwissen

Ein grundlegendes Verständnis für den Menstruationszyklus und die hormonellen Prozesse im Körper hilft dir dabei, Endometriose und Adenomyose besser zu verstehen. Die genauen Ursachen der Erkrankungen sind bis heute unbekannt. Der Menstruationszyklus und die daran beteiligten hormonellen Abläufe haben aber einen zentralen Einfluss. Möglicherweise hast du keinen natürlichen Zyklus (mehr), dennoch kann es hilfreich sein, hier weiterzulesen. Dieses Basiswissen ist wichtig, um zu verstehen, wie und wo die Hormone in deinem Körper, aber auch in deine Endometriose und Adenomyose eingreifen.

Der Verlauf des Zyklus

Wie du in der Abbildung (Seite 12) siehst, wird der Zyklus meist in vier Phasen unterteilt, die alle ihre eigenen Qualitäten und Hormonspieler haben. Deine Hormone schwanken im Laufe deines Zyklus. Mal sind die einen in einer hohen Konzentration in deinem Körper unterwegs, mal die anderen.

Die erste Phase ist die Menstruation. Dein Zyklus startet also genau dann, wenn dein Menstruationsblut anfängt zu fließen. Kleine Info am Rand: Unter der Gabe der Pille spricht man nicht von einer Menstruationsblutung, sondern von einer Abbruchblutung. Diese wird künstlich durch die Pillenpause erzeugt und ist nicht Teil eines Menstruationszyklus. Schon während der Menstruation, die im Durchschnitt drei bis sieben Tage dauert, beginnt die Follikelphase. Das ist der Zeitraum, den deine Eizellen (oder zumindest eine Eizelle) nutzen können, um unter dem Einfluss der Hormone zu wachsen und sich auf den Eisprung vorzubereiten. Sie dauert oft bis zum zwölften bis 14. Zyklustag, kann aber auch länger oder kürzer ausfallen. Dann folgt im Idealfall der Eisprung, bei dem sich ein Ei aus seinem Eibläschen löst und vom Fimbrientrichter aufgefangen wird, um durch den Eileiter in Richtung Gebärmutter zu wandern. Diese Phase ist vergleichsweise kurz, aber nicht weniger wichtig. Die Lutealphase ist die letzte von vier zentralen Phasen und dauert meist zwölf bis 16 Tage. Tritt keine Schwangerschaft ein, beginnt der Zyklus nun wieder von vorne. Der Menstruationszyklus ist bei jeder Person unterschiedlich lang, man spricht aber von einer »normalen« Zykluslänge, wenn er zwischen 21 und 35 Tagen andauert. Längere oder kürzere Zyklen über einen längeren Zeitraum können auf ein hormonelles Ungleichgewicht hindeuten.

Deine Hormone

Deine Hormone sind Botenstoffe, die Informationen quer durch dein System oder auch lokal an ein Organ übermitteln.

Die Wirkung der bekanntesten Hormone, der Stresshormone Adrenalin und Cortisol und des Kuschelhormons Oxytocin, hast du bestimmt schon einmal am eigenen Körper erlebt. Adrenalin sorgt dafür, dass dein Herz schneller schlägt, damit du im Notfall schnell reagieren kannst. Oxytocin wird nach dem Sex, aber auch beim Kuscheln und Stillen ausgeschüttet. Es sorgt dafür, dass du dich geborgen fühlst, es bringt den Puls runter und entspannt.

Die Hormone, die für dieses Buch am wichtigsten sind, sind die Sexualhormone. Davon sind viele bereits bekannt und es wird sogar vermutet, dass es noch mehr sind. Sie zählen zur Gruppe der Steroidhormone, werden aus Cholesterin gebildet und brauchen u. a. Proteine, Enzyme und zahlreiche Nährstoffe, um gebildet werden und sich im Körper bewegen zu können. Im Zusammenspiel mit deinem Stresslevel, deiner Gesundheit, Ernährung und Fitness sorgen die Sexualhormone im Idealfall für einen reibungslosen Ablauf des Zyklus.

Einen gesunden Zyklus erkennst du u. a. daran, dass du regelmäßig einen Eisprung und eine Menstruationsblutung hast.

Weitere Zyklus-Zeichen sind

- Lage des Gebärmuttermundes,
- Zervixschleimkonsistenz,
- Körpertemperatur,
- Hautbild und
- Stimmung.

Um diese Zeichen richtig deuten zu können, braucht es meist ein bisschen Übung. Wenn du dich dafür interessierst, kannst du in unseren Buchempfehlungen stöbern (Seite 190).

Zu den für uns relevanten Hormonen gehören die Östrogene, das Gestagen Progesteron sowie das follikelstimulierende Hormon (FSH) und das luteinisierende Hormon (LH). Natürlich spielen auch Testosteron und viele Vorstufen dieser Hormone eine Rolle, aber das würde hier zu weit gehen.

FSH und LH

Das follikelstimulierende Hormon (FSH) und das luteinisierende Hormon (LH) machen im Laufe eines natürlichen Zyklus eine ziemliche Achterbahnfahrt durch. Beide Hormone werden in speziellen Drüsen in deinem Gehirn produziert. FSH ist dafür da, dass die Follikel in den Eierstöcken heranreifen können. Wie viele Eizellen pro Zyklus in den Follikeln wachsen, ist sehr individuell, in vielen Fällen reift nur ein Ei voll aus. Wenn dieses ausrei-

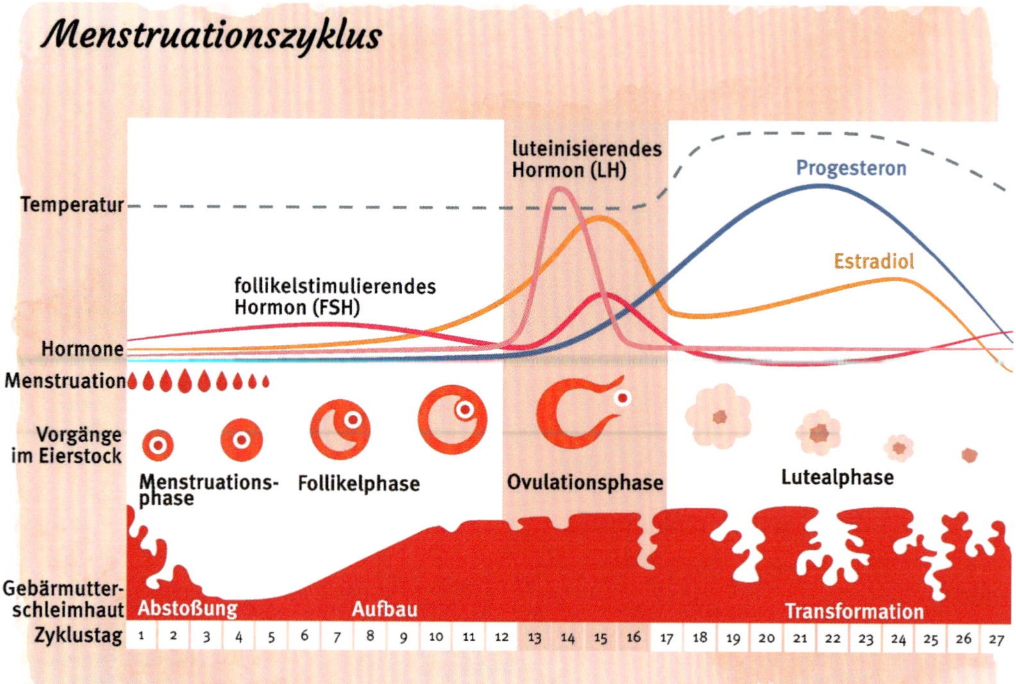

Breitenbach V. Ganz intim. Stuttgart:TRIAS; 2020

chend für eine mögliche Befruchtung entwickelt ist, kommt das LH, angeregt durch Östrogene, auf den Plan und löst den Eisprung aus.

Östrogene

Es gibt verschiedene Formen von Östrogen. Die bekanntesten sind Estradiol, Estron und Estriol. Für den Menstruationszyklus ist Estradiol am wichtigsten, es wird vor allem in der ersten Zyklusphase gebildet (Abbildung oben). Die durch FSH heranreifenden Follikel produzieren zunehmend Estradiol, bis sich ein dominanter Follikel entwickelt und es schließlich zum Eisprung kommt. Das Estradiol fördert indirekt den Eisprung (über den LH-Anstieg) und regt das Wachstum der Gebärmutterschleimhaut an, in die sich später theoretisch eine befruchtete Eizelle einnisten kann. Auch die Zusammensetzung und Konsistenz des Zervixschleims wird durch Estradiol beeinflusst.

Auf andere Bereiche deines Körpers haben die Östrogene ebenfalls Einfluss: Nahe am und rund um den Eisprung fühlen sich viele attraktiver, das Gesicht wird symmetrischer und sie können fokussierter denken. Bei zu wenig Östrogenen kann die Knochendichte und Muskelmasse abnehmen, also das Risiko für Osteoporose steigen, der Eisprung ausbleiben, die Haut trocken werden und die psychische Verfassung leiden. Bei zu viel Östrogenen berichten Betroffene von Migräne, starken Regelblutungen, Wassereinlagerung und ebenfalls psychischen Problemen.

Auch bei Endometriose und Adenomyose spielen Östrogene eine zentrale Rolle: Beide Erkrankungen gelten als östrogensensitiv. Das bedeutet, dass Östrogene das Wachstum der Endometriose-Herde fördern können.

Progesteron

Wenn ein Eisprung stattgefunden hat, bildet sich aus dem übrig gebliebenen leeren Follikel der Gelbkörper. Dieser ist die Hauptbildungsstätte von Progesteron, dem »Chiller-Hormon«. Es gehört zu den Gelbkörperhormonen, den Gestagenen, und ist der Hauptdarsteller nach dem Eisprung. Seine wesentliche Aufgabe ist es, die Gebärmutterschleimhaut so umzubauen, dass eine befruchtete Eizelle dort alles vorfindet, was sie zum Überleben braucht. Es reguliert außerdem die Blutgerinnung und »baut das Gehirn um«. Vielleicht fühlst du dich kreativer und entspannter.

Der Progesteronanstieg sorgt dafür, dass sich deine Körpertemperatur um wenige Zehntelgrad erhöht. Das kannst du ganz leicht beobachten, indem du jeden Morgen noch vor dem Aufstehen deine Temperatur misst.

Da Progesteron aber auch die Vorstufe von Cortisol ist, kann es bei (chronischem) Stress auch zweckentfremdet werden. Dann fehlt es in der zweiten Zyklushälfte und es gibt im Verhältnis zu viel Östrogen im Körper. Das kann zum prämenstruellen Syndrom (PMS), zu Wassereinlagerungen, Zyklusstörungen, Konzentrationsproblemen, Ängsten oder Schlafstörungen führen. Zu diesen Symptomen kann es aber auch kommen, wenn der Unterschied zwischen Progesteronspiegel und dem wieder abgefallenen Östrogenspiegel zu gering ist. Man spricht dann von einer relativen Östrogendominanz. Wenn im Gegensatz dazu zeitweise viel Progesteron da ist, kann es zu Verstopfung, Müdigkeit oder Schwindel kommen.

Zervixschleim

Der Zervixschleim wird durch Drüsen in deinem Gebärmutterhals gebildet. Seine Konsistenz verändert sich im Laufe des Zyklus: Rund um den Eisprung ist sie mit der von Eiklar vergleichbar, was es den Spermien erleichtert, zur Eizelle zu gelangen. Nach dem Eisprung bildet der Zervixschleim eine schützende Barriere, damit keine ungebetenen Gäste wie Bakterien in die Gebärmutter gelangen können.

Das Spiel der Hormone

Du merkst, wir haben es hier mit einem eingespielten Tanz der Hormone zu tun, die miteinander kommunizieren und so das natürliche Auf und Ab des Menstruationszyklus moderieren. Zu wenig Schlaf, Stress, Hormone aus Kunststoffen, Pflanzenschutzmitteln oder Kosmetika und Krankheiten können dieses Gleichgewicht stören. Daher ist es umso besser, dass du dich, egal ob mit oder ohne natürlichen Zyklus, gut um dich kümmerst.

Dieses Hormonsystem wird vom Gehirn und verschiedenen Organen gesteuert. Wusstest du aber, dass Endometriose-Herde auch selbst Hormone produzieren können? Stelle dir deinen Körper wie eine große Firma vor. Dort gibt es eine Zentrale (das Gehirn), die über die meisten Hormone entscheidet: Wann wird gearbeitet? Wie viele Östrogene werden produziert? Wo sollen sie wann wirken? Die Endometriose-Herde sind wie Abteilungen, die selbstständig arbeiten. Sie machen ihr Ding, ganz egal, was die Zentrale sagt. Die so entstehenden zusätzlichen Östrogene sorgen dafür, dass die Herde aktiv bleiben und Schmerzen, Entzündungen und

Zysten angefeuert werden. Ein weiteres Problem ist, dass die Herde kaum auf Progesteron mit seiner entzündungs- und wachstumshemmenden Wirkung reagieren. Die Herde wachsen ungebremst weiter und produzieren immer mehr Östrogen.

Endometriose und Adenomyose sind also nicht nur abhängig vom Menstruationszyklus, sondern können sich auch hormonell verselbstständigen.

Was ist Endometriose?

Endometriose bedeutet, dass Gewebe, welches der Gebärmutterschleimhaut (Endometrium) ähnelt, außerhalb der Gebärmutter wächst. Diese Endometriose-Herde verhalten sich genauso wie Schleimhaut, die jedoch nicht abbluten kann. Dadurch kommt es zu Blutungen im Gewebe, Entzündungen, Verklebungen und häufig starken Schmerzen. Die Herde reagieren auf die Hormone des Menstruationszyklus, insbesondere auf Östrogene, und durchlaufen ebenfalls die verschiedenen Zyklusphasen. Es gibt jedoch auch progesterondominante Herde oder Mischformen. Deshalb existiert auch keine hormonelle Therapie, die für alle Betroffenen gleichermaßen funktioniert.

Endometriose kann an sehr verschiedenen Stellen im Körper auftreten, nicht nur im Bauchraum. Die aktuelle S2k-Leitlinie aus 2025 und die medizinische Praxis unterscheiden dabei verschiedene Formen[1]:

- peritoneale Endometriose: kleine Herde auf dem Bauchfell im Beckenbereich
- ovarielle Endometriose: Endometriosezysten (sog. Endometriome) an den Eierstöcken
- tief infiltrierende Endometriose (TIE): Herde, die tiefer als 5 mm in umliegendes Gewebe eindringen, etwa in Darm, Blase, Vagina oder Beckenwände
- extragenitale Endometriose: Herde z. B. an Zwerchfell, Lunge, Nabel oder in Narben

Um die Ausdehnung und Lage der Herde besser zu beschreiben, wurde die ENZIAN-Klassifikation entwickelt. Sie ergänzt das ältere ASRM-System und wird v. a. bei der tief infiltrierenden Endometriose eingesetzt. Das ENZIAN-System teilt den Beckenraum in verschiedene Zonen ein (A = hinter der Vagina, B = Seitenwände, C = Darm) und beschreibt, wie tief und ausgedehnt die Herde sind. Zusätzlich gibt es Kennzeichnungen für Herde an Blase (FB), Ureter (FU), anderen Organen (FO), Adenomyose (FA), anderen Teilen des Darms außer dem Mastdarm (FI). Die reine ENZIAN-Klassifikation wurde mittlerweile durch die #ENZIAN-Klassifikation (Abbildung, Seite 15) erweitert, in der nicht nur die tief infiltrierende Endometriose beschrieben werden kann, sondern auch alle anderen Herde.

Klassische Symptome

Die Symptome sind so individuell wie die betroffenen Menschen. Manche haben starke Beschwerden, obwohl nur wenige Herde vorhanden sind. Andere leben jahrelang mit vielen Herden, aber fast ohne Symptome. Viele werden nicht ernst genommen, da ihre Schmerzen als »normale Regelschmerzen« abgetan werden.

Es gibt einige typische Beschwerden:

- starke Menstruationsschmerzen (Dysmenorrhoe): Schmerzen vor und während der Periode so stark, dass sie den Alltag einschränken

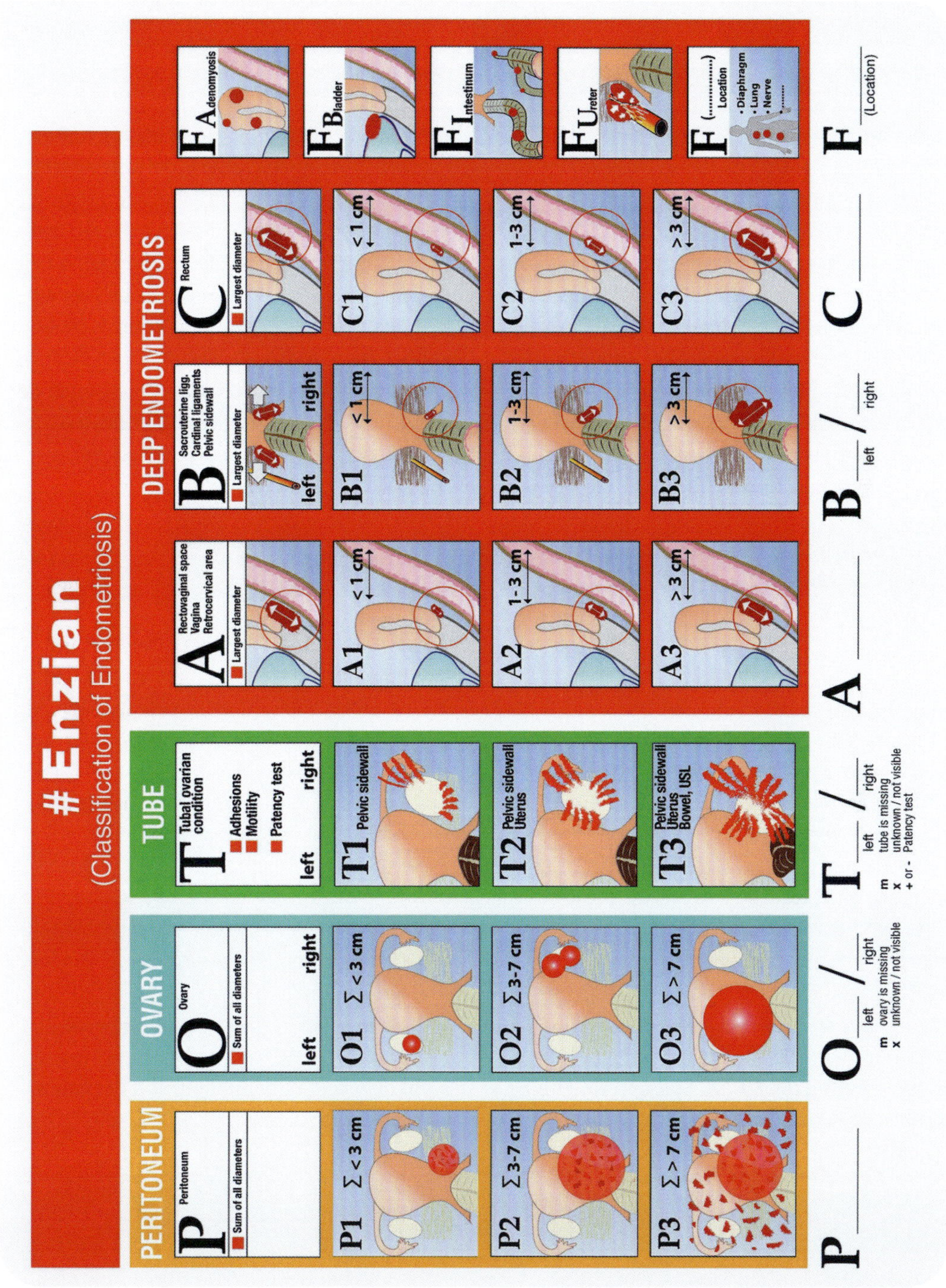

Die #ENZIAN-Klassifikation. Quelle: Keckstein, J. et al.: The #Enzian classification: A comprehensive non-invasive and surgical description system for endometriosis. In: AOGS, Volume 100, Issue 7, Pages 1165–1175. Wiley, Juli 2021. Stiftung Endometriose Forschung (SEF)/ Prof. Dr. med. Jörg Keckstein, Villach.

- chronische Unterbauchschmerzen: nicht nur während der Periode, auch unabhängig vom Zyklus
- Schmerzen beim Sex (Dyspareunie)
- Schmerzen beim Stuhlgang oder Wasserlassen (Dyschezie, Dysurie): besonders, wenn Herde den Darm oder die Blase betreffen
- unerfüllter Kinderwunsch: Bis zu 50% der Betroffenen von ungewollter Kinderlosigkeit haben Endometriose.
- Begleitsymptome wie Müdigkeit, Blähbauch, Rückenschmerzen, Schlafstörungen, depressive Verstimmungen

Es kann aber auch noch andere individuelle Symptome geben.

Eine systemische Erkrankung

Eine systemische Erkrankung ist eine Krankheit, die den gesamten Körper betrifft und nicht auf ein einzelnes Organ oder eine Körperregion beschränkt ist. Endometriose ist keine rein gynäkologische Erkrankung, sondern eine, die alle Systeme des Körpers beeinflussen kann, allen voran das Immunsystem, aber auch Hormonhaushalt, Stoffwechsel und Nervensystem. Untersuchungen zeigen, dass die Immunabwehr bei Endometriose anders reagiert: Entzündungen halten länger an, Botenstoffe wirken verstärkt, die Selbstheilung kann beeinträchtigt sein[2].

Diese Prozesse beeinflussen Schmerzempfinden, Stimmung, Energie, sogar den Schlaf. Und genau das ist der Grund, warum so viele verschiedene Beschwerden auftreten können und warum die Symptome häufig nicht einfach »wegoperiert« werden können.

Aber gerade weil Endometriose so viele Ebenen betrifft, gibt es auch viele Möglichkeiten, sie zu behandeln. Medizinisch, hormonell, chirurgisch, physiotherapeutisch, ernährungsbezogen, naturheilkundlich, sexualtherapeutisch, psychologisch und mit achtsamen Alltagsstrategien. Und genau darum geht es in diesem Buch: Es soll dir zeigen, welche Wege du gehen kannst. Dazu gehört auch, dich von Mythen über diese Erkrankung zu verabschieden. Wenn du etwas (Neues) über die Erkrankung hörst, mache immer kurz einen Faktencheck, bevor du dich danach richtest.

Was ist Adenomyose?

Adenomyose und Endometriose sind eng miteinander verwandt. Lange wurde Adenomyose einfach als Unterform der Endometriose betrachtet. Während sie im internationalen Diagnoseklassifikationssystem ICD-10 noch unter dem Oberbegriff Endometriose geführt wurde, wird sie im aktuellen ICD-11 inzwischen als eigenständige Erkrankung gesehen. In der medizinischen Praxis und Forschung wird der Unterschied zunehmend ernst genommen, denn Symptome, Diagnose und Behandlung können sich zum Teil unterscheiden. Viele Betroffene haben beide Erkrankungen gleichzeitig, die Adenomyose kann aber auch unabhängig von der Endometriose auftreten.

Bei der Adenomyose wachsen Endometriose-Herde in die Muskelschicht der Gebärmutter hinein, ganz im Gegensatz zur Endometriose, bei der sich die Herde außerhalb der Gebärmutterhöhle ansiedeln. Wenn sich Endometriose-Herde im Muskelgewebe der Gebärmutter befinden, ohne besondere Reaktion des umliegenden Gewebes, nennt

Mythen über Endometriose

»Regelschmerzen sind normal – da muss man durch.«
Nein. Starke Schmerzen, die dich regelmäßig aus dem Alltag reißen, sind nicht normal. Sie sind ein wichtiges Warnsignal deines Körpers und verdienen es, ernst genommen zu werden.

»Endometriose ist nur ein Problem, wenn man schwanger werden will.«
Endometriose kann auch ohne Kinderwunsch massiv belasten: durch Schmerzen, chronische Müdigkeit, Verdauungsprobleme, Stimmungsschwankungen und das Gefühl, im eigenen Körper nicht zu Hause zu sein.

»Man sieht Endometriose immer im Ultraschall.«
Nicht unbedingt. Viele Endometriose-Herde sind klein oder tief liegend und lassen sich bildgebend nur schwer darstellen. Eine unauffällige Untersuchung bedeutet nicht, dass keine Endometriose vorliegt.

»Nach den Wechseljahren ist alles vorbei.«
Die Beschwerden lassen bei vielen nach, aber nicht bei allen. Endometriose kann auch nach den Wechseljahren bestehen bleiben oder neu aufflammen, besonders bei hormonellen Veränderungen oder Hormonersatztherapie.

man das in der Medizin »Endometriose des Uterus« (Endometriose des Corpus uteri oder auch Endometriosis genitalis interna). Wenn das umliegende Muskelgewebe aber als Reaktion darauf wächst oder sich verdickt, spricht man von Adenomyose. Im angloamerikanischen Raum werden hingegen alle Endometriose-Herde im Muskelgewebe der Gebärmutter einfach als Adenomyose bezeichnet und nur das schleimhautähnliche Gewebe außerhalb der Gebärmutter als Endometriose.

Du hast bereits von der #ENZIAN-Klassifikation gelesen (Seite 14), mit der Endometriose-Herde genau beschrieben werden können. In der aktuellen Version wird auch die Adenomyose mit der Zusatzkategorie »FA« berücksichtigt. Das erleichtert die Einordnung im klinischen Alltag und sorgt dafür, dass auch Adenomyose strukturiert dokumentiert und in die Therapieplanung einbezogen wird.

Klassische Symptome

Die häufigsten Symptome der Adenomyose sind sehr starke und lang anhaltende Menstruationsblutungen. Auch zyklusunabhängige Zwischenblutungen kommen vor. Wie bei der Endometriose treten häufig starke Periodenschmerzen auf, die mitunter als krampfartig oder dumpf und tief empfunden werden. Viele Betroffene berichten außerdem von Schmerzen beim Geschlechtsverkehr sowie einem Druck- oder Völlegefühl im Unterbauch, besonders vor oder während der Menstruation. In manchen Fällen kann auch die Fruchtbarkeit beeinträchtigt sein.

Diagnostik der Endometriose und Adenomyose

Endometriose und Adenomyose zu erkennen, gleicht oft einem Detektivspiel. Die Symptome sind vielfältig, die Erscheinungsformen unterschiedlich, und nicht jede Untersuchung bringt sofort Gewissheit. Viele Betroffene haben einen langen Weg hinter sich, bis sie eine klare Diagnose erhalten. Im Durchschnitt vergehen sechs bis sieben Jahre, bis Endometriose diagnostiziert wird[3]. Dieses Kapitel hilft dir dabei, die diagnostischen Möglichkeiten besser zu verstehen, ihre Grenzen einzuordnen und den nächsten Schritt auf deinem Weg zu gehen. Dabei stützt sich der Text auf die S2k-Leitlinie von 2025 »Diagnostik und Therapie der Endometriose« sowie auf aktuelle wissenschaftliche Studien[4].

Anamnese und Symptomtagebuch

Am Anfang jeder Diagnostik steht das Gespräch mit medizinischem Fachpersonal, die sogenannte Anamnese. Dabei geht es um deine Beschwerden, deine Vorgeschichte und dein Erleben. Je offener du sprichst, desto genauer lässt sich ein Verdacht auf Endometriose oder Adenomyose formulieren.

Neben den oben beschriebenen Symptomen sind auch Angaben zu deinem Zyklus (z.B. Regelmäßigkeit, Blutungsstärke, Länge), bisherigen Therapien (hat z.B. die Pille geholfen?), Operationen, Medikamenten, familiären Vorbelastungen oder Allergien wichtig[5]. Ein Symptomtagebuch kann dabei sehr hilfreich sein. Studien zeigen, dass insbesondere das Erfassen von Regelschmerzen, Dyspareunie und chronischen Unterbauchschmerzen – idealerweise auf einer Skala von null (kein Schmerz) bis zehn (unerträglich) – die Diagnostik unterstützt. Auch ein strukturierter Fragebogen kann sinnvoll sein.

Fehldiagnosen sind häufig: Beschwerden werden nicht selten als Reizdarm, orthopädisches Problem oder psychosomatische Belastung fehlgedeutet. Eine sorgfältige Anamnese reduziert dieses Risiko deutlich.

Tastuntersuchung und Ultraschall

Nach dem Gespräch folgt in der Regel die körperliche Untersuchung. Viele Betroffene fürchten sich verständlicherweise davor, vor allem bei Schmerzen. Sprich mit der behandelnden Person offen darüber. Eine einfühlsame Untersuchung geht in deinem Tempo und passt sich an deine Bedürfnisse an. Du hast jederzeit das Recht, eine Untersuchung zu unterbrechen oder abzulehnen.

Bei Endometriose kann die Tastuntersuchung Hinweise liefern auf

- eine unbewegliche oder vergrößerte Gebärmutter,
- schmerzhafte Bereiche im Becken (v.a. im Douglas-Raum),
- tastbare Knoten oder verdickte Bänder (z.B. uterosakrale Bänder).

Bei Adenomyose kann die Gebärmutter vergrößert, weich-elastisch oder knotig erscheinen. Der transvaginale Ultraschall ist hier das wichtigste Verfahren in der Erstdiagnostik.

Typische Anzeichen für Adenomyose sind

- asymmetrisch verdickte Gebärmutterwände,
- kleine dunkle Punkte (»Lakunen«),
- eine unscharfe Grenze zwischen Schleimhaut und Muskelschicht,
- zystische Strukturen im Myometrium.

Für beide Erkrankungen gilt: Der vaginale Ultraschall kann Zysten (Endometriome), Verwachsungen oder Veränderungen wie eine Adenomyose sichtbar machen. Zusätzliche Verfahren wie Endosonografie, MRT oder Nierensonografie können ergänzend eingesetzt werden.

Bei Adenomyose liefert die MRT besonders klare Bilder, v. a., wenn die Symptomatik stark ausgeprägt oder der Ultraschall unklar ist. Eine verbreiterte Junctional Zone (Übergangszone zwischen Schleimhaut und Muskelschicht) von über 12 mm gilt als typisches Zeichen[6].

Ein unauffälliger Tast- oder Ultraschallbefund schließt eine Endometriose oder Adenomyose nicht aus. Oft hilft die Kombination mehrerer Verfahren.

Operative Diagnostik (Laparoskopie)

Die Bauchspiegelung (Laparoskopie) galt bei Endometriose lange als Goldstandard der Diagnostik. Dabei wird über kleine Schnitte eine Kamera in den Bauchraum eingeführt. Herde werden erkannt, können entfernt oder biopsiert und anschließend feingeweblich untersucht werden. Dieser Eingriff erlaubt nicht nur eine sichere Diagnose, sondern oft auch eine erste Behandlung. Die Leitlinie von 2025 empfiehlt eine Laparoskopie jedoch nur noch bei anhaltenden Schmerzen, Organdestruktion oder zur Abklärung bei unerfülltem Kinderwunsch. Es wird angestrebt, operative Diagnostik zu reduzieren, da die bildgebenden Verfahren in den letzten Jahren deutlich zuverlässiger geworden sind.

Übung

Dokumentiere täglich über mehrere Wochen oder Monate Schmerzstärke, Zyklusphasen, Begleitsymptome, Besonderheiten und deine Stimmung. So entsteht ein klares Muster, das ärztliches Fachpersonal bei der Diagnostik unterstützt. Wenn du möchtest, kannst du das Ganze direkt mit einem Ernährungstagebuch (Seite 46) kombinieren.

Bei Adenomyose erfolgt eine feingewebliche Sicherung meist nur im Rahmen einer operativen Entfernung der Gebärmutter und ist daher nur in ausgewählten Fällen relevant. Laut der AWMF-Leitlinie 2025 wird in erster Instanz eine Ultraschalluntersuchung und in zweiter eine MRT empfohlen[7].

Speichel- und Bluttests

Die Forschung arbeitet intensiv an nichtinvasiven Verfahren zur Diagnostik. Dabei stehen Biomarker wie CA-125, BCL6, Zytokine oder microRNAs im Fokus, die im Blut, im Speichel oder in der Gebärmutterschleimhaut nachweisbar sind. Erste Tests – z. B. mit Speichel oder zur Analyse der Gebärmutterschleimhaut (BCL6) – liefern vielversprechende Ergebnisse[8]. Doch noch ist kein Verfahren zuverlässig genug für den klinischen Alltag. Die AWMF-Leitlinie 2025 stellt klar: Aktuell kann kein Biomarker die klassische Diagnostik ersetzen. Doch die Entwicklungen sind spannend. Wenn du möchtest, kannst du mit deiner Fachpraxis über aktuelle Studien oder Testverfahren sprechen.

Wichtig zum Schluss

Die Adenomyose kann isoliert oder gemeinsam mit einer klassischen Endometriose auftreten. Gerade weil sie schwer zu erkennen ist, wird sie oft übersehen oder verwechselt. Wenn du dich in den genannten Symptomen wiedererkennst, sprich deine gynäkologische Praxis gezielt an. Ein erfahrener Blick im Ultraschall kann oft schon Klarheit bringen oder dich zu weiteren Schritten ermutigen.

Fazit: dein Weg zur Diagnose

Die Diagnose Endometriose oder Adenomyose setzt sich aus vielen Puzzlestücken zusammen: deine Erfahrung, deine Dokumentation, ärztliche Untersuchungen, bildgebende Verfahren und wenn nötig: eine OP. All das ergibt ein Gesamtbild. Du darfst Fragen stellen, Zweitmeinungen einholen und dir Zeit nehmen.

Hier im Buch findest du Vorschläge für Fragen, die du im Diagnosegespräch oder vor einem operativen Eingriff stellen kannst (Seite 24). Am besten nimmst du dir dafür vorab ein bisschen Zeit und notierst dir alles, was dich beschäftigt und was dir wichtig ist.

Therapie

Bei Endometriose und Adenomyose ist eine individuelle, manchmal langfristige und gut durchdachte Behandlung notwendig. Welche sinnvoll ist, hängt immer auch von deiner persönlichen Situation ab: Welche Beschwerden stehen im Vordergrund, hast du einen Kinderwunsch oder sind andere Organe betroffen? Du solltest die Entscheidung also sehr sorgfältig und gemeinsam mit deiner ärztlichen Praxis treffen. Da die Erkrankungen nach aktuellem Stand leider nicht geheilt werden können, lautet das Behandlungsziel: deine Beschwerden so gut wie möglich lindern, Organschäden vermeiden und deine Lebensqualität verbessern.

Hormonelle Therapie

Wie du schon erfahren hast, spielen Östrogene eine Schlüsselrolle bei der Entstehung und Aufrechterhaltung von Endometriose und Adenomyose. Mit einer hormonellen Therapie will man das Wachstum der Herde bremsen und Symptome lindern. Das geschieht entweder mithilfe von Hormonpräparaten in Kapselform oder durch den Einsatz von Hormonspiralen.

Es gibt Medikamente, die offiziell zur Behandlung von Endometriose und Adenomyose zugelassen sind, etwa Gestagenpräparate oder GnRH-Analoga. Vielleicht hast du aber auch schon von einem Off-Label-Use gehört. Dabei werden z. B. kombinierte orale Kontrazeptiva eingesetzt, die eigentlich nur zur Verhütung zugelassen sind. Anders als die reinen Gestagenpräparate enthalten sie neben dem synthetisch hergestellten Progesteron auch ein Östrogen.

Die hormonelle Therapie kann entweder unabhängig von einer Operation eingesetzt werden oder im Anschluss an einen solchen Eingriff, um das Risiko für neue Endometriose-Herde zu verringern. Ob und wie dich eine solche Therapie unterstützen kann, klärst du am besten gemeinsam mit deiner auf Endometriose spezialisierten gynäkologischen Praxis oder einem Endometriose-Zentrum.

Medikamentöse Schmerztherapie

Schmerzmittel wie Ibuprofen oder Naproxen sind rezeptfrei in der Apotheke erhältlich und werden oft bei Endometriose-Schmerzen eingesetzt. Sie können wirksam gegen akute Beschwerden helfen, sind aber keine Lösung für den Dauergebrauch. Denn bei häufiger oder langfristiger Einnahme können sie z. B. Magen und Nieren belasten. Auch mögliche Wechselwirkungen mit anderen Medikamenten solltest du im Blick haben. Deshalb gilt, dass eine regelmäßige Einnahme oder hohe Dosierungen unbedingt mit deiner Ärztin oder deinem Arzt abgesprochen werden sollte. Von einer regelmäßigen Einnahme spricht man, wenn du an mehr als zehn Tagen im Monat über einen längeren Zeitraum hinweg Schmerzmittel brauchst.

Wenn die Schmerzen chronisch oder besonders stark sind, kommen manchmal auch andere Präparate oder stärkere Schmerzmittel zum Einsatz, oft im Rahmen eines ganzheitlichen Schmerzkonzepts. Hier solltest du dich von einer spezialisierten Schmerzklinik begleiten lassen.

Hormonpräparate wie die Pille oder Schmerzmittel können die Endometriose oder Adenomyose nicht heilen. Vorsichtig und sinnvoll eingesetzt, können sie dich aber etwa beim Schmerzmanagement unterstützen.

Nichtmedikamentöse Verfahren

In den vier Kapiteln zu den jeweiligen Fachbereichen wirst du Vieles zu nichtmedikamentösen Verfahren lernen. Ernährungstherapie, Physiotherapie, Naturheilkunde und Sexualtherapie sind sehr gute Ausgangspunkte, um deine Symptome zu begleiten. Dabei gilt: Deine Lebensqualität sollte sich auf emotionaler und körperlicher Ebene stabilisieren. Du findest z. B. zu einem besseren Umgang mit einem Symptom oder du spürst eine Verbesserung (Remission) des Symptoms.

Ein gutes Hilfsmittel, um eine qualifizierte Fachperson zu erkennen, sind folgende Punkte:

- Es geht in der Therapie nicht um Heilung.
- Dir wird nicht die eine Lösung versprochen.
- Dir wird nicht vermittelt, dass du schuld bist an deiner Erkrankung.
- Deine Bedürfnisse und Herausforderungen werden individuell betrachtet.
- Die Person kennt die eigenen Kompetenzgrenzen und verweist dich bei Bedarf an ein anderes Fachgebiet.

Die Auswahl an nichtmedikamentösen Verfahren ist sehr groß, darin liegt eine Chance, gleichzeitig ist Vorsicht geboten. Leider wird einiges nur gut vermarktet, ist aber wenig hilfreich. Achte bei der Wahl der Fachbereiche immer auf Personen, die die aktuelle Forschung ernst nehmen und mit einbeziehen. Eine gute Mischung aus verschiedenen Fachbereichen kann den Umgang mit deiner Erkrankung deutlich verbessern.

Die multimodale Schmerztherapie

Die multimodale Schmerztherapie kombiniert medizinische, physiotherapeutische, ergotherapeutische und psychologische Ansätze. Sie wird bei chronischen Schmerzen eingesetzt, um die Lebensqualität zu steigern, die Selbstständigkeit zu fördern und Schmerzen nachhaltig zu lindern. Sie kann ambulant oder stationär durchgeführt werden. Hierbei geht es darum, dich mit deinen chronischen Schmerzen möglichst gut und nachhaltig zu versorgen.

Die Tasche für die OP packen

Abgesehen von den Basics, die du bei einem Krankenhausaufenthalt benötigst, kommen hier noch deine wichtigsten Laparoskopie-Extras für die Krankenhaustasche:

- sehr weite und weiche Unterwäsche (nichts soll am Bauch ziepen oder einschnüren)
- Jogginghosen, am besten eine Nummer größer als gewohnt
- extra saugfähige Bio-Binden ohne Duftstoffe (es könnten leichte Schmierblutungen auftreten; Duftstoffe sind besonders nach einer OP nicht zu empfehlen)
- ein extra Kissen, um dich gut zu lagern
- deine gesunden und stärkenden Lieblingssnacks
- ein Journal, um deine Gedanken/Sorgen zu notieren

Die meisten Praxen bieten eine Kombination aus folgenden Ansätzen an:

- ärztliche schmerztherapeutische Betreuung und Beratung
- Einstellung der Schmerzmedikation
- psychologische Betreuung
- Physiotherapie und/oder Osteopathie
- begleitetes Krafttraining zur Stabilisierung des Körpers
- Ergotherapie, Entspannungstherapie und Weiteres

Die Operation als Therapie

Die Laparoskopie kann zur Diagnostik eingesetzt werden, wie wir gesehen haben (Seite 19), sowie Teil der Therapie sein. Wenn deine Endometriose oder Adenomyose stark fortgeschritten ist oder neue Herde entstehen, können OPs sehr hilfreich sein. Gleichzeitig sind sie nicht immer eine Garantie für eine bessere Lebensqualität. Manchmal geht es auch darum, Organe zu erhalten oder eine Verschlimmerung zu vermeiden.

In jedem Fall ist es sehr wichtig, dass du dich vor und nach dem Eingriff gut versorgst. Achte auf deinen Körper und gönne dir lieber eine längere als eine zu kurze Pause. Medizinisch wird diese Operation als Standardeingriff betitelt, für deinen Körper ist sie aber erst mal herausfordernd. Nimm die Erholungsphase danach sehr ernst und lass dich im besten Fall ganzheitlich, also durch verschiedene Fachbereiche, begleiten.

Wir empfehlen dir, dich gut auf deine Operation und die Zeit danach vorzubereiten. In den meisten Kliniken fehlt aktuell noch ein ganzheitlicher Ansatz zur Vor- und Nachsorge. Überlege, wie du dich vorab auf der physischen und psychischen Ebene stärken kannst. Vielleicht helfen dir Rituale, die dein Nervensystem beruhigen und dich emotional stabilisieren. Ernährung ist ein wichtiges Tool, um deinen Körper für eine Operation zu stärken und danach wieder aufzubauen. Atemübungen und solche zur positiven Körperwahrnehmung unterstützen deinen Heilungsprozess.

Zur Nachsorge gehört es auch, Hilfe anzunehmen und schon vorab einzuplanen. Wer ist für dich da, wenn du Unterstützung benötigst? Wer versorgt dich nach der OP und unterstützt dich mit Einkäufen und Hausarbeit? Besprich mit deinen liebsten Menschen die ersten zwei Wochen nach der OP. So bist du in jedem Fall gut versorgt.

Gemeinsamkeiten und Unterschiede

Endometriose und Adenomyose – beides klingt ähnlich und fühlt sich manchmal auch ähnlich an. Und tatsächlich können die beiden Erkrankungen auch gleichzeitig auftreten. Hier findest du eine Übersicht, die dir hilft, die Unterschiede und Gemeinsamkeiten der beiden Erkrankungen besser zu verstehen:

Unterscheidung von Endometriose und Adenomyose

	Endometriose	Adenomyose
Lokalisation	außerhalb der Gebärmutter (z. B. Bauchfell, Eierstöcke)	innerhalb der Gebärmutterwand (Myometrium)
häufige Symptome	Periodenschmerzen, Schmerzen beim Sex und beim Stuhlgang oder Wasserlassen, evtl. unerfüllter Kinderwunsch	sehr starke Menstruationsblutungen und -schmerzen, Zwischenblutungen, evtl. unerfüllter Kinderwunsch
Diagnose	transvaginaler Ultraschall, MRT oder Bauchspiegelung (Laparoskopie)	transvaginaler Ultraschall oder MRT
Therapie	medikamentös, operativ, ergänzend multimodal	medikamentös, operativ, ergänzend multimodal, bei Bedarf Gebärmutterentfernung
Gemeinsamkeiten	kann gemeinsam mit Adenomyose auftreten, chronisch, hormonabhängig	kann gemeinsam mit Endometriose auftreten, chronisch, hormonabhängig

Deine Fragen – gut vorbereitet ins Diagnosegespräch

Es ist dein Körper, es sind deine Erfahrungen und du hast jedes Recht, deine Fragen zu stellen – offen, ohne Angst, unbequem, wenn nötig. Diese Fragen hier können dir als Ideenpool dienen.

Teil 1

Fragen in der gynäkologischen Praxis

Ziel: Klarheit über Verdachtsdiagnose, Behandlungsoptionen und ärztliche Haltung gewinnen

- Welche Hinweise sprechen für oder gegen Endometriose bzw. Adenomyose?
- Welche anderen Ursachen könnten meine Beschwerden erklären?
- Welche Erfahrungen haben Sie mit der Diagnostik und Behandlung von Endometriose?
- Arbeiten Sie mit einem zertifizierten Endometriose-Zentrum oder Spezialist*innen zusammen?
- Welche bildgebenden Verfahren (Ultraschall, MRT) wären in meinem Fall sinnvoll?
- Welche ersten Behandlungsmöglichkeiten empfehlen Sie und warum?
- Können hormonelle Behandlungen bei mir helfen? Welche verschiedenen Wirkweisen gibt es? Welche empfehlen Sie in meinem Fall und warum? Welche Nebenwirkungen kann eine solche Behandlung haben?
- Welche unterstützende Ansätze kann ich zusätzlich in Betracht ziehen?

Wichtig: Du darfst und solltest nachfragen, wenn du etwas nicht verstehst. Du darfst eine zweite Meinung einholen. Und du darfst entscheiden, wie schnell du den nächsten Schritt gehst. Zusätzlich kann es helfen, weitere unterstützende Maßnahmen anzusprechen, um ggf. entstehende Wechselwirkungen abzuklären oder eine Überweisung für Physiotherapie oder Ernährungstherapie zu erhalten.

Teil 2

Fragen vor deiner OP

Ziel: informierte Entscheidung treffen – auf Augenhöhe, mit Vertrauen

- Wie viele Endometriose-Operationen führen Sie pro Jahr durch?
- Sind Sie oder Ihr Zentrum zertifiziert (z. B. durch die SEF: Stufen I–III)?
- Wie häufig finden Sie auch tief infiltrierende Endometriose oder Adenomyose?
- Wird bei mir nur diagnostiziert – oder auch direkt therapiert (z. B. Herde entfernt)?
- Welche Risiken bestehen konkret bei meinem Befund?
- Können Organe wie Darm, Blase oder Harnleiter betroffen sein?
- Wer operiert ggf. mit?
- Wie wird sichergestellt, dass ich nach der OP umfassend aufgeklärt werde?
- Wie lange dauert die Erholung? Wann kann ich mit einer Besserung der Beschwerden rechnen?
- Welche Alternativen zur OP gibt es aktuell in meinem Fall?
- Wie kann ich mich selbst zusätzlich unterstützen?
- Werden nach der OP weitere Behandlungen notwendig sein – etwa hormonell?

Tipp: Notiere deine Fragen vor dem Gespräch. Nimm jemanden mit, der dich unterstützt, oder bitte darum, dass du dir wichtige Infos in Ruhe aufschreiben darfst.

Das Wichtigste: Du bist nicht kompliziert, weil du Fragen stellst. Du bist gut informiert. Und du übernimmst Verantwortung für deinen Körper. Genau das ist Selbstfürsorge – und dein gutes Recht.

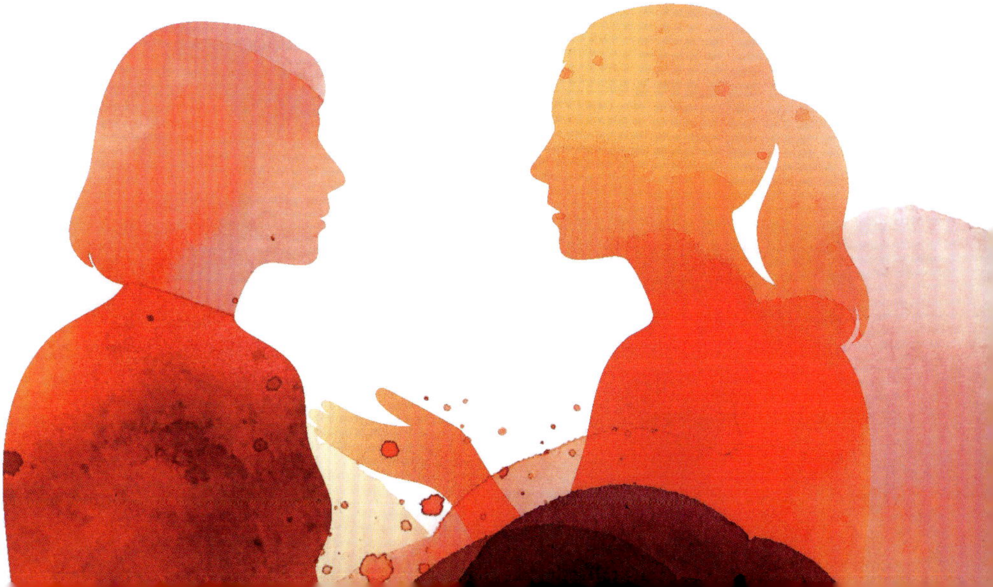

Warum unterschiedliche Perspektiven?

Endometriose und Adenomyose betreffen das gesamte System. Deshalb ist es wichtig, mit Personen aus unterschiedlichen Fachrichtungen auf deine Erkrankung zu schauen.

Da die Erkrankungen für jede betroffene Person unterschiedlichste Herausforderungen mit sich bringen, ist eine individuelle Betreuung sehr wichtig. Der multimodale und interdisziplinäre Ansatz gewährleistet diese individuelle Behandlung. Du solltest aber immer auch deine eigene Sichtweise und Erfahrung als Expertin für deinen Körper berücksichtigen.

Wenn du, egal in welchem Fachbereich, behandelt wirst, achte immer darauf, ob die Person dich auch gut weiterleiten kann. Hier ein Beispiel: Du hast jedes Mal nach dem Essen einen Endobelly und mit Übelkeit zu kämpfen. Deine Gynäkologin verweist dich an eine Ernährungstherapie. Dort wird dein sehr hohes Stresslevel erkannt und dir wird eine psychotherapeutische Begleitung empfohlen. In den jeweiligen Etappen bist du Personen begegnet, die ihre eigenen Kompetenzgrenzen kennen und gleichzeitig die Wichtigkeit der interdisziplinären Behandlung erkannt haben.

Wenn verschiedene Behandlungsansätze aus einer Disziplin zusammenkommen, spricht man fachlich von einer multimodalen Behandlung. So begleitet dich deine Schmerztherapeutin mit verschiedenen Lösungsansätzen innerhalb der Schmerztherapie, um dir so gut wie möglich zu helfen.

Arbeiten verschiedene Fachrichtungen zusammen, wird von einer interdisziplinären Begleitung gesprochen. Deine Schmerztherapeutin bezieht also bei der Behandlung z. B. Fachpersonen aus der Physiotherapie und Naturheilkunde mit ein.

Welche Rolle spielt Ernährungstherapie?

Antientzündliche Kost, das ist eines der ersten Stichworte, die einem entgegenschwappen, wenn man online nach einer entsprechenden Ernährung sucht. Aber was ist dieses »Antientzündlich« überhaupt? Genau da greift die Ernährungstherapie. Die Aufgabe einer Ernährungsfachkraft (z.B. Diätassistent*in, Ökotropholog*in oder Ernährungstherapeut*in) besteht darin, darüber aufzuklären, was eine antientzündliche Ernährung ist, und dich individuell zu beraten. Aber auch zu erklären, wie diese Ernährung in deinen Alltag, zu deinem Kochniveau, deinem Essverhalten und zu deinen Beschwerden passen kann. Auch mögliche Unverträglichkeiten und andere Erkrankungen könnten und sollten dabei einbezogen werden. Gerade dieser individuelle Part ist bei Endometriose und Adenomyose wichtig.

Nichts hat man mehr in der Hand als die eigene Ernährung, denn essen müssen wir schließlich alle. Wieso dann nicht gleich so essen, dass dein Körper sich das Beste zu seiner Unterstützung raussuchen kann? Und dass eine entzündungshemmende Ernährung bei Endometriose helfen kann, Schmerzen zu reduzieren, ist mittlerweile bewiesen[9]. Also rein in den Supermarkt und anschließend ran an den Herd.

Welche Rolle spielen Naturheilkunde und Coaching?

Naturheilkundliche Ansätze und Coaching-Strategien können dich im Alltag mit Endometriose oder Adenomyose gut unterstützen. Die Naturheilkunde will den Körper in seiner Selbstregulation stärken, also nicht nur Symptome bekämpfen, sondern das Gleichgewicht ganzheitlich fördern. Pflanzliche Präparate, Wärmeanwendungen oder auch Wickel und Auflagen können helfen, Beschwerden zu lindern und dein Wohlbefinden zu verbessern. Auch Akupressur oder die Anwendung ätherischer Öle kommen je nach individueller Situation infrage. Diese Anwendungen laden dich dazu ein, dich achtsam mit deinem Körper zu verbinden und ihm Fürsorge zu schenken. Solche Rituale können zu kleinen Kraftquellen im Alltag werden.

Im Coaching geht es um deine innere Haltung und den Umgang mit der Erkrankung. Wie gehst du mit den Belastungen um? Was brauchst du, um dich nicht dauerhaft erschöpft oder überfordert zu fühlen? Hier kannst du lernen, deine eigenen Grenzen besser wahrzunehmen, mit schwierigen Gefühlen umzugehen und neue Wege für dich zu finden.

Weder Naturheilkunde noch Coaching ersetzen eine medizinische Behandlung, aber sie können dir helfen, dich nicht nur als Betroffene, sondern als aktive Gestalterin deines Lebens mit der Erkrankung wahrzunehmen.

Welche Rolle spielt Physiotherapie?

Regelmäßige starke Schmerzen im Bauch- und Beckenbereich begleiten viele Betroffene. Egal ob sie zyklusunabhängig, als Menstruationskrämpfe oder als Schmerzen im Zusammenhang mit der Sexualität auftreten, sie haben immer auch einen Einfluss auf die Muskulatur und das Nervensystem. Hier setzt die Physiotherapie an und zeigt dir Wege, dich wieder mit deinem Körper zu verbinden, den häufigen Verspannungen in der Muskulatur entgegenzuwirken und dein Nervensystem zu regulieren. Dabei spielt v.a. auch die Arbeit mit dem Beckenboden und deiner Atmung eine große Rolle. Der Beckenboden ist ein oft übersehener Schlüssel in der Behandlung der Schmerzen. Dadurch, dass du ihn nicht sehen kannst und die wenigsten Menschen ein gutes Gespür für ihn haben, geht er leider oft unter. Wir schauen uns in diesem Buch also an, was du konkret tun kannst, um dein Nervensystem zu regulieren und deine Muskulatur dauerhaft zu entspannen. Wichtig zu wissen ist, dass Frauengesundheit und Beckenbodentherapie ein eigener Fachbereich innerhalb der Physiotherapie darstellen, für den spezialisierte Fortbildungen nötig sind.

Welche Rolle spielt Sexualtherapie?

Schmerzen beim Sex: eines der häufigsten Symptome von Endometriose und Adenomyose. Eine mögliche Behandlung oder Remission wird mit den Betroffenen wiederum selten besprochen. Woran liegt das? Tatsächlich lässt sich in diesem Bereich wenig durch gynäkologische Behandlungen oder operative Verfahren verbessern. Die Sexualtherapie setzt genau dort an: Wenn körperlich alles untersucht und abgeklärt ist, wirst du darin begleitet, eine schmerzfreie Sexualität zu gestalten. Hier kommen die emotionale und die körperliche Ebene zusammen. Du erlernst Methoden, die den Umgang mit deiner Sexualität so verändern, dass du schmerzfreien Sex erleben kannst.

Deine Sexualität hast du komplett in der Hand. Sie ist ein Leben lang im Prozess und immer (neu) erlernbar. Du entscheidest, wie du Sex hast und wo deine Grenzen sind (etwa, indem dein Körper diese Grenzen durch Schmerzen setzt). Also: Gestalte dir eine Sexualität, die nicht nur schmerzfrei, sondern auch lustvoll und energiegeladen ist. Das sorgt für ein gutes und starkes Körpergefühl.

Remission vs. Heilung

Hast du schon mal von dem einen Heilungsweg gelesen? Oder bist du in Social Media Personen gefolgt, die dir ein Programm verkaufen wollten, mit dem deine Erkrankung geheilt werden soll? Bei Heilversprechen ist immer Vorsicht geboten. Vielleicht meinen manche dieser Angebote eigentlich eine Remission. Es ist einfach wichtig zu wissen, dass eine Heilung von Endometriose aktuell nicht möglich ist, eine Remission der Symptome jedoch schon.

Remission Remission ist ein medizinischer Begriff, der den leichten bis vollständigen Rückgang von einem oder mehreren Symptomen beschreibt. Das ist z. B. der Fall, wenn du bei Endometriose durch einen ganzheitlichen Ansatz deine Schmerzen beim Sex deutlich verringern kannst. Oder deine chronischen Unterbauchschmerzen werden weniger, da du mit bestimmten zusätzlichen Auslösern besser umgehen kannst. Remission bedeutet nicht Heilung der Erkrankung. Die unheilbare Erkrankung an sich bleibt. Ihre Symptome können aber abgeschwächt oder komplett behandelt werden.

Heilung Heilung wiederum ist ein in der Medizin festgelegter Begriff, der von dem tatsächlichen Verschwinden einer Erkrankung spricht. Dein gebrochenes Bein kann heilen, deine Endometriose wiederum nicht (nach aktuellem wissenschaftlichem Stand). Aber die Symptome können abgemildert werden. Hüte dich vor Menschen, die dir Heilung versprechen, bei Erkrankungen, die medizinisch definitiv nicht heilbar sind. Konzentriere dich auf deine Symptome und die Möglichkeiten zur Remission.

Selbsthilfe als Tool

Anders als akute, verlangen chronische Erkrankungen den Betroffenen viel mehr Eigeninitiative ab. Es geht darum, langfristig mit ihnen umzugehen, ohne das Leben zu sehr von ihnen bestimmen zu lassen. Mit dem Begriff der gesundheitlichen Selbsthilfe ist v. a. der Zusammenschluss von betroffenen Menschen gemeint. Nichts stärkt die einzelne Person mehr als eine Gruppe, die hinter ihr steht. In der Selbsthilfe steckt aber auch das Wort »selbst« und stellt somit die Verantwortung einer/s jeden heraus.

Formen der Selbsthilfe

Es gibt unterschiedliche Arten der Selbsthilfe, entscheide du für dich, welche dir am ehesten entspricht. Da du dieses Buch gekauft hast, hast du dich unbewusst schon für mindestens zwei Selbsthilfeformen entschieden: die wissensbasierte und die, die das Thema bewusster Umgang mit sich selbst und Achtsamkeit in den Fokus nimmt.

Wissensbasierte Selbsthilfe Im Grunde sollte alles auf Wissen basieren, denn nicht umsonst ist es im Umgang mit chronischen Erkrankungen eine deiner wichtigsten Ressourcen. Genau beschreiben zu können, wo es dir wehtut, erfordert das Wissen darüber, wie dieser Körperbereich heißt. Genauso ist es wichtig, gut informiert zu sein. So kannst du schneller Mythen von der Wahrheit trennen und bessere Entscheidungen treffen. Hier geht es darum, verlässliche Quellen wie Studien, medizinische Fachliteratur oder ausgebildete Fachpersonen zu finden und so Unsicherheiten bei medizinischen oder therapeutischen Fragen vorzubeugen. Natürlich musst du nicht alles wissen und dein Vertrauen auf dein Bauchgefühl ist mindestens genauso wichtig, aber gerade im Gespräch mit medizinischem Fachpersonal ist es oft nicht schlecht, mit einem gewissen Selbstvertrauen rund um das Wissen zu deiner Erkrankung auftreten zu können.

Körper- und achtsamkeitsbasierte Selbsthilfe Es ist sinnvoll, deinem Körper zuzuhören und ihm das zu geben, was er benötigt. In diesem Buch bekommst du schon einige Tipps und Tricks für die Praxis. Von achtsamkeitsbasierten Methoden wie Meditation, Atem-, Kunst- oder Musiktherapie über körperzentrierte Ansätze wie Ernährung, Physiotherapie, Naturheilkunde, Sexualtherapie, Yoga oder auch andere sportliche Betätigungen ist hier alles erlaubt, was dir hilft.

Selbsthilfegruppen In Selbsthilfegruppen geht es um Austausch unter Betroffenen und im Idealfall darum, Erfahrungen zu teilen und einen Raum zu finden, in dem man sich gesehen und verstanden fühlt. So können Selbsthilfegruppen dazu beitragen, deine Resilienz und somit auch emotionale Stabilität zu stärken. Hier kann es helfen, sich auf der Website der Endometriose-Vereinigung Deutschland e. V. umzusehen, oder online nach einer Selbsthilfegruppe in deiner Nähe zu suchen. Schütze dich aber vor Personen, die dir nicht guttun, und achte auf eine gesunde Dynamik innerhalb der Gruppe. Frag dich in regelmäßigen Abständen, ob du dich dort und mit deiner Rolle noch wohlfühlst oder ob es etwas gibt, das du verändern möchtest.

Digitale Selbsthilfe Neben Selbsthilfegruppen, die sich online treffen, können auch Foren und soziale Medien ein Raum für Austausch von Wissen, Erfahrungen, Tipps und Tricks sein. Zudem gibt es mittlerweile auch wissenschaftlich basierte Apps, die Selbsthilfe datenschutzkonform und gut recherchiert bereitstellen: Digitale Gesundheitsanwendungen (DiGAs) werden von Ärzt*innen als Therapieunterstützung verschrieben. Eine kleine Herausforderung ist, dass du die Nutzung teilweise quartalsweise neu beantragen musst.

Chancen und Grenzen

Es ist bewiesen, dass Selbsthilfe zur Verbesserung der psychosozialen Gesundheit von Betroffenen beitragen kann[10]. So kann sie gegen das Gefühl des Alleinseins oder bei depressiven Symptomen helfen. Vielleicht fühlst du dich dadurch auch kompetenter und beteiligst dich so aktiver an medizinischen Entscheidungen und vertrittst vor Fachpersonal deine Meinung. So kannst du individueller und oft auch besser mit deiner Krankheit umgehen. Dadurch hast du die richtigen Werkzeuge an der Hand, um individuelle Strategien zu entwickeln, deinen Tagesplan besser an deine Bedürfnisse anzupassen und dir deinen eigenen Selbsthilfeplan zu erstellen (Seite 182). Alles in allem kannst du dir über Selbsthilfe ein kleines Unterstützungssystem in deinem privaten und beruflichen Umfeld aufbauen.

Aber Selbsthilfe hat auch ihre Grenzen. Gerade in Gruppen ist es wichtig, sich nicht mit anderen zu vergleichen und darüber eine falsche Erwartungshaltung an den eigenen Körper zu entwickeln. Zu viele Informationen können auch die Angst schüren, dass du etwas falsch machen könntest. Wichtig: Hinterfrage die Seriosität deiner Informationsquellen. Gerade im Internet kursieren viele nicht evidenzbasierte Informationen (Stichwort KI). Hier auszusortieren und dich zu informieren, ist wirklich wichtig und hilfreich.

Auch wichtig: Wenn du merkst, dass dich das Thema Selbsthilfe, egal in welcher Form, überfordert, nimm Abstand davon.

Dein Notfallplan

Selbsthilfe ist immer dann gut, wenn du grundlegend und langfristig etwas an deinen Symptomen ändern möchtest. In den seltensten Fällen verlaufen diese Veränderungen linear. Du wirst auf deinem Weg vermutlich auch mal schlechtere Phasen erleben. Dann kann es sehr hilfreich sein, sich einen Notfallplan zurechtzulegen (Seite 31). Diesen kannst du auch gerne mit deinen engen Bezugspersonen teilen, damit sie dich möglichst gut unterstützen können. Wir haben dir ein paar Tipps zusammengeschrieben, wie du dir einen solchen Plan erstellen kannst. Am besten schreibst du den Plan, wenn es dir gerade gut geht.

Diese Fragen helfen dir dabei, deinen Notfallplan zu erstellen:

- Was sind meine Frühwarnzeichen und Alarmsignale, an denen ich merke, dass ich gut auf mich achten sollte?
- Wie unterscheide ich, ob ich mir noch selbst helfen kann oder ob ich externe Hilfe brauche?
- An wen kann ich mich wenden? Informiere dich über auf Endometriose/Adenomyose spezialisierte Kliniken in deiner Nähe.
- Wie sieht mein Krankenhausplan aus und wo finde ich alle wichtigen Unterlagen (OP-Berichte, Medikamentenliste und Dosierung, grobe Anamnese verschriftlicht)?
- Was hilft mir in einer Akutsituation (z. B. Wärme, Schmerzmittel, Schlafen, bestimmtes Essen)? Kann ich mir eine Tasche mit hilfreichen Dingen zurechtlegen?

Mein Notfallplan

Meine Frühwarnzeichen: ______________________________

____

Meine Warnsignale für externe Hilfe: ______________________________

____

Spezialisierte Einrichtungen/Praxen: ______________________________

____

Wichtige Telefonnummern (Einrichtungen/Praxen): ______________________________

____

Dort ist mein Krankenhausplan: ______________________________

____

Meine persönlichen Notfallkontakte: ______________________________

____

Tipp 1 – Akutsituation: ______________________________

____

Tipp 2 – Akutsituation: ______________________________

____

Inhalt und Ort der Notfall-Tasche: ______________________________

____

Mein Notfall-Mantra für schwierige Tage*: ______________________________

____

____

*Die Erfahrung zeigt, dass in schwierigen Situationen ein stärkender Satz oder ein kleines Mantra helfen kann, bei dir zu bleiben und die Ruhe zu bewahren. Zum Beispiel: ***»Ich bleibe ruhig und bin in der Lage, die Situation zu meistern.«*** Schreib dir deinen Satz auf einen Zettel und kleb ihn an eine sichtbare Stelle, z. B. an deinen Badezimmerspiegel.

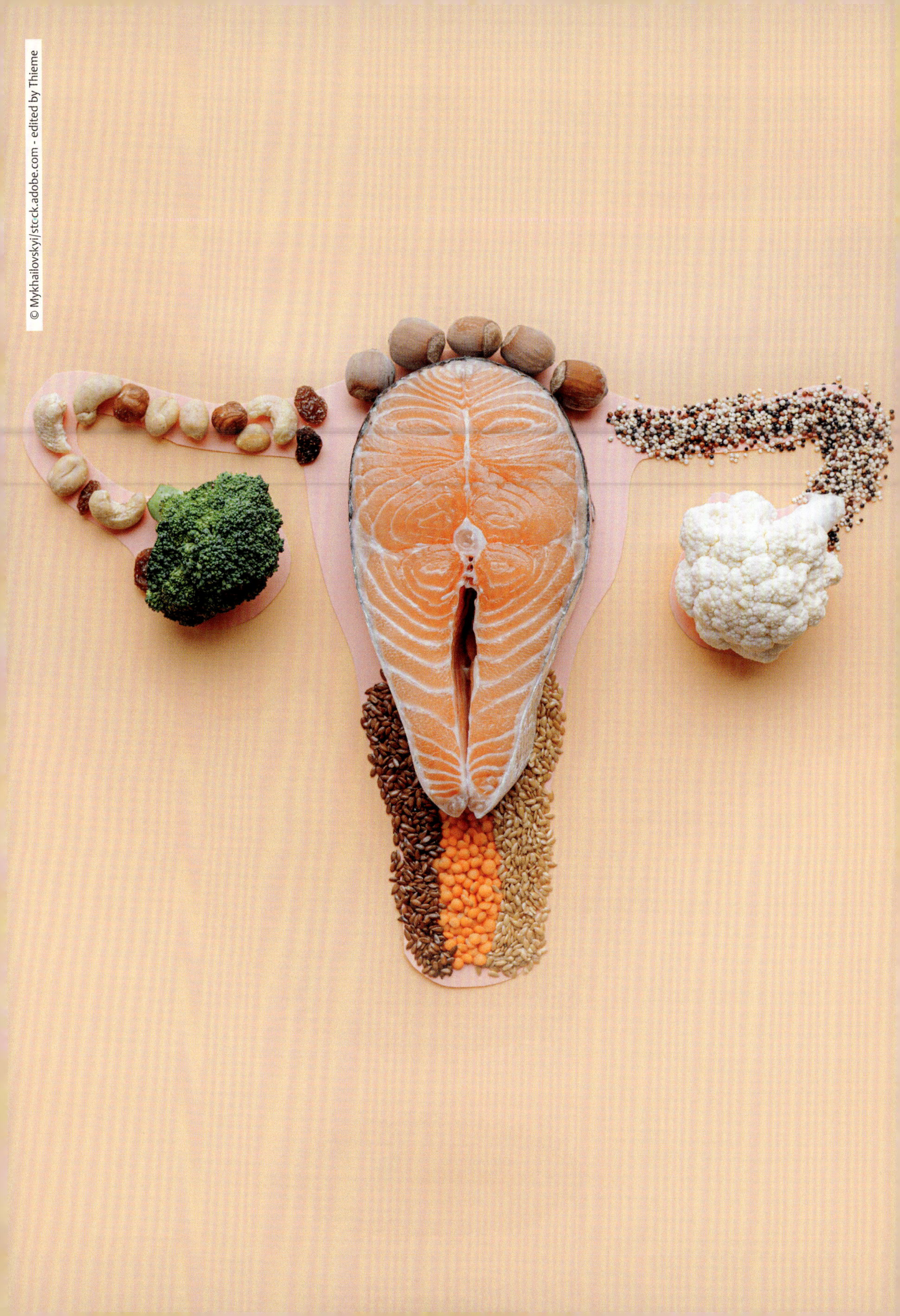

Hilfreiches aus der Ernährungstherapie

Erfahre in diesem Kapitel, welche Rolle die Ernährungstherapie bei Endometriose bzw. Adenomyose spielt, und entwickle eine individuelle Ernährung, die dich unterstützt.

Hilft Ernährung? Und wenn ja, welche?

Kann eine Ernährungsumstellung bei deiner Erkrankung wirklich helfen? Und wenn dem so ist, welche Lebensmittel solltest du dann in deinen Speiseplan aufnehmen?

Bei Endometriose und Adenomyose haben wir es mit chronisch entzündlichen sowie hormonabhängigen Erkrankungen zu tun. Hormone beeinflussen übrigens auch deine Verdauung, sodass diese je nach Zyklusphase oder möglicher Hormoneinnahme mal schneller und mal langsamer ablaufen kann. Da ist es auch nicht verwunderlich, dass du mit der richtigen Ernährung nicht nur deinen Zyklus unterstützen, sondern auch deine Endometriose- bzw. Adenomyose-Symptome lindern kannst[11]. Der große Vorteil der Ernährung ist, dass wir mit ihr die Bereiche Verdauung, Entzündungen und Hormone beeinflussen können. Wenn du eine lindernde Ernährung finden willst, brauchst du v. a. zwei Dinge: Lebensmittel, die Entzündungen und Schmerzen lindern, und solche, die deine Hormone in Balance halten. Beides lässt sich gut verbinden. Wichtig ist, dass du genau hinschaust, was dir individuell guttut. Dabei hilft dir Selbstbeobachtung[12].

Deine individuelle Ernährung finden

Damit ist auch direkt mit dem Mythos aufgeräumt, dass es »die eine« Endometriose-Ernährung gibt. Zwar können wir uns an einem Rahmen orientieren, aber wie stark du dich daran halten musst und wie groß er schlussendlich ist, hängt von deinen individuellen Bedürfnissen und deiner Erkrankung ab. Dazu möchte ich dir hier im Kleinen eine Anleitung liefern, die es dir erleichtern soll, die Ernährung zu finden, die zu dir passt und dich mit deiner Endometriose bzw. Adenomyose optimal unterstützt.

In diesem Buch beschränke ich mich in erster Linie auf Lebensmittel und ihre gesundheitsfördernden Bestandteile (tiefergehende Infos zur Ernährung findest du in weiterführender Literatur hinten im Buch, Seite 190). Natürlich sind auch die einzelnen Nährstoffe wie Magnesium, Jod, Vitamin C und sämtliche andere Mineralstoffe und Vitamine relevant, aber ich möchte mit dir erst einmal eine gesunde Basis legen.

Achtung, Mythos!

»Du bist selbst schuld, weil du dich nicht richtig ernährt hast.«
Es gibt Studien, die sagen, dass das Risiko für Endometriose steigt, wenn du dich »falsch« ernährst. Daraus könntest du ganz schnell den Rückschluss ziehen, dass du selbst schuld an der Entstehung der Erkrankung bist. Diese Studien sagen aber lediglich aus, dass diese oder jene Lebensmittel häufiger mit Endometriose auftreten. Ob dein Körper daraus eine entsprechende Erkrankung macht, hängt viel eher von deiner Genetik und von anderen Faktoren ab. Du bist nicht daran schuld, dass ausgerechnet du Endometriose oder Adenomyose hast. Es war schlichtweg die Summe von Genetik, Umwelt und anderen Faktoren wie Stress, Schlaf, Ernährung oder Vorerkrankungen, die dich anfällig dafür gemacht haben. Viele dieser Punkte hast und hattest du nie in der Hand, daher mach dir keine Vorwürfe.

Vielleicht hast du gehört, dass bestimmte Vitamine oder Mineralstoffe bei Endometriose bzw. Adenomyose hilfreich sein sollen. Ob die Einnahme von Nahrungsergänzungsmitteln (NEM) in deinem Fall wirklich sinnvoll ist, hängt von mehreren Faktoren ab, z.B. deiner Ernährung, deinen Blutwerten und deinen Beschwerden. Tipp: Wenn du sehr erschöpft bist oder stark blutest, kann es sinnvoll sein, gezielt nach deinen Eisenwerten zu schauen. Weiter hinten im Buch findest du mehr Infos zum Thema Nährstoffe (Seite 90).

Im Internet und auch in dem einen oder anderen Buch kursieren die wildesten Ideen, was bei Endometriose oder Adenomyose helfen soll. Ich kann dir aber aus meinen Erfahrungen als Ernährungsberaterin und Zyklus-Coachin schon ein bisschen die Angst nehmen: Viele der Aussagen, die besonders einschränkend wirken, treffen höchstwahrscheinlich gar nicht auf dich zu. Denn jedem Menschen hilft etwas anderes. Und auch wie stark du dich an eine bestimmte Ernährung halten musst, hängt von ganz vielen verschiedenen Faktoren wie Allergien, Intoleranzen und weiteren Erkrankungen ab. Gerade wenn Letzteres bei dir der Fall ist, kann es sinnvoll sein, ein bisschen achtsamer zu sein.

Eine Ernährungsform, die immer wieder im Zusammenhang mit Endometriose, Adenomyose und Entzündungen genannt wird, ist die angepasste mediterrane Ernährung[13]. Sie wirkt etwa bei rheumatischen Erkrankungen entzündungshemmend und kann Schmerzen reduzieren.

Flüssigkeit

Wenn wir uns diese Ernährungsform als Pyramide vorstellen, dann besteht das Fundament aus einem aktiven Lebensstil und einer guten Versorgung mit Flüssigkeit. Mit Flüssigkeit sind in diesem Fall Wasser oder ungesüßte Früchte- oder Kräutertees und kalorienfreie Getränke ohne Süßstoffe gemeint.

Je nachdem, wo du nachliest, scheiden sich wieder die Geister, wie viel denn jetzt wirklich genug ist. Als Richtwert gelten oft 1,5–2 l, manche Empfehlungen geben auch 35 ml pro kg Körpergewicht an. Das ist durchaus berechtigt, denn schließlich besteht unser Körper zu einem Großteil aus Wasser und nur mit ausreichend Flüssigkeit können alle Prozesse vernünftig ablaufen. Solltest du darüber hinaus regelmäßig Durst bekommen, viel Sport machen oder deine Menstruation haben – während der du durch die Blutung zusätzlich Flüssigkeit verlierst –, kann auch mehr Wasser nicht schaden. Solltest du über einen längeren Zeitraum vermehrt Durst haben, könnten auch Erkrankungen wie Diabetes oder Nierenprobleme der Grund sein, die du ärztlich abklären lassen solltest.

Obst und Gemüse

Egal, ob du tierische Produkte essen möchtest oder nicht: Die Basis für deine Ernährung bei Endometriose und Adenomyose sollte immer aus einer abwechslungsreichen Auswahl an Obst und Gemüse bestehen. Dafür hat auch die Deutsche Gesellschaft für Ernährung (DGE) eine Empfehlung erstellt. Diese dient in meiner Praxis als die Grundlage für jede Ernährung.

Die Empfehlung der DGE lautet, jeden Tag drei Portionen Gemüse und zwei Portionen Obst zu essen. Eine Portion Obst oder Gemüse ist dabei immer genau deine Hand voll. Bei kleinteiligem Obst oder Gemüse wie Brokkoliröschen, geschnittenem Salat oder Blaubeeren gilt eine Portion als das, was in deine zu einer Schale geformten Hände passt. Das ist übrigens ein Maß, das sich unglaublich leicht auf jeden Menschen übertragen lässt, weil jeder genau die passende Portionsgröße in Form seiner Hände bei sich trägt. Achte bei deiner Obst- und Gemüseauswahl darauf, dass du sie gut verträgst und auch gerne magst. Nichts ist schlimmer, als dich durch einen Berg an Rosenkohl zu quälen, wenn er dir gar nicht schmeckt. Und ein genereller Hinweis: Bei allen Empfehlungen geht Verträglichkeit immer vor. Wenn du ein Lebensmittel nicht verträgst oder allergisch darauf reagierst, ist es nichts für deinen Speiseplan.

Achtung bei Pestiziden!

Empfohlen wird insbesondere Obst aus biologischem Anbau, um die Belastung mit Pestiziden und anderen Pflanzenschutzmitteln so klein wie möglich zu halten. Studien zeigten, dass Pflanzenschutzmittel eine hormonelle Wirkung haben und somit der positive Effekt der Inhaltsstoffe von Obst und auch Gemüse geschmälert wird[14]. Also achte einfach darauf, dass du dein Obst, besonders wenn es nicht biologisch angebaut wurde, ausreichend wäschst. Dazu wurde in einer Studie herausgefunden, dass Natron in Wasser gelöst hilft, Pflanzenschutzmittel von der Schale zu lösen. Dafür wurde das Obst und Gemüse über zehn bis fünfzehn Minuten in einer solchen Lösung gebadet[15]. Das solltest du aber erst direkt vor dem Essen machen, um die Haltbarkeit deiner Lebensmittel nicht negativ zu beeinflussen. Denn du wäschst damit auch den pflanzeneigenen Schutz z. B. vor Schimmelpilzen ab. Wichtig zu wissen ist, dass du gerade Beeren sowie Obst und Gemüse mit sehr weicher Schale oder Schäden in der Schale besser nicht in Natronwasser baden solltest, da in diesen Fällen das Natron in das Lebensmittel einzieht und den Geschmack negativ beeinflusst.

Die guten Inhaltsstoffe nutzen

Die Gemüsebasis unterstützt dich durch die enthaltenen Vitamine und Mineralstoffe im Kampf gegen die Entzündungen. Die unverdaulichen Bestandteile des Gemüses, die Ballaststoffe, pflegen deinen Darm. Und nicht zuletzt hilft diese pflanzliche Grundlage deinem Hormonkreislauf. Aber beachte: Lebensmittel wie Obst und Gemüse sind nicht eindimensional. Egal wie gut ihre positiven Eigenschaften auch sein mögen: Ernährst du dich ausschließlich von einem davon, führt das sehr schnell zu einem Nährstoffdefizit, weil sie nur zusammen eine gesunde und somit auch ausgewogene Ernährung darstellen können. Bei Obst und Gemüse ist es ein bisschen wie im ganzen Leben: je bunter, desto besser.

Der positive Effekt von Obst und Gemüse liegt wie gesagt in ihren günstigen Inhaltsstoffen. Insbesondere Vitamine, Mineralstoffe, Spurenelemente und sekundäre Pflanzenstoffe können deinen Körper nicht nur bei Entzündungen unterstützen, sondern auch Stress reduzieren. Genauer gesagt, den oxidativen Stress. Dieser entsteht immer dann, wenn freie Radikale am Werk sind. Die sind erst mal nicht schlecht und eigentlich unvermeidbare Zwischenprodukte bei ganz vielen Stoffwechselprozessen, wie der Weiterverarbeitung von Sauerstoff für die Energiegewinnung, aber auch bei Prozessen der Immunabwehr. Du merkst schon, sie gehören einfach dazu. Aber wenn wir mehr freie Radikale (z.B. durch Alkoholkonsum, Entzündungen, Rauchen, psychischen Stress oder Sonnenbrand) als Antioxidantien (die natürlichen Gegenspieler der freien Radikale) im Körper haben, funktionieren Abwehr von Krankheitserregern oder Reparaturprozesse nicht mehr so gut. Antioxidantien, die sich im Prinzip schützend vor deine Zellen stellen, bekommst du aus Obst und Gemüse. Gerade dunkles Beerenobst wie Blaubeeren oder Johannisbeeren ist da ein richtig guter Lieferant. Im Grunde enthalten aber viele Gemüse- und Obstsorten Antioxidantien.

Rohes Gemüse zu jeder Tageszeit?

Manchmal kann es sein, dass rohes Gemüse oder auch andere Lebensmittel morgens oder abends nicht so gut vertragen werden wie mittags. Das kann daran liegen, dass deine Verdauung morgens entweder noch nicht richtig angelaufen ist oder sich gegen Abend schon wieder langsam in den Feierabend verabschiedet. Wenn du das bei dir beobachtest, kann es helfen, dein Gemüse zu diesen Tageszeiten eher zu dünsten oder zu kochen.

Stichworte, die du in diesem Zusammenhang vielleicht schon einmal gehört hast, sind Resveratrol, sekundäre Pflanzenstoffe und Vitamine. Vitamin C findest du neben Beerenobst auch in Paprika, Kiwi oder Zitrusfrüchten. Vitamin E, ein fettlösliches Vitamin (du solltest es also mit etwas Fetthaltigem zusammen essen), kommt in Nüssen, Samen, Eiern und pflanzlichen Ölen vor. Da diese Lebensmittel auch schon gute Fette enthalten, sind sie an sich schon perfekt, damit das enthaltene Vitamin E auch aufgenommen werden kann.

Sekundäre Pflanzenstoffe sind natürliche Pflanzenschutzmittel. Sie kommen z.B. als Bitterstoff in Chicorée oder als Farbstoff wie Resveratrol in rotem Traubensaft vor. Resveratrol und die Vitamine C und E in Kombination scheinen sogar das gesunde Zellwachstum und das Eindämmen von Entzündungen zu unterstützen[16]. Der Pflanzenstoff, der die Pflanzen davor bewahren soll, von Parasiten und Pilzen befallen zu werden, schützt also auch den menschlichen Körper auf ähnliche Art und Weise gegen »Angreifer«.

Kokos-Karotten-Suppe

vegan, histaminarm
4 Portionen
45 Min.

500 g Karotten • 2 Kartoffeln • 1 große Zwiebel • 2 Knoblauchzehen (nach Belieben) • 1 Stück Ingwer (daumengroß) • 1 EL Rapsöl • 1 TL Currypulver (bei Bedarf histaminarm) • 700 ml Gemüsebrühe (ohne Hefeextrakt/Glutamat) • 250 ml Kokosmilch • Salz und Pfeffer

- Geschälte Karotten, Kartoffeln und Zwiebel würfeln. Knoblauch fein hacken. Wenn du Knoblauch nicht verträgst, einfach weglassen oder nur leicht angedrückt mitkochen. Ingwer geschält fein reiben.

- In einem großen Topf Rapsöl erhitzen und Karotten, Kartoffeln und Zwiebel darin kurz anschwitzen, bis die Zwiebel goldbraun ist. Currypulver, Knoblauch und Ingwer kurz mitdünsten. Dann alles mit der Brühe ablöschen und ca. 15 Min. köcheln lassen. Kokosmilch hinzugeben und alles weitere 20 Min. köcheln lassen, bis das Gemüse gar und die Flüssigkeit etwas eingedickt ist.

- Nun ggf. den Knoblauch entfernen. Dann die Suppe mit einem Pürierstab pürieren und mit Salz und Pfeffer abschmecken. Auf vier Schalen verteilen und servieren.

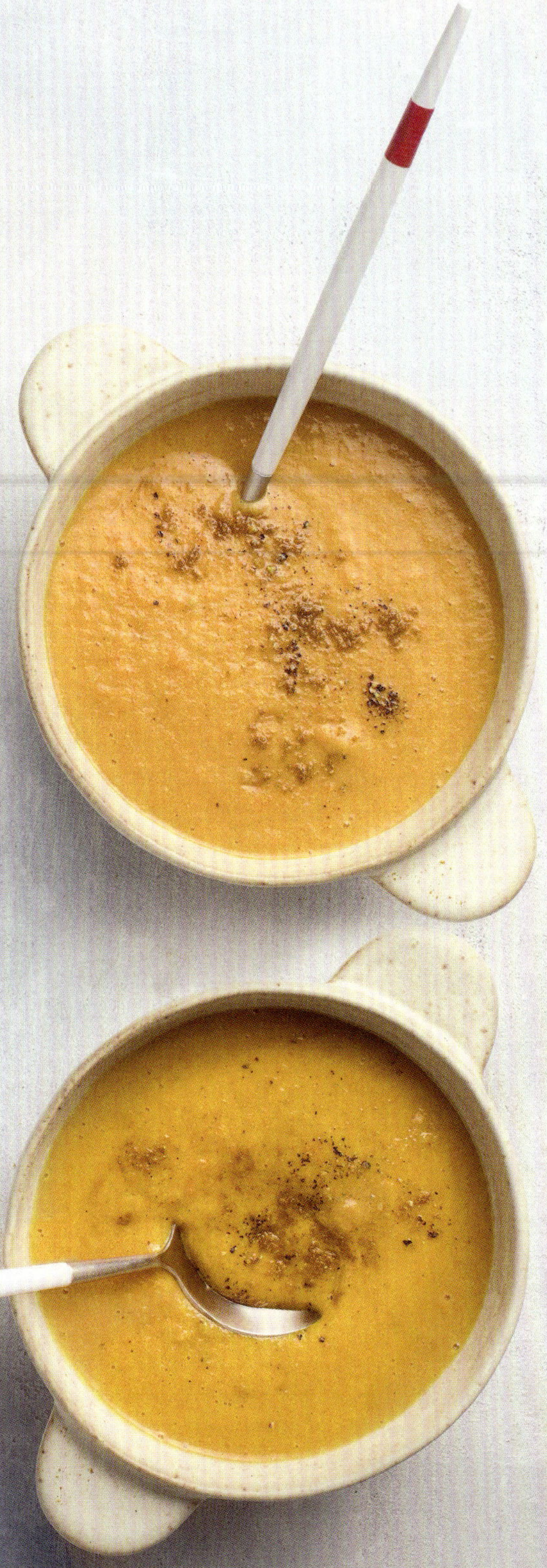

Kohlenhydrate

Die nächste Lebensmittelgruppe auf unserem Teller sind die Kohlenhydrate. Sie tragen wesentlich zur Ballaststoffversorgung bei und sollten ungefähr ein Viertel deiner Mahlzeit ausmachen – aber auch nicht viel mehr. Zu dieser Menge zähle ich Getreideprodukte wie Nudeln, Brot, Reis, Couscous oder Bulgur sowie Kartoffeln, Quinoa, Amarant oder Hirse. Je weniger verarbeitet sie sind, desto mehr Ballaststoffe und auch Nährstoffe enthalten sie. Das ist auch der Grund, weshalb Vollkornmehl immer besser im Vergleich zum stärker verarbeiteten Weißmehl abschneidet, auch wenn es vielleicht aus demselben Getreide ist.

Gerade um deine Verdauung, deinen Hormonhaushalt und deinen Körper gegen Entzündungen zu unterstützen, helfen dir Vollkornprodukte mit ihren Ballaststoffen und Nährstoffen. Einzige Voraussetzung ist, dass du nicht gerade frisch am Darm operiert wurdest oder einen temporären oder dauerhaften künstlichen Darmausgang hast. Sei in diesem Fall lieber vorsichtig und halte dich an die Vorgaben deiner Ärzt*innen. Ansonsten können dich Vollkornreis, Kartoffeln und (Pseudo-)Getreideprodukte gut bei deiner Endometriose unterstützen.

Was ist mit Weizen?

Die Frage, die immer wieder auftaucht, ist, ob Weizen etwas in einer gesunden Basis zu suchen hat. Es gibt aktuell keine verlässliche Studie, die einen Verzicht von Weizen bei Endometriose explizit empfiehlt. Es wird jedoch immer wieder das Eiweiß Gliadin im Weizen als möglicher Auslöser für Entzündungen und negative Veränderungen des Darmmikrobioms genannt[18]. Daher kann es helfen, Weizen eher zu reduzieren und auf andere Getreidearten wie Roggen, Gerste, Dinkel, Emmer oder Kamut auszuweichen. Beobachte hier deinen Körper genau und probiere es im Zweifelsfall mal eine Zeit lang ohne Weizen aus und ersetze ihn.

Achtung, Mythos!

»Ich darf kein Gluten essen.«
Eine Studie aus dem Jahr 2012 wird dabei immer wieder zitiert: 207 Endometriose-Betroffene wurden untersucht, die über ein Jahr eine glutenfreie Diät durchgeführt hatten[17]. Bei 75 % verbesserten sich die Symptome. So weit, so gut. Wer aber schon einmal versucht hat, sich glutenfrei zu ernähren, der wird gemerkt haben, dass viele Süßigkeiten und stark verarbeitete Lebensmittel dadurch wegfallen. Du ernährst dich dann also automatisch gesünder. Ob die Wirkung nun durch die allgemein bessere Ernährung entstand oder tatsächlich durch den Verzicht auf Gluten, lässt sich aus der Studie leider nicht ableiten. Bedeutet: Wenn du einen begründeten Verdacht hast, dass du Gluten nicht gut verträgst, streiche es aus deinem Speiseplan. Ansonsten kann eine gesündere Ernährung allgemein wahrscheinlich ähnlich Gutes bewirken.

Was sind Ballaststoffe?

Ballast klingt ja erst mal schwer und vielleicht auch schwer verdaulich. Aber das ist in diesem Fall gar nicht schlimm. Denn eigentlich sind Ballaststoffe kleine Verdauungshelfer. Beispiele für diese nicht verdaulichen Anteile sind Pflanzenfasern, die von deiner Magensäure, deinen Enzymen und deinen Darmbakterien nicht ganz zersetzt werden können. Egal ob Getreide wie Hafer oder Dinkel, Pseudogetreide wie Chia oder Amarant, Samen wie Sesam oder Sonnenblumenkerne oder Obst und Gemüse, sie alle enthalten Ballaststoffe.

Diese Nahrungsbestandteile gehen zerkleinert, aber nicht komplett zersetzt durch deinen Verdauungstrakt und nehmen dort wie ein kleiner Besen z. B. Pilze oder auch abgestorbenes Zellmaterial mit. Durch sie bewegt sich auch dein Darm von innen, so können Ballaststoffe auch Verdauungsbeschwerden reduzieren und deinen Stuhlgang normalisieren. Vorausgesetzt, du trinkst ausreichend, bewegst dich regelmäßig und sitzt nicht nur auf der Couch rum (dazu mehr im Unterkapitel »Verdauungstipps«, Seite 50).

Ein weiterer toller Vorteil von Ballaststoffen ist, dass sie langfristig satt machen, da sie länger im Magen bleiben und dadurch für ein Sättigungsgefühl sorgen. Also sind Ballaststoffe nicht nur kleine Verdauungshelferchen, sondern auch Sattmacher. Aber denk dran, dir genug Zeit beim Essen zu lassen und alles gut zu kauen, damit die Ballaststoffe gut vorbereitet in deinen Magen-Darm-Trakt wandern.

Fette und Proteine

Wenn wir in der Pyramide eine Stufe weiter nach oben gehen, stehen da gesunde Fettsäuren und Proteinquellen. Um deinen Hormonhaushalt oder auch dein Immunsystem zu regulieren, benötigt dein Körper Aminosäuren, aus denen Proteine bestehen. Davon braucht er 0,8–1,2 g pro kg Körpergewicht (je nachdem, wie viel Sport du treibst und wie aktiv du im Alltag bist). Das bedeutet, wenn du 65 kg wiegst und dich moderat bewegst, braucht dein Körper gut 65 g Proteine pro Tag. Diese bekommt er aus guten und gesunden Eiweißquellen wie Hülsenfrüchten oder Nüssen, wenn du sie gut verträgst. Auch gut sind jeweils zweimal in der Woche tierische Eiweißquellen wie Milchprodukte, Eier, Fleisch oder Fisch und Meeresfrüchte.

Fisch und Fleisch

Gerade Fisch kann dir neben Eiweiß auch gesunde Fette liefern. Diese mehrfach ungesättigten Fettsäuren findest du zudem in Raps-, Lein- oder Mikroalgenöl. Sie helfen deinem Körper, Entzündungen zurückzudrängen und so auch Schmerzen zu reduzieren. In das Thema Omega-3-Fettsäuren steigen wir aber später noch tiefer ein (Seite 58).

Wenn du Fleisch essen möchtest, solltest du dir gut überlegen, welche Art von Fleischprodukten du wählst. Bei Endometriose oder Adenomyose scheint sowohl die Menge als auch das Tier Auswirkungen auf deine Entzündungen zu haben[19]. Für die Praxis, nur gelegentlich Fleisch zu essen und deine Proteinquellen durchzuwechseln, spricht auch die Tatsache, dass Menschen, die sich überwiegend und sehr einseitig von viel Fleisch ernähren, eine höhere Wahrscheinlichkeit haben, Entzündungen zu entwickeln[20]. Das hängt vermutlich aber auch stark damit zusammen, dass diese eher weniger abwechslungsreich und somit auch weniger Gemüse essen, das mit zahlreichen Vitaminen auch einen Ausgleich liefern kann.

Start-in-den-Tag-Porridge

2 Portionen
10 Min.

100 g kernige Haferflocken • 300 ml Hafermilch • 2 EL Mandelmus • 2 EL geschrotete Leinsamen • 3 EL Quark • 50 g Beeren • 1 Banane • gehobelte Mandeln

- In einem Topf kernige Haferflocken mit Hafermilch vermischen und leicht aufkochen. Sobald das Porridge eine cremige Konsistenz hat, den Topf vom Herd nehmen und Mandelmus, Leinsamen und Quark unterrühren und alles 3 Min. ziehen lassen.

- Abschließend das Porridge auf zwei Schalen verteilen und mit Beeren, Bananenscheiben und gehobelten Mandeln anrichten.

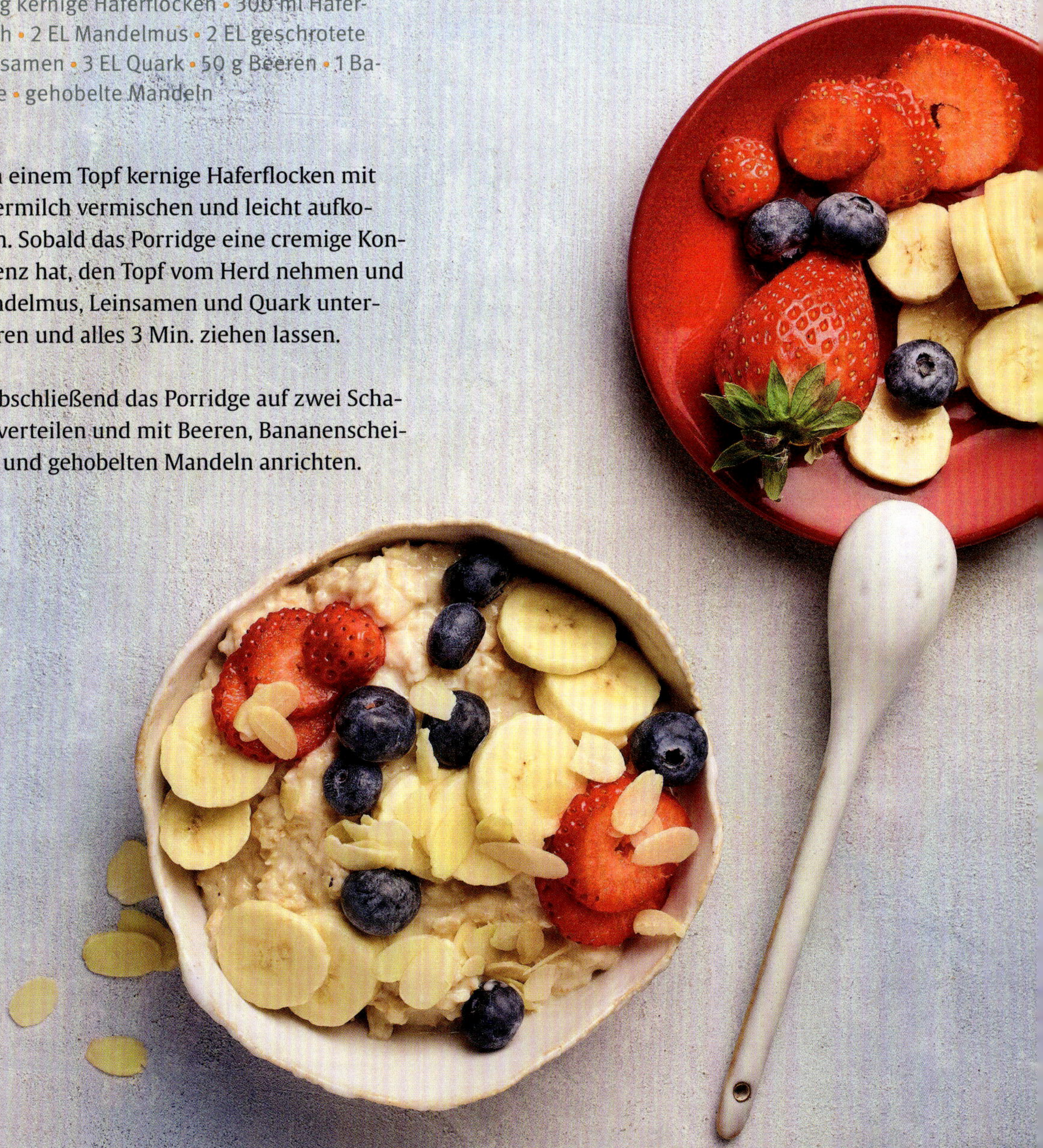

Rotes Fleisch (z. B. Schwein, Rind) wird häufig kritisch betrachtet. Mögliche Gründe sind:

- hormonelle Belastung durch Stresshormone bei der Schlachtung und Haltung in konventionellen Betrieben
- hoher Fettgehalt, insbesondere gesättigte Fettsäuren, die Entzündungen fördern können

Geflügelfleisch schneidet im Vergleich meist besser ab – besonders wenn es aus Bio-Freilandhaltung stammt, da es meist fettärmer ist und ein geringeres Entzündungspotenzial aufweist.

Oft haben wir neben reinem Fleisch auch Wurstwaren oder Räucherfleisch auf dem Teller. Gegen Räucherfleisch ist im Grunde auch nicht viel einzuwenden, es sei denn, du reagierst auf Histamin. Dann sollten diese geräucherten und länger gereiften Lebensmittel (zu denen übrigens auch Parmesan, Manchego und andere lang gereifte Käsesorten gehören) besser nur selten bis gar nicht auf deinem Speiseplan stehen. Bei Wurstwaren haben wir den Nachteil, dass neben dem Fett aus dem Fleisch meist noch zusätzliches Fett und andere Zutaten wie Salz und Zusatzstoffe beigemischt werden. Dadurch gilt z. B. Schweinesalami als hochverarbeitetes Lebensmittel, das neben Histamin auch noch einiges an gesättigten Fettsäuren mitbringt, die, häufig konsumiert, Entzündungen fördern. Hier kannst du dich an die Regel vieler Omas halten: Der Sonntagsbraten und das Resteessen davon am Montag sind ein gutes Maß, das auch den Geldbeutel schont. Generell gilt bei Fleisch: am besten Bio, eher magere Fleischstücke, um nicht zu viele gesättigte Fettsäuren zu essen, und nur ein- bis zweimal pro Woche als Proteinquelle.

Eier und Milchprodukte

Weitere Eiweißquellen können Eier oder Milchprodukte sein. Gerade was Milchprodukte angeht, ist die Diskussion, ob du sie denn essen solltest oder nicht, immer wieder groß. Und wie es nun einmal so ist, ist Milchprodukt nicht gleich Milchprodukt. Ein Schokoladeneis ist ja auch nicht zu vergleichen mit Quark. Studien haben z. B. den Verzehr von milchsauren Lebensmitteln wie Joghurt oder Kefir mit einem weniger häufigen Auftreten von Endometriose in Verbindung gebracht[21]. Dass dir das jetzt mit deiner nun einmal vorhandenen Erkrankung nicht weiterhilft ist klar. Aber auch andere Studien zeigen, dass milchsaure Produkte das Potenzial haben, unseren Darm zu unterstützen. Außerdem scheinen Milchprodukte das Entzündungspotenzial im Körper nicht zu erhöhen und können, wenn du sie gut verträgst und proteinreiche, fettärmere Milchprodukte wählst, auch ein guter Lieferant von Eiweißen, B-Vitaminen und Kalzium sein[22].

Was ist mit veganer Ernährung?

Genug von Wurst, Ei, Käse und Co. Wenn du auf tierische Lebensmittel verzichten möchtest, ist es wichtig, dass du deinen Proteinbedarf aus pflanzlichen Quellen bekommst. Der ist dabei nicht ganz so leicht zu decken wie über tierische Quellen, weil 1 g pflanzliches Protein nicht direkt mit 1 g tierischem Protein gleichzusetzen ist. Das liegt daran, dass dein Körper viel mehr dafür tun muss, um aus pflanzlichem Protein körpereigenes Eiweiß zu bauen. Eine Quelle, bei der die Umwandlung aber trotzdem ungefähr 1:1 funktioniert, ist Soja. Bei anderen Hülsenfrüchten müssen wir rund 25 % mehr essen, um auf die gleiche Menge körpereigenes Protein zu kommen. Außerdem enthalten

Pflanzen oft nicht alle lebenswichtigen Aminosäuren, aus denen unser Körpereiweiß zusammengesetzt wird, weshalb auch hier Kombinationen hilfreich sein können.

Vergleichsweise gute pflanzliche Proteinquellen sind neben Soja andere Hülsenfrüchte wie Erbsen, Linsen oder Ackerbohnen. Hier musst du vielleicht am Anfang ein bisschen suchen, aber wenn du gute Produkte für dich gefunden oder die richtigen Rezepte zum Selbstmachen verinnerlicht hast, ist alles nur noch halb so herausfordernd. Wenn du beim Verzehr von Hülsenfrüchten zu Blähungen neigst, kann es helfen, bereits geschälte Hülsenfrüchte zu verarbeiten und sie am besten über Nacht einzuweichen. Denke auch daran, sie am Folgetag gut abzuwaschen. Mehr dazu findest du im Unterkapitel »Verdauungstipps« (Seite 50).

Außerdem solltest du ein paar andere Dinge beachten. Wenn du Fleischersatzprodukte isst, achte auf Zutatenlisten: Ist kein Zucker zugesetzt und wurde im besten Fall Raps- statt Sonnenblumenöl verwendet? Carrageen als Verdickungsmittel kann Verdauungsbeschwerden verursachen. Nimm am besten nur das mit nach Hause, dessen Inhaltsstoffe du wirklich verstehst. Gerade, wenn du Fleisch oder auch Milch ersetzen möchtest, schau darauf, dass die Vitamine und Mineralstoffe, die sonst in diesen Lebensmitteln natürlich enthalten sind, zugesetzt sind. Insbesondere Kalzium und Vitamin B_{12}, damit du da nicht in einen Mangel rutschst, der dein Immunsystem und im Fall von Kalzium auch deine Knochengesundheit negativ beeinflussen kann.

Ist Soja okay?

Jetzt noch mal zum großen Thema Soja. Dieses wird immer wieder v.a. im Zusammenhang mit weiblichen Hormonen diskutiert. Der Grund dafür sind die enthaltenen Phytoöstrogene. Das sind östrogenähnliche Stoffe, die an deine körpereigenen Östrogenrezeptoren andocken können. Sie werden in Gruppen aufgeteilt, die ich dir hier kurz mit ein paar Beispielen für Lebensmittel aufliste, in denen sie enthalten sind:

- Isoflavone: Soja, Bohnen und Linsen
- Lignane: Leinsamen, Getreide, Kaffee, Tee und Wein
- Coumestane: Spinat und Brokkoli
- Stilbene: Erdnüsse und Weintrauben

Was diese sekundären Pflanzenstoffe jetzt genau im menschlichen, spezifischer im weiblichen Körper machen und ob sie dort einen positiven oder negativen Effekt auf deinen Östrogenspiegel haben, ist noch nicht klar. Auch ist nicht final geklärt, ob es einen Unterschied gibt, welches Phytoöstrogen im Körper ankommt.

Dazu, wie die Phytoöstrogene aus Soja im Körper funktionieren, gibt es zwei Theorien. Welche davon in der Praxis zutrifft, scheint sich nach Ethnie und auch Grad der Endometriose zu unterscheiden. Weitere Einflussfaktoren wie Alter, Körpertyp, Lebensumstände, Stress und hormonell wirkende Faktoren wie Kosmetika, Kunststoffe oder Pestizide könnten ebenfalls entscheidend sein, was eine Aussage zu Soja natürlich noch schwerer macht.[23]

Theorie 1 Phytoöstrogene werden als körpereigenes Östrogen gedeutet, welches an den Rezeptoren sitzt. Dadurch wird die Östrogenproduktion heruntergefahren. Das bedeutet, dass auch ausgeprägte Herde mit vielen Östrogenrezeptoren so gehemmt werden und die Östrogendominanz abnehmen könnte.

Theorie 2 Phytoöstrogene werden als Fremdstoff erkannt, der die Östrogenrezeptoren blockiert, was den Körper dazu veranlasst, mehr körpereigenes Östrogen zu produzieren. Dadurch könnten kleine Herde schneller wachsen.

Was davon jetzt für dich gilt, ist schwer zu sagen. Erstens hast du ja wahrscheinlich unterschiedlich große Herde im Körper, sodass Soja theoretisch überall anders funktionieren könnte. Zweitens können viele Europäer*innen die pflanzlichen Östrogene aus Soja gar nicht so gut aufnehmen wie diejenigen, die bereits über Generationen regelmäßig Soja gegessen haben und deren Darm sich daran gewöhnt hat.

Durch diese Blackbox ist es schwer, Soja und Sojaprodukte für den regelmäßigen, also täglichen Verzehr zu empfehlen. Auf diesem aktuellen Stand sollte Soja, ebenso wie andere Lebensmittel mit einer möglicherweise hormonellen Wirkung wie Fleisch oder Milchprodukte, besser nur in Maßen und als gut ausgewählte Proteinquelle auf dem Speiseplan stehen.

Transfette

Hier noch ein paar Worte zu den Lebensmitteln, die sehr viel tierische, gesättigte Fette oder Transfettsäuren enthalten. Dazu zählen viele Wurstwaren, egal ob tierisch oder

Achtung, Mythos!

»Ich muss mich zu 100 % an meinen Ernährungsplan halten.«
Wer schon einmal eine Diät während der Feiertage gemacht hat, weiß, wie schwer es ist, sich strikt daran zu halten. Rein psychologisch sind Verbote kontraproduktiv, da unser Gehirn mit dem Wörtchen »nicht« einfach nichts anfangen kann. Die Botschaft, die von »Ich darf nichts Süßes essen« ankommt, ist: »Ich darf Süßes essen«, und prompt denkt man an nichts anderes mehr. In meiner Praxis lade ich immer gerne zu einem Gedankenspiel ein: Betrachte deine gesunde Ernährung als einen sicheren Hafen, in den du immer wieder zurückkehren kannst. Aber ein paar Ausflüge sind von da aus total okay. Frei nach dem Pareto-Prinzip reduzieren auch 20 % Freiraum die Gefahr, den Spaß am Essen zu verlieren und möglicherweise sogar in eine Essstörung wie Orthorexie abzudriften. Das ist der zwanghafte Drang, sich bedingungslos gesund zu ernähren. Die Folgen davon sind Zwangsgedanken und nicht selten soziale Isolation und Depressionen. Genieße deinen ungesunden Ausflug daher mit all deinen Sinnen. Nimm dir dafür einfach mal fünf Minuten mit einem Lebensmittel deiner Wahl und nimm wahr, was du beim Auspacken und Essen siehst, hörst, riechst, fühlst und natürlich schmeckst. Gib jedem Sinn eine Minute deiner Aufmerksamkeit und erlaube dir dabei auch ein bisschen mit deinem Essen zu spielen.

pflanzlich. Diese sollten wirklich nur selten auf deinem Speiseplan stehen. Zu den Lebensmitteln mit Transfettsäuren gehören z. B. Frittiertes oder auch Nahrungsmittel mit gehärteten Fetten. Der Grund dafür, dass ich gerade den Transfettsäuren hier ein bisschen Raum gebe, ist der, dass Studien immer wieder gezeigt haben, dass sie keinen nennenswert positiven Effekt für den Körper haben, Entzündungen fördern und somit auch die Wahrscheinlichkeit für Schmerzen erhöhen und das Fortschreiten der Endometriose begünstigen können.

Gerade wenn du versuchen möchtest, das Entzündungspotenzial gering zu halten, ist ein gutes Gleichgewicht zwischen gesunden Lebensmitteln und Genussmitteln wie Snacks und Süßkram wichtig. Ein bisschen Soulfood sollte aber auf jeden Fall möglich sein. Voraussetzung ist, dass du dir dafür bewusst Zeit nimmst und es genießt, anstatt es zwischendurch oder beim Fernsehen zu knabbern. Wenn du streng nach der DGE gehst, sollten maximal 200 kcal pro Tag über diese Lebensmittelgruppe aufgenommen werden, was oft nicht mal einem ganzen Schokoriegel entspricht. Also lieber mal einen Tag aufsparen und sich dann was richtig Schönes gönnen.

Einer der Gründe für die Empfehlung ist, dass Snacks und Süßkram oft frittiert, sehr stark gesalzen oder zuckerhaltig sind. Sie liefern deinem Körper kaum wichtige Nährstoffe, die ihn unterstützen. Also sieh sie als etwas Besonderes und zelebriere sie auch so.

Was verträgst du?

Die große Frage, die mir Betroffene immer wieder stellen, ist, was von den zahlreichen Ernährungstipps und Dos and Don'ts, die online kursieren, für sie nun gelten.

So einschränkend, wie die Ernährung auf so manchem Social-Media-Kanal gepredigt wird, muss sie oft gar nicht sein. Wie stark du sie umstellen musst, um einen gesundheitsförderlichen Effekt zu erzielen, hängt von ganz vielen Faktoren ab.

Das Ernährungstagebuch

Punkt eins ist dein Ausgangspunkt. Denn je nachdem, wie stark deine Ernährung deinen Körper jetzt schon unterstützt, desto weniger weit bist du von »deiner Ernährung« entfernt. Führe zur Bestandsaufnahme eine Zeit lang ein Ernährungs- und Symptomtagebuch, so steigerst du nicht nur dein Bewusstsein für dich und deinen Körper, sondern kannst dir darauf basierend noch etwas Gutes tun. Wenn du einen natürlichen Zyklus hast, kann dir dessen Dokumentation zudem Aufschluss über mögliche zyklusabhängige Veränderungen geben. Du findest hier ein Beispiel für ein Ernährungstagebuch (Seite 48). Je nach deinem Ziel kannst du es sehr detailliert oder etwas oberflächlicher führen. In der dargestellten Variante reichen einfache Angaben wie »kernige Haferflocken mit Beeren und Cashewdrink«. Wenn bei manchen Lebensmitteln häufiger Probleme auftreten, schau dir die Verpackungen einmal genauer an und versuche Gemeinsamkeiten herauszufinden. Beobachte deinen Körper und seine Veränderungen und halte alles mit der passenden Uhrzeit fest. Veränderungen wie Müdigkeit, Kopfschmerzen oder Heißhunger können dabei genauso wichtig sein wie Endobelly, Verdauungsbeschwerden und Schmerzen.

Auch Muster, warum du isst, zu hinterfragen, kann hilfreich sein. Klassiker sind Hunger, Heißhunger, Langeweile oder vielleicht auch Frust oder Stress. So kannst du herausfinden, ob du in bestimmten Situationen den Wunsch nach besonderen Lebensmitteln verspürst. Das kann Süßes sein, wenn du dich geborgen fühlen möchtest. Heißhunger auf bestimmte Lebensmittel kann aber auch auf einen Mehrbedarf an Nährstoffen hindeuten. So versucht der Körper durch den typischen Schoko-

Heißhunger kurz vor der Regelblutung über das in Schokolade enthaltene L-Tryptophan und Magnesium Stimmungsschwankungen und Muskelkrämpfen vorzubeugen.

Solltest du trotz Ernährungstagebuch deine Symptome nicht besser verstehen, kannst du fachliche Hilfe einholen, etwa bei studierten Ernährungsberater*innen/-therapeut*innen oder Diätassistent*innen. Bei zertifizierten Fachkräften werden die Kosten dafür teilweise oder manchmal sogar komplett von der Krankenkasse übernommen.

Änderungen vornehmen

Mit einem Tagebuch kannst du schon den einen oder anderen Übeltäter ausfindig machen und könntest ihn aus deinem Speiseplan werfen. Ich schreibe bewusst »könntest«, denn nichts sollte ersatzlos gestrichen werden. Wenn du eine Kohlenhydratquelle streichst, schau, dass du eine neue aufnimmst, um nicht in einem Mangel zu landen. Nichts wandert aus deinem Ernährungsplan, ohne dass du einen sinnvollen Ersatz dafür hast.

Hier ein paar Beispiele, was du durch etwas anderes ersetzen kannst:

- Weizen – Dinkel, Emmer, Kamut, Roggen, weitere Getreidesorten
- Tomatensauce/-mark – Paprikamark
- Fleisch – andere hochwertige Proteinquellen (z. B. Hülsenfrüchte, Fisch)
- Milch mit Laktose – laktosefreie Milchprodukte oder Milchersatzprodukte mit ausreichend Protein, Kalzium und B-Vitaminen
- gereiften Käse – junge Käsesorten wie junger Gouda
- Essig – Granatapfelsaft
- Sojasauce – Coco Aminos

Im Grunde kannst du die Liste beliebig fortsetzen. Recherchiere im Internet, was ein Ersatz für dein Lebensmittel sein könnte. Wichtig ist wirklich, dass du eine Makronährstoffquelle immer durch eine andere ersetzt, also Kohlenhydrate durch Kohlenhydrate, Proteine durch Proteine und Fette durch Fette. Dann sind Vitamine und Mineralstoffe zu beachten. Insgesamt gilt, dass du darauf achtest, dass dein Speiseplan und auch deine Einkaufsliste durch das Weglassen nicht kürzer oder weniger abwechslungsreich wird. Natürlich ist hier auch ein bisschen Kreativität gefragt, aber ich verspreche dir, dass du auch mit Lebensmitteleinschränkungen lecker und abwechslungsreich essen kannst.

Deine individuelle Ernährung

Eine Ernährung, die für alle Endometriose- und Adenomyose-Betroffenen gilt, gibt es nicht. Jede und jeder hat seine individuellen Auslöser für Beschwerden, und nicht bei allen wiegt eine Veränderung in der Ernährung gleich schwer und kann deshalb zu einer Verbesserung der Symptome führen. Es ist die Summe, die genau das ausmacht. Und klar kann eine Ernährung nach der Empfehlung deiner Lieblingsinfluencerin hilfreich sein, ohne Ersatz können dich zu einschränkende Ernährungsformen aber auch schnell in einen Nährstoffmangel bringen. Der Schlüssel zur individuellen Ernährung ist und bleibt die Selbstbeobachtung. Je mehr du mit deinem Körper kommunizierst und ihn liebevoll ohne Wertung beobachten lernst, desto besser kannst du für ihn sorgen. Denn der Profi für deinen Körper ist am Ende immer er selbst und somit du.

Ernährungstagebuch

Wann? (Datum & Uhrzeit)	***Was?*** (genaue Bezeichnung, z. B. Weizenbrötchen, Gouda alt)

Warum? (z. B. Hunger, Appetit, Langeweile, Frust)	***Symptome/Gefühle*** (z. B. Endobelly, Blähungen, Übelkeit, Genuss, Sättigung, Unwohlsein)

Verdauungstipps

Was deine Verdauung neben deinen individuellen Unverträglichkeiten stressen und einen Endobelly fördern kann, erfährst du hier.

Gerade mit Endometriose und Adenomyose hast du vielleicht manchmal das Gefühl, dass deine Verdauung sowieso ganz anders läuft, als sie eigentlich sollte. Ob das ein Symptom der Erkrankungen ist oder ob diese ihren Ursprung im Darm haben, kann aktuell niemand so genau sagen. Es scheint aber einen Zusammenhang zwischen Endometriose und einem veränderten Darmmikrobiom zu geben[24].

Ein gesunder Darm, ein reibungsloser Ablauf der Verdauung sowie die Abgabe nicht mehr benötigter und abgebauter Stoffe sind lebensnotwendig. Über diesen Hauptkanal, den Magen-Darm-Trakt, werden nicht nur Nährstoffe aufgenommen, sondern auch nicht mehr benötigte Stoffe abgegeben. Dazu gehören u. a. abgestorbene Zellen aus dem Darm, abzubauende Pilze oder Bakterien sowie Hormone. Diese werden irgendwann nicht mehr benötigt und lösen sich dann nicht in Luft auf, sondern gehen den natürlichen Weg des Abbaus. Wenn das z. B. für Östrogene nicht funktioniert, gehen sie in Dauerschleife durch deinen Körper, und das feine Gleichgewicht zwischen unseren Hormonen gerät durcheinander. Wenn dein Darm also gut aufgestellt ist, kann alles ineinandergreifen.

Du merkst schon, vieles steht und fällt damit, wie wir unseren Darm pflegen und das sensible Gleichgewicht seiner Bewohner aufrechterhalten. Das Östrobolom hat z. B. maßgeblich Einfluss darauf, wie viel Östrogene durch deinen Körper wandern[25]. Daher ist es wirklich wichtig, dass wir unser Darmmikrobiom so gut es geht pflegen.

So pflegst du dein Darmmikrobiom

Im Grunde (unter-)stützen drei Säulen unser Darmmikrobiom:

- Probiotika (z. B. Darmbakterien)
- Präbiotika (z. B. Ballaststoffe)
- Darmdurchblutung

Fangen wir mal mit dem kleinen Zoo an, der in dir lebt, deinen Probiotika. Das sind lebende Mikroorganismen wie Laktobazillen, Bifidobakterien und Hefearten, die im richtigen Verhältnis eine gesundheitsförderliche Wirkung für dich haben. Die Aufgabe dieser Gruppe an kleinen Helfern liegt darin, deine Nahrung zu zerlegen. Dadurch sorgen sie dafür, dass Vitamine, Mineralstoffe und Spurenelemente aufgenommen werden können. Beispiele für Lebensmittel, die dein Darmmikrobiom unterstützen, sind Kimchi, Sauerkraut oder auch andere milchsaure Lebensmittel wie Joghurt oder Kefir.

Dann muss dieser kleine Zoo auch noch gefüttert werden. Dafür eignen sich Präbiotika. Darunter fallen die bereits erwähnten Ballaststoffe (Seite 40) aus Vollkornprodukten oder andere Pflanzenfasern aus Obst und Gemüse. Diese unverdaulichen Anteile führen dazu, dass dein Darm auch von innen gut in Form bleiben kann. Die Voraussetzung dafür ist aber, dass er durch eine ausreichende Flüssigkeitsaufnahme und eine gute Durchblutung unterstützt wird, damit dein Essensbrei auch ungehindert durch dich hindurchwandern kann.

Was du bei NEM mit prä- und probiotischen Eigenschaften beachten solltest, erfährst du weiter hinten im Buch (Seite 96).

Und damit sind wir bei der dritten Säule: Alles steht und fällt mit der Bewegung deines Darms, sowohl von innen als auch von außen, und das klappt nur mit einer guten Durchblutung. Denn um deine Nahrung in wertvolle Energie umzuwandeln oder deine Zellen mit lebenswichtigen Nährstoffen zu versorgen, muss er immer in Bewegung bleiben. Das bedeutet nicht, dass auf der Couch entspannen oder ein Frühstück im Bett automatisch schlecht für die Verdauung sein muss. Die größten Freunde deiner

Deine kleine Atemerinnerung

Gerade wenn du sehr im Stress bist, kann die daraus resultierende flache Atmung dazu beitragen, dass deine Bauchorgane nicht gut durchblutet werden. Da kann es helfen, für alle halbe Stunde einen Wecker zu stellen, um dich daran zu erinnern, regelmäßig tief in deinen Bauch zu atmen: Atme durch die Nase tief in den Bauch ein. Kiefer und Zunge sind entspannt. Lass dabei die Schultern richtig schön entspannt und deinen Beckenboden nach unten sinken. Wenn dein Bauch dabei anfängt zu glucksen und zu gluckern, kannst du dich freuen, denn dann ist Bewegung in dein Inneres gekommen.

Verdauung sind eine entspannte Atmung (Seite 128) und regelmäßige Bewegung. Demgegenüber sind Stress, flache Atmung und langes Sitzen nicht so optimal.

Auch das Thema Verdauung geht also weit über das hinaus, was du zu dir nimmst. Auch Stress, Atmung und unser Beckenboden haben einen Einfluss darauf, wie gut deine Verdauung ablaufen kann.

Dein ganzer Körper arbeitet mit

Dein Beckenboden ist kein Einzelkämpfer, sondern Teil eines Netzwerks aus vier »Stockwerken«:

- Kieferboden
- Zwerchfell
- Beckenboden
- Fußgewölbe

Diese Ebenen verlaufen quer durch deinen Körper wie elastische Plattformen. Wenn eine dauerhaft angespannt ist, z. B. dein Kiefer durch Stress oder dein Zwerchfell durch flache Atmung, steigt auch die Spannung im Beckenboden.

Warum ist das wichtig für die Verdauung? Dein Beckenboden, dein Zwerchfell und dein Bauchraum arbeiten eng zusammen. Ein bewegliches Zwerchfell massiert beim Atmen sanft deine Verdauungsorgane. Ein entspannter Beckenboden lässt dem Darm Raum, sich zu bewegen. Daueranspannung dagegen kann die Verdauung verlangsamen, Blähungen und Druck verstärken sowie Verstopfungen und Inkontinenz hervorrufen.

Merke dir: Entspannung in einer Ebene kann das ganze System beruhigen und auch deine Verdauung entlasten.

Herausfordernde Lebensmittel

Jetzt lass uns aber mal schauen, welche Lebensmittel deinen Körper und somit oft auch deine Verdauung herausfordern können. Hier ist die Liste teilweise individuell. Es gibt aber auch ein paar Kandidaten aus meiner Ernährungsberatungspraxis, die insgesamt schon eher ein Don't sind und die wir deshalb nur ab und an in den Speiseplan einbauen sollten.

Alkohol

Dass Alkohol in großen Mengen keine gute Idee ist, merkst du spätestens am Tag nach einer alkoholreichen Party. Nach aktuellem Stand ist die DGE auch darauf gekommen, dass ein Getränk zu konsumieren, das nachgewiesen lebertoxisch ist, nicht optimal für den Körper sein kann. Daher gilt: je weniger, desto besser. Der negative Effekt von Alkohol zeigt sich auch im schlechten Schlaf. Manche können zwar besser einschlafen, der Schlaf wird aber nie so erholsam sein wie nüchtern. Denn der Körper kommt nicht in die ideale Entspannungsphase, die für die Regeneration aller Organe notwendig ist. Mindestens zwei Areale müssen wach bleiben, um den Abbauprozess des Alkohols zu koordinieren. Eins ist unser Gehirn, genau genommen unser Hypothalamus. Dieses wichtige Regelsystem kümmert sich nämlich um viele wichtige hormonelle Abläufe. So hält es den Körper immer etwas wach, damit Leber und auch Nieren den Alkohol abbauen können. Sprich, unsere Erholung fällt flach. Dadurch nimmt Alkohol auch indirekt Einfluss auf unser Stresserleben und die Erholung des gesamten Körpers, denn Schlafmangel ist maximaler Stress. Das liegt daran, dass der Körper sich nicht regenerieren und das Gehirn erlebte Eindrücke nicht verarbeiten kann.

Nicht nur Schlaf und Regeneration leiden unter Alkoholkonsum, oft enthalten Whiskey, Rum oder Rotwein auch viel Histamin, das durch Fermentations- und Gärungsprozesse entsteht. Das ist für Menschen, die sensibel auf diesen Stoff reagieren, doppelt anstrengend, kann aber auch für alle anderen herausfordernd sein.

Allgemein ist Alkohol schon für gesunde Menschen keine gute Idee, weil der gesamte Organismus zusätzliche Arbeit bekommt. Wenn wir uns jetzt noch ins Gedächtnis rufen, dass dein Körper nebenbei auch noch versucht, das Fortschreiten deiner chronischen Erkrankung zu kontrollieren, ist klar, dass Alkoholabbau ein Lauf mit zusätzlichen Hindernissen für deinen Körper darstellt.

Trotz allem wissen wir, dass Alkohol zu unserem gesellschaftlichen Leben dazugehört und sich nicht jede oder jeder diesem gesellschaftlichen Druck widersetzen oder sich vielleicht auch den eigenen Genuss verbieten möchte. Wenn du also aus individuellen Gründen nicht komplett auf alkoholische Getränke verzichten möchtest, dann achte darauf, ausreichend Wasser dazu zu trinken und allgemein ausreichend nährstoffhaltige Lebensmittel zu essen. Das wäre ein Weg, deinen Körper beim Abbau des Alkohols zu unterstützen.

Kohlensäure

Kohlensäure ist gerade für die Verdauung eine große Herausforderung. Viele meiner Klient*innen berichten, dass sie von Kohlensäure einen richtig fiesen Blähbauch bekommen. Achte mal darauf, ob du zu den Menschen gehörst, die Kohlensäure gut vertragen, oder ob sie auch bei dir einen Endobelly begünstigt.

Kaffee und koffeinhaltige Getränke

Kaffee ist eines der Lieblingsgetränke der Deutschen. Ist er aber ein Do oder Don't auf unserer Getränkeliste? Bei koffein- und teein haltigen Getränken, wie Cola, Mate oder Energydrinks, kommt die wach machende Wirkung ja daher, dass ganz viele Prozesse im Körper angekurbelt werden, um ihn aufzuwecken. Das kann bei einigen Menschen zu Herzrasen, Verdauungsbeschwerden, Stimmungsschwankungen und anderen Stressreaktionen führen. Wenn du ohnehin schon recht viel Stress hast und schlecht runterkommst, ist Koffein als »Doping« vielleicht keine so gute Lösung. Das, was dein Körper dann eigentlich braucht, um »zu funktionieren«, ist Ruhe und nicht noch mehr Antrieb. Wenn du allgemein schon zu Verdauungsbeschwerden und Endobelly neigst, kann es also sein, dass dir weniger Koffein tatsächlich dabei helfen könnte, deine Symptome zu reduzieren[26]. Manchmal reicht es auch, den Kaffee oder Tee nicht auf nüchternen Magen zu trinken. Beobachte auch da über das Ernährungs- und Symptomtagebuch (Seite 48) einmal, wie dein Körper und deine Psyche auf das aufputschende Teein und Koffein reagieren. Wenn du merkst, dass sie keine gute Wirkung auf deinen Körper haben, gibt es immer noch die koffeinfreien Varianten. Achte bei diesen aber darauf, dass hier nicht mit Chemikalien, sondern beispielsweise mit Wasserdampf entkoffeiniert wurde. So kannst du mögliche Herausforderungen für deinen Körper durch zurückgebliebene unerwünschte Stoffe umgehen.

Zwar haben grüner oder auch weißer Tee und Matcha durch ihre Pflanzenstoffe einen gewissen Anteil an antientzündlichen Stoffen, die Menge, die du für eine richtig gute Wirkung trinken müsstest, würde aber weit jenseits der insgesamt empfohlenen rund 2 l Flüssigkeitsaufnahme pro Tag liegen. Aber wie ist es mit Kaffee? Die in ihm enthaltenen Stoffe scheinen zumindest teilweise dafür zu sorgen, dass B-Vitamine im Blut reduziert werden und so dem Körper nicht mehr zur Verfügung stehen[27]. B-Vitamine sind z. B. für die Entgiftung der Leber oder auch die Unterstützung des Immunsystems zuständig. Zudem begünstigen manche von ihnen schöne Haare und unterstützen den Darm. Also ist Kaffee ganz klar eher ein Genussmittel, das du gut mit einer Mahlzeit kombinieren kannst und für den Blutzuckerspiegel auch solltest. Durch die aufputschende Wirkung kann es nämlich zu Blutzuckerschwankungen und bei manchen Menschen daraufhin zu Heißhunger oder schlechter Stimmung kommen.

Wenn wir jetzt auf die Eigenschaften von Cola oder Energydrinks schauen, fällt der positive Effekt, trotz oft zugesetzter (häufig minderwertiger) Vitamine, ganz weg. Zucker begünstigt Gewichtszunahmen und auch Süßstoffe sind teilweise nachgewiesen krebsfördernd und können deinen Heißhunger begünstigen. Zudem werden diese Getränke oft in Plastikflaschen oder Aluminiumdosen mit innerer Beschichtung und nachgewiesener hormoneller Wirkung und Entzündungsförderung angeboten. Es gibt Studien, die für Getränke aus Aludosen sogar ein erhöhtes Alzheimer- und Demenzrisiko vorhersagen. Wer möchte schon heute wach sein, um sich später nicht mehr daran erinnern zu können?

Wenn es dir um ein schönes Ritual am Morgen oder ein leckeres Getränk geht, dann könntest du Dinkelkaffee, Kräuter- oder Früchtetees ausprobieren. Für einen Eistee kannst du Zitronenmelisse, die den Darm beruhigt, mit antientzündlichem Ingwer aufgießen und dann abkühlen lassen. Für die Süße nutzt du Steviablätter oder probierst es mal ganz ohne. Schau einfach, wie du dein Ritual so schön wie möglich gestalten kannst und die Zeit mit dem Getränk deiner Wahl zu einem richtigen Rundum-wohlfühl-Genussmoment machen kannst.

Fast Food, Snacks und Süßes

Weniger ist hier definitiv mehr – nach der DGE nur maximal 10% der zugeführten Kalorien. Wenn wir das mal auf Kalorien runterbrechen und von 1800–2000 kcal zugeführter Energie pro Tag ausgehen, sind das nur 180–200 kcal. Aber manchmal gibt es Phasen, in denen du aus bestimmten Gründen nicht an der Schokolade oder den Chips vorbeikommst. Dann ich es wichtig zu wissen, was du deinem Körper damit zuführst.

Fangen wir mit dem Zucker in Lebensmitteln an: Eine Banane bringt neben Zucker und Fruchtzucker immerhin auch Vitamine und Mineralstoffe wie Magnesium mit. Reiner (raffinierter) Zucker hat in deinem Körper aber einfach nur eine Funktion: Er liefert schnelle Energie. Wenn der Körper ihn dann nicht schnell genug als solche nutzen kann, wird er als Speicherzucker (Glykogen) oder Speicherfett für »schlechte Zeiten« zur Seite gelegt. Das macht den Industriezucker eigentlich ziemlich überflüssig für unseren Körper, aber leider nicht für unsere Psyche. Denn die hat bereits im Kindesalter gelernt, dass was Süßes (z. B. Muttermilch) Bindung und Nähe bedeutet. Süßes kann also zur Stressreduktion und Entspannung beitragen. Wenn wir unseren Stress also nicht auf anderen Wegen loswerden und vielleicht auch schon in jungen Jahren gelernt haben, uns durch etwas Süßes zu beruhigen, ist es oft umso schwerer, davon loszukommen. Da heißt es, neue Wege zu finden, den Stress abzubauen. Ab und an mal etwas Süßes als Nachtisch ist aber trotzdem nicht verboten und kann die Lebensqualität steigern, was auch wieder den Stress senkt und deinem Körper wichtige Ressourcen für das Gegenhalten gegen deine Endometriose oder Adenomyose gibt.

Zucker ist aber nicht die einzige Herausforderung, mit der unser Körper durch Snacks, Süßkram und Fast Food zu kämpfen hat[28]. Insbesondere stark verarbeitete und

Entspannungstee für Bauch und Psyche

1 Liter
⏲ 10–15 Min.

6 TL getrocknete Lavendelblüten • 1 l heißes Wasser • 1 Stängel Zitronenmelisse (mehr nach Belieben)

- Lavendelblüten in einen Teebeutel oder ein Tee-Ei geben und mit heißem Wasser aufgießen. Alles 5–10 Min. ziehen lassen.

- Teebeutel oder -Ei herausnehmen, Zitronenmelisse dazugeben und den Tee kalt stellen. Wenn du magst, kannst du den Tee auch ein bisschen süßen, geh da ganz nach deinem persönlichen Geschmack.

Wichtig Um abends runterzukommen und Bauch und Kopf zu entspannen, reicht ein Glas. Nimm dir also für dieses eine Glas richtig viel Zeit und genieß es in Ruhe.

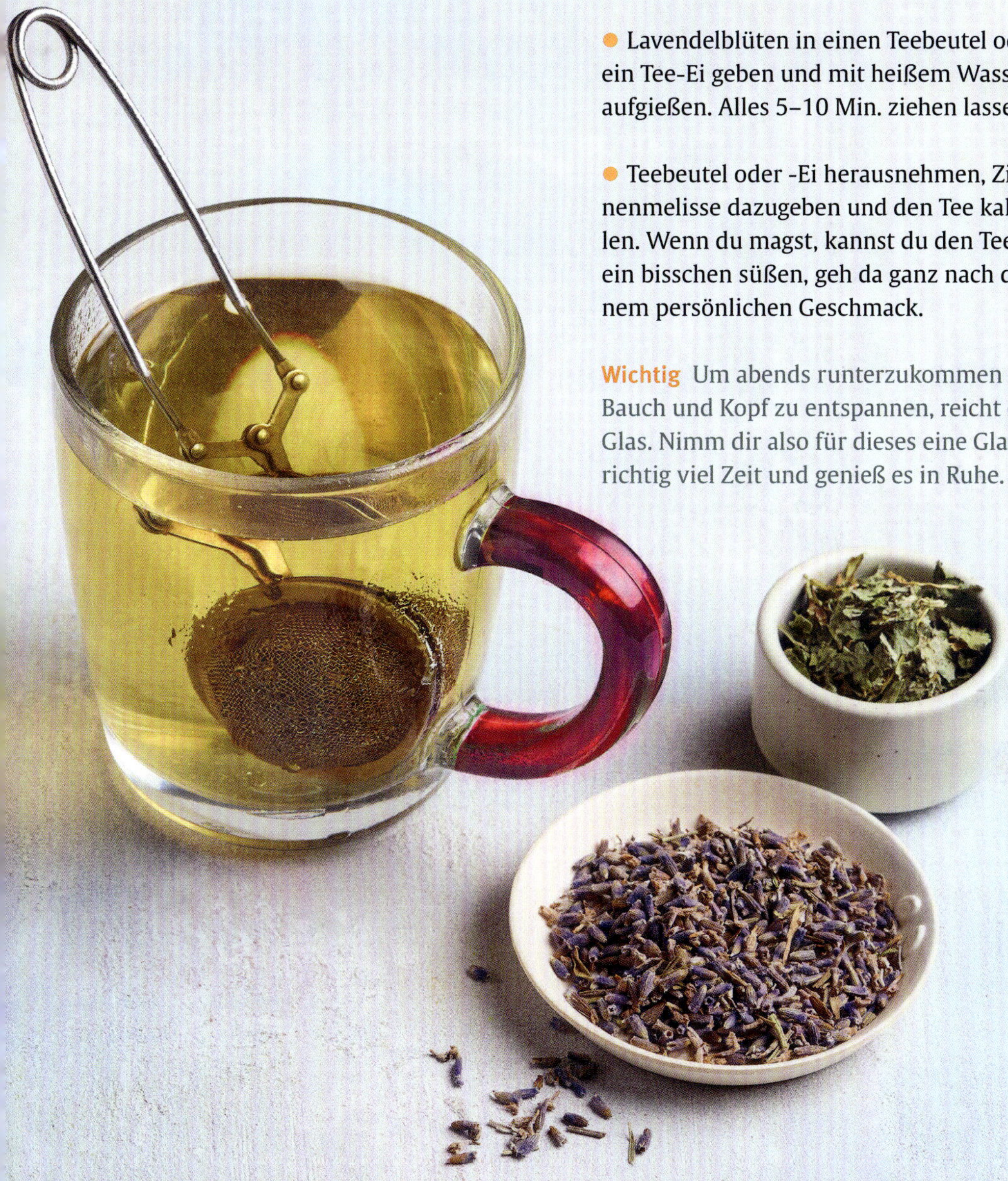

frittierte Lebensmittel mit ihren Transfettsäuren sind im Grunde der Worst Case für deine Gesundheit. Transfettsäuren sind leider genauso pfiffig wie schädlich. Für deinen Körper sehen sie im Grunde aus wie jede andere Fettsäure, aber anstatt Energie zu liefern oder deinen Körper zu unterstützen, begünstigen sie Entzündungen, Herz-Kreislauf-Erkrankungen, Bluthochdruck und weitere Krankheiten und Symptome. Ihr Aussehen, das teilweise an pflanzliche mehrfach ungesättigte Fettsäuren erinnert, macht sie für den Körper schwer von den »guten« Fetten zu unterscheiden. Teilweise waren es sogar mal gute pflanzliche mehrfach ungesättigte Fettsäuren, die durch chemisches Härten (z. B. bei Margarinen) oder Frittieren einfach ihre positiven Eigenschaften verloren haben. Wird dieses Transfett jetzt als Baustoff für deine Arterien genutzt, werden die durch diese starre Fettsäure weniger beweglich und es können schneller Herz-Kreislauf-Erkrankungen auftreten. Auch können dadurch Entzündungen weniger schnell abheilen und potenziell Schmerzen begünstigt werden.

Wenn wir jetzt mal kurz aus der Sicht des Körpers sprechen, würde der dir im Grunde erzählen, dass viele dieser Fertigprodukte, Snacks und Süßigkeiten zwar richtig gut schmecken, aber sonst komplett unsinnig sind. Ein bisschen wie Bungee-Jumping: Im Moment des Sprungs gibt es dir einen Kick, aber wer möchte schon sein Leben lang täglich Bungee springen? Das wäre nicht nur schädlich für den Körper, irgendwann ist es auch nichts Besonderes mehr. Also genieß den Moment mit deinen Snacks, aber lass sie nicht zu etwas Alltäglichem werden. Denn alles, was du isst, füttert nicht nur deine Darmbakterien und verändert dein Darmmikrobiom, es sorgt auch dafür, dass vielleicht irgendwann dein Darm nicht mehr so gut funktioniert. Je besser du deinen Darm über die richtige Lebensmittelwahl unterstützt und ihm damit die Dinge gibst, die ihn pflegen, desto besser kann er für dich Nährstoffe aufnehmen und Schadstoffe abgeben. So können Verdauungsbeschwerden weniger werden und dein ganzes System funktioniert miteinander und für dich.

Proteinsnacks für den süßen Zahn

vegan, glutenfrei
24 Stück
30 Min.

120 g Mandelmehl oder sehr fein gemahlene Mandeln • 2 EL geschrotete Leinsamen • 80 g Mandelmus • 4 TL Agavendicksaft • ½ TL gemahlener Ingwer • ½ TL Ceylon-Zimt • ¼ TL Salz • 1 TL Maca-Pulver • 1 EL Chiasamen

- Alle Zutaten bis auf die Chiasamen gut vermischen. Anschließend 20 Min. kalt stellen.

- Mit einem Teelöffel kleine Mengen abstechen und zu Kugeln rollen. Diese in Chiasamen wälzen und in einem luftdichten Behälter im Kühlschrank aufbewahren.

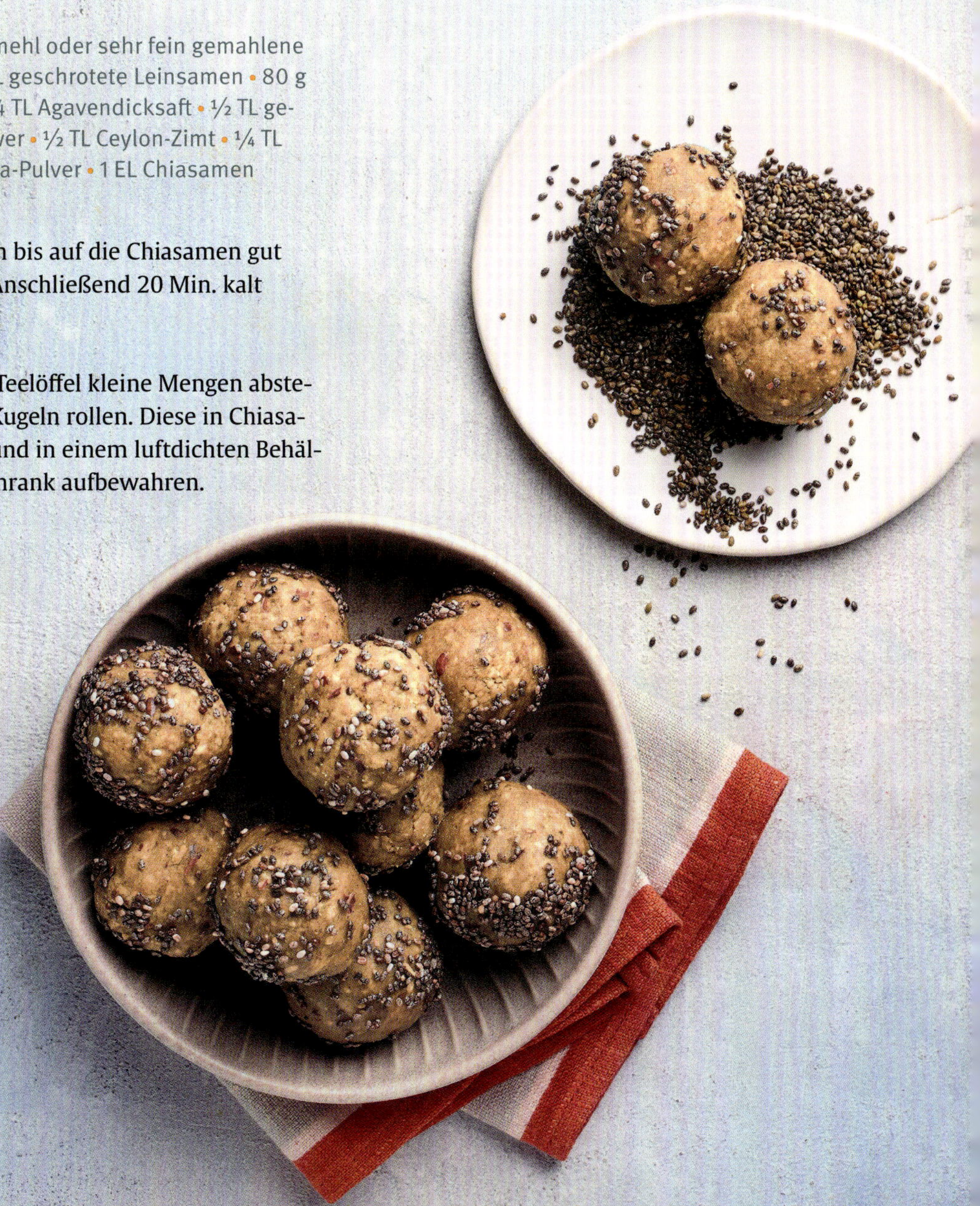

Entzündungshemmende Lebensmittel

Omega 3, Resveratrol, Kurkumin und Co. sind Lebensmittelbestandteile, die Entzündungen senken und sich auch positiv auf deine Hormone auswirken können.

Uns ist zwar klar, dass Lebensmittel nicht so gut wirken wie z. B. Schmerzmittel, sonst könntest du ja Blaubeeren und Lachs regelmäßig bei Entzündungen und Schmerzen einnehmen. Dafür haben unsere Lebensmittel, sofern wir sie gut vertragen, auch keine Nebenwirkungen.

Wenn Schmerzmittel für den Schmerz wirken, wirken Lebensmittel dann fürs Leben? Die These ist gar nicht so falsch, denn Lebensmittel gehen, anders als Schmerzmittel, die nur das Symptom bekämpfen, meist viel tiefer. Sie nähren deinen Körper, damit er sich selbst helfen kann. Essen müssen wir ja ohnehin, da kann es helfen, ab und zu ein bisschen was von dem einzubauen, was deinen Körper nachweislich unterstützen kann. Also, welche Lebensmittel möchtest du in deinem Support-Team haben? Lass uns mal in die Auswahl deiner potenziellen Unterstützer schauen, und du guckst dann, welche für dich infrage kommen.

Omega-3-Fettsäuren

In den meisten Studien wurden die mehrfach ungesättigten Omega-3-Fettsäuren positiv getestet[29]. Alpha-Linolensäure (ALA), Eicosapentaensäure (EPA) und Docosahexaensäure (DHA) spielen dabei eine zentrale Rolle. Gerade die letzten beiden wurden in Studien untersucht und positiv getestet. Die Basis zur Bildung dieser Fettsäuren ist die erstere, die Alpha-Linolensäure. Sie ist primär in pflanzlichen Quellen wie Raps- oder Leinöl enthalten, und dein Körper kann aus ihr die höherwertigen Fettsäuren EPA und DHA bilden. Das passiert aber nicht eins zu eins, sodass die gebildete Menge immer geringer ist als die Menge ALA, die du aufgenommen hast.

Die Umwandlung von ALA in DHA und EPA haben fetter Seefisch sowie die Mikroalge Schizochytrium sp. schon für dich erledigt, sodass die Menge, die du aufnimmst, in der Regel auch die ist, die deinem Körper bei der Bekämpfung von Entzündungen und Schmerzen zugutekommt. Dabei gilt auch: Je weiter hinten der Meeresfisch in der Nahrungskette steht und je mehr anderen Fisch er über sein Leben gefressen hat, desto mehr von den guten Fettsäuren hat er im Körper gespeichert. Das ist auch der Grund, weshalb Thunfisch und Lachs immer wieder genannt werden. Sie werden beide relativ alt, Thunfisch auch noch bis zu 5 m lang und 600 kg schwer. Er muss also vorher eine Menge gefressen haben, um auf dieses Kampfgewicht zu kommen. Je länger so ein Fisch jetzt aber auch durch unsere Meere schwimmt, desto mehr Schwermetalle und Mikroplastik nimmt er auch auf. Gerade diese beiden sind für uns Menschen, genauso wie für den Fisch, alles andere als gut. Daher sollten wir auch auf eine gute Abwechslung zwischen guten Pflanzenölen, Fisch oder Algenöl achten.

Gut, aber wie viel Fisch müsstest du denn jetzt essen, um auf eine gute Dosis von EPA und DHA zu kommen? Laut der DGE reichen schon 250 mg EPA und DHA pro Tag aus, um z. B. Herz-Kreislauf-Erkrankungen vorzubeugen. Das entspricht 70 g fettem Seefisch wie Hering, Makrele oder Lachs, ein- bis zweimal die Woche verzehrt[30]. Wenn wir jetzt in die Studien zu Endometriose, Adenomyose und Regelschmerzen (Dysmenorrhoe) schauen, dann werden dort eher Mengen von 1000–5000 mg dieser Fettsäuren getestet. Weitaus mehr, als wir durch die ein- bis zweimal Fisch die Woche abgedeckt bekommen. Diese Mengen erreichst du eher über die regelmäßige Einnahme eines NEMs aus Algen- oder Fischöl. Sie liegen weit über der empfohlenen Dosis und sollten auch nur gut kontrolliert eingenommen werden. Bei Herzrhythmusstörungen oder bestehenden Herz-Kreislauf-Erkrankungen wird davon abgeraten. Viele meiner Klientinnen können jedoch mit einer Dosis von 1000–2000 mg ebenfalls gute schmerzreduzierende Effekte erreichen.

Das richtige Verhältnis von Omega 3 zu Omega 6

Auch Omega-6-Fettsäuren gehören zu den essenziellen (lebensnotwendigen) Fettsäuren. Sie können dein Immunsystem unterstützen, aber auch direkt gegen Entzündungen wirken. Omega-3-Fettsäuren wirken nur antientzündlich, deshalb ist es wichtig, auf das richtige Verhältnis von Omega 3 zu Omega 6 zu achten. Ein gutes Verhältnis liegt bei 3:1, also bei drei Anteilen Omega 6 und einem Anteil Omega 3. Dieses Verhältnis findest du in Rapsöl. Leinöl glänzt mit einem Verhältnis von 1:3. Olivenöl hat, je nach Quelle, ein Verhältnis von 6:1 bis 16:1 und bei Sonnenblumenöl ist das Verhältnis noch schlechter und liegt eher bei 120:1, was es als Quelle von Omega 3 nicht wirklich brauchbar macht.

Egal ob du jetzt Fisch essen möchtest oder nicht, es ist schon hilfreich zu schauen, dass die Öle, mit denen du kochst, deinen Körper mit essenziellen Fettsäuren unterstützen. Dazu sollte insbesondere die mehrfach ungesättigte Fettsäure Omega 3 regelmäßig auf deinem Speiseplan stehen.

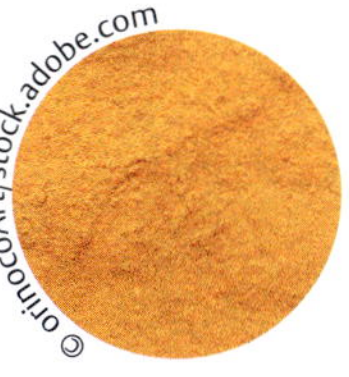

Ingwer und Kurkuma

Wir sollten auch über zwei antientzündlich wirkende Lebensmittel sprechen, die immer wieder von Klient*innen in meiner Praxis angesprochen werden: Ingwer und Kurkuma.

Ingwer-Shots sind mittlerweile schon im Supermarkt angekommen und müssen nicht mehr selbst hergestellt werden, was die Versorgung mit dem kleinen scharfen Immunbooster etwas erleichtert. Das, was Ingwer so besonders macht, ist der Inhaltsstoff Gingerol. Dieser sorgt für die typische Schärfe. Außerdem scheint er gemeinsam mit den anderen Bestandteilen deinen Körper bei Schmerzen zu unterstützen und auch eine Regelschmerzen reduzierende, entzündungshemmende und durchblutungsfördernde Wirkung zu haben[31]. Ob du Ingwer jetzt als kleinen Shot trinkst oder frisch als Gewürz in dein Essen packst, ist dabei wohl relativ egal. Die Hauptsache ist, dass er frisch ist und nicht getrocknet, weil du so auch von den anderen tollen Nährstoffen und Bestandteilen profitieren kannst.

Ein weiterer Bestandteil vieler Ingwer-Shots ist das Gewürz Kurkuma. Was es so besonders macht, ist auch wieder einer seiner Bestandteile, nämlich das Kurkumin. Dieses konnte im Labor schon glänzen und hat bei Endometriose-Herden die Entzündungsmarker gesenkt[32]. Ob das Ganze aber auch genauso gut im Körper wirkt, ist noch ein bisschen umstritten. Wenn du Kurkuma aber in dein Essen einbauen möchtest, spricht auf jeden Fall aus Endometriose- und Adenomyose-Sicht nichts dagegen, vorausgesetzt, du kombinierst sie auch mit Pfeffer. Durch das Piperin im Pfeffer wird das Kurkumin besser aufgenommen und kann von deinem Körper gut verwertet werden. Wenn du Kurkumin als Nahrungsergänzungsmittel einnehmen möchtest, gilt die Empfehlung, nicht mehr als 300 mg pro Tag aufzunehmen[33].

Kräuter

Unsere Lebensmittel, gerade die aus dem Kräutergarten, haben meist viel mehr zu bieten, als wir glauben. Über die Wirkungen aller Gartenkräuter zu schreiben, würde noch einmal ein ganzes Buch füllen. Sie unterstützen deinen Körper mit vielen tollen Wirkstoffen, insofern du keine Unverträglichkeit gegen sie hast. In meiner Ernährungsberatung lege ich gerne auch den Fokus auf sie. Hildegard von Bingen hat schon vor 900 Jahren die positiven Aspekte von Kräutern wie Liebstöckel (bei PMS und Krämpfen), Lavendel (zur Leberunterstützung), Kümmel (bei Allergien), Dill (bei Rheuma), Bohnenkraut (bei Gastritis), Salbei (bei Ernährungsfehlern und Infektionskrankheiten) festgehalten[34]. Zur Petersilie gibt es zwar keine Endometriose-Studie, aber wir wissen, dass sie viel Vitamin C enthält, was deinem Körper bei Stress helfen kann. Probiere hier einfach mal aus, was dir guttut.

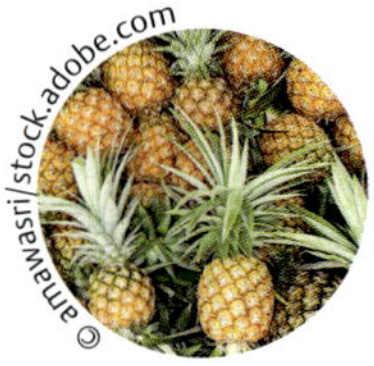

Ananas

Okay, antientzündliche Gewürze mit vielen tollen Nährstoffen und Omega-3-Fettsäuren sind ja schon fast ein alter Hut. Wieso komme ich aber jetzt mit der Ananas an? Der Grund liegt darin, dass ich immer öfter gefragt werde, was mit dem Bromelain aus der Ananas ist. Deshalb möchte ich das hier mal im wahrsten Sinne des Wortes anschneiden. Der größte Anteil des Bromelains liegt im mittleren harten Teil der Ananas. Zwar ist die Studienlage dazu noch nicht so klar, aber ein systematisches Review zeigte 2023[35] eine gewisse, wenn auch geringe entzündungshemmende Wirkung auf. Eine Stu-

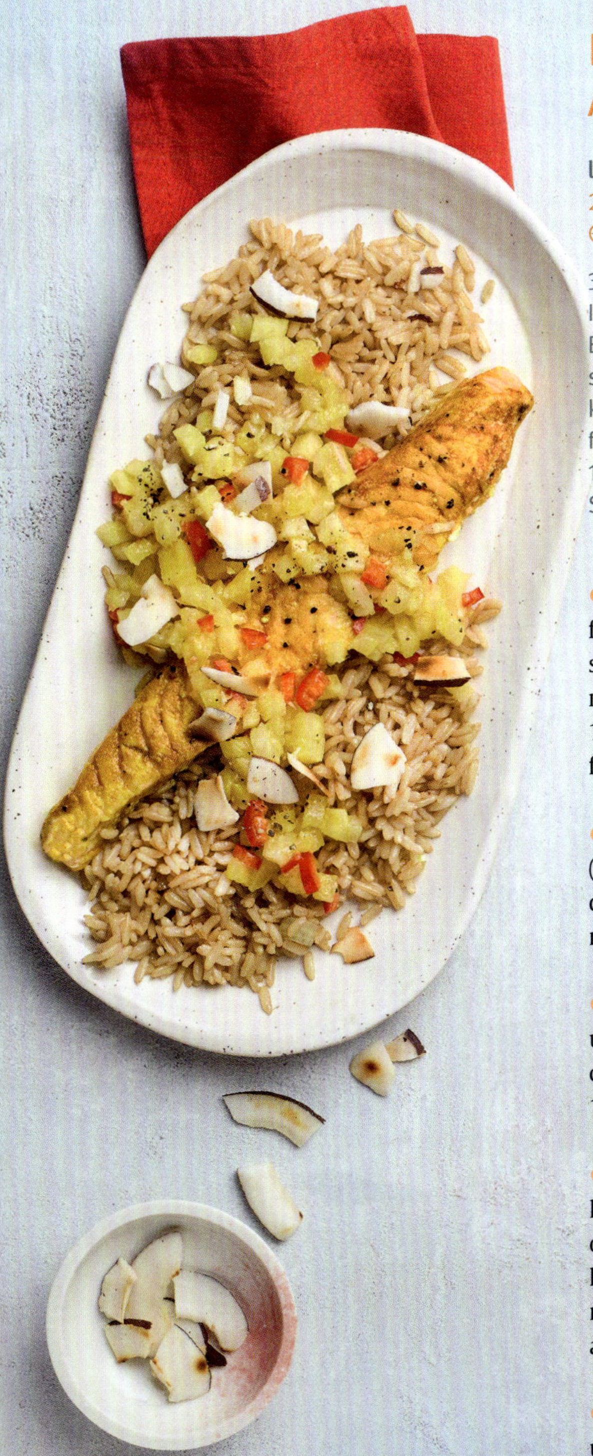

Exotischer Lachs mit Ananas-Salsa

laktosefrei, histaminarm

2 Portionen

45 Min.

30 g Kokoschips • ½ Ananas (400 g) • 1 Stück Ingwer (ca. 1,5 cm) • ½ rote Chilischote (nach Belieben) • 1 EL Apfelessig (oder Granatapfelsaft) • 2½ EL Rapsöl • Salz • Pfeffer • 100 g Vollkornreis • ½ TL gemahlene Kurkuma (oder frisch gerieben) • 2 Lachsfilets (à ca. 180 g) • 1 Knoblauchzehe (nach Belieben) • 2 kleine Schalotten • 1½ EL Sesamöl

- Kokoschips anrösten. Ananas klein würfeln. Ingwer und Chili fein hacken (nach Geschmack die Samen der Chilischote entfernen). Ananas mit Chili, Ingwer, Essig und 1 EL Rapsöl mischen und mit Salz und Pfeffer abschmecken.

- Den Ofen auf 200 Grad Ober-/Unterhitze (180 Grad Umluft) vorheizen. Reis mit mind. der doppelten Menge Wasser und etwas Salz nach Packungsbeilage zubereiten.

- Kurkuma mit 1½ EL Rapsöl sowie Salz und Pfeffer verrühren. Lachs damit bestreichen, in eine Auflaufform legen und 12–15 Min. backen.

- Knoblauch fein hacken. Wenn du Knoblauch nicht verträgst, einfach weglassen oder nur leicht angedrückt mitgaren. Schalotten halbieren und fein schneiden. Zusammen mit Knoblauch im Sesamöl leicht braun anbraten.

- Reis abgießen, Knoblauch-Schalotten-Öl untermischen. Mit Lachs und Ananas-Salsa servieren. Kokoschips darüberstreuen.

die zu Weisheitszahn-OPs erwies zudem eine schmerzsenkende Wirkung. Wichtig anzumerken ist, dass hier wirklich nur das Bromelain und nicht die ganze Ananas getestet wurde, das bedeutet, wir müssten wahrscheinlich eine Menge Ananas essen, um auf eine gute Dosis zu kommen. Schaden kann es, sofern du Ananas magst und verträgst, nach aktuellen Erkenntnissen nicht, sie ab und zu mal im Speiseplan aufzunehmen.

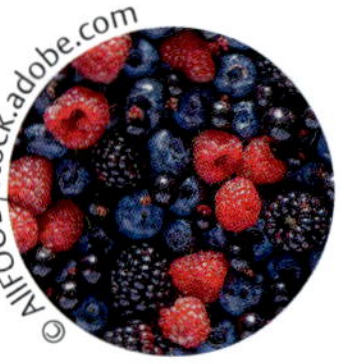

Beerenobst

Noch eine kleine Super-Group sind Beeren, insbesondere Blau- und (vor allem schwarze) Johannisbeeren, die dich bei Endometriose und Adenomyose richtig gut unterstützen. Sie enthalten den sekundären Pflanzenstoff Resveratrol, neben ein paar anderen entzündungshemmenden Vitaminen wie Vitamin C. Resveratrol ist ein Antioxidans – Antioxidantien haben wir ja bereits kennengelernt (Seite 36) – und kann als solches Schmerzen reduzieren und die Wahrscheinlichkeit von Entzündungen reduzieren. Du findest es in der Schale von Blaubeeren, schwarzen Johannisbeeren, aber auch in der von Trauben und sogar Erdnüssen. Auch andere Pflanzen wie Maulbeeren, Himbeeren und Pflaumen glänzen mit diesem kleinen Helfer. Eigentlich ist Resveratrol ein natürliches Pflanzenschutzmittel, womit sich die Pflanzen vor Parasiten und Pilzen schützen. Ähnlich wirkt es dann auch im Körper und schützt ihn vor Angreifern wie Stress, Strahlung und ungesunder Ernährung.

Zimt

Ceylon-Zimt enthält den bioaktiven Stoff Cinnamaldehyd, der entzündungshemmend und krampflösend wirken kann. Zimtpräparate in Kapselform sollen bei Menstruationsschmerzen helfen. Allerdings wurde dieser Effekt bisher v. a. bei primärer Dysmenorrhoe untersucht, sehr starken Regelschmerzen, die nicht durch eine erkennbare Erkrankung wie Endometriose oder Adenomyose verursacht werden. Die Schmerzen entstehen meist dadurch, dass sich die Gebärmutter während der Menstruation stark zusammenzieht, um die Schleimhaut abzustoßen. Dabei werden Prostaglandine freigesetzt, körpereigene Botenstoffe, die Schmerzen und Krämpfe auslösen können.

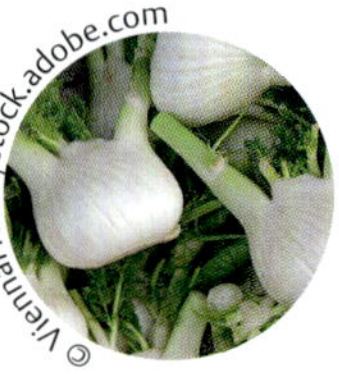

Fenchel

Fenchel wird traditionell bei Regelschmerzen, Blähungen und Krämpfen eingesetzt. Verantwortlich für die Wirkung sind u. a. die ätherischen Öle wie Anethol und Fenchon, die entkrampfend und östrogenähnlich wirken können. Auch in der Endometriose-Leitlinie von 2025 wird Fenchel als potenziell hilfreiches pflanzliches Mittel bei Periodenschmerzen erwähnt. Allerdings fehlt auch hier eine robuste Studienlage.

Ernährung im Alltag – Tipps

Die wohl größte Herausforderung für viele ist die Integration der ganzen als sinnvoll herausgefundenen Regeln in den Alltag. Da geht es mir auch nicht anders als dir.

Einige Dinge können dir dabei im Weg stehen. Wir nehmen uns hier mal ein paar Hürden vor, damit du am Ende eine Idee davon hast, wie du sie in Zukunft überwinden oder im besten Fall gar nicht erst auftreten lassen kannst.

Glaubenssätze

Ein großer Punkt auf dieser Liste sind Glaubenssätze und Erziehungsmuster, die dich daran hindern, gut für dich zu sorgen. Dabei kann es helfen, mal kurz zu überlegen, wann und woran das letzte Mal eine Ernährungsumstellung gescheitert ist. Oder was dich dieses Mal abhalten könnte. Es ist natürlich nicht schön, sich an das eigene Scheitern zu erinnern, aber es kann dir helfen. Hinter jedem Misslingen steht ein Grund und diesen wollen wir aus dem Weg räumen.

Um es dir ein bisschen leichter zu machen, nenne ich dir mal ein paar Dinge, an denen Menschen häufig scheitern:

Hindernis Nr. 1: Ich habe keine Zeit.
Hindernis Nr. 2: Ich habe so viel zu tun.

Beide Gründe schlagen im Grunde in ein und dieselbe Kerbe: Du schaffst es nicht, dir Zeit für dich zu nehmen. Wenn ich jetzt ganz dreist wäre, könnte ich dich fragen, warum du sie dir nicht nimmst. Warum bist du es dir nicht wert? Bevor du jetzt das Buch genervt in die Ecke schmeißt, lies kurz weiter. Dein Körper erledigt tagtäglich Großes für dich und hat daneben noch mit der Endometriose oder Adenomyose zu kämpfen. Das und alle dazugehörenden Symptome wie Fatigue und chronische Schmerzen können eine große Herausforderung sein, die es noch erschweren, die Ernährung umzustellen. Und genau das könnte der eigentliche Grund sein, nämlich, dass du einfach physisch oder psychisch gerade nicht kannst. Wenn du aber Kapazitäten hast und sie nicht in deine Gesundheit investierst, dann hast du ein Problem. Warum ich das sage? Weil ich ganz viele Endometriose- und Adenomyose-Betroffene sehe, die sich in Rollenbildern und Glaubenssätzen verstricken, die es ihnen fast unmöglich machen, sich selbst zu priorisieren. Das bedeutet natürlich nicht, dass du nicht mehr für deine Liebsten da sein solltest. Mir, deinem Körper und deiner Psyche – falls ich an dieser Stelle mal kurz für beide sprechen darf – ist es wichtig, dass du erst einmal deinen eigenen Akku auflädst. Es ehrt dich und es ist auch in der Gesellschaft anerkannt, sich aufzuopfern, aber wenn dein eigenes Haus in Flammen steht und dein Körper durch Schmerzen und Entzündungen nach Hilfe ruft, dann kümmere dich bitte nicht um andere, sondern lösche zuerst bei dir.

Damit kommen wir auch schon zu den nächsten zwei Glaubenssätzen:

Hindernis Nr. 3: Ich bin nur etwas wert, wenn ich etwas leiste.
Hindernis Nr. 4: Ich könnte etwas verpassen oder ausgeschlossen werden, wenn ich nicht dabei bin oder helfe.

Diese Glaubenssätze führen wieder zu den ersten beiden. Auch fördern sie, wie auch schon die beiden anderen, eine Ganz-oder-gar-nicht-Mentalität. Die kennen ganz viele von Neujahrsvorsätzen. Du startest mit einem »Jetzt bin ich endlich dran!«, und wenn dann dieser neue Egoismus auf die alte Realität trifft, tritt meist ziemlich schnell Ernüchterung ein. Denn die machbare Wahrheit liegt meist zwischen einem »Ich bin nicht für dich da« und dem »Klar bin ich jederzeit für dich da«.

Wenn dann auch wieder der Körper mitreden möchte und sein eigenes Recht einfordert, mit Heißhunger, Energielosigkeit und Stimmungsschwankungen, ist die Laune ganz unten angekommen. Also lieber auf den Profi – deinen Körper – hören, wenn es darum geht, was er wirklich an Pausen und Nährstoffen braucht. Ich weiß, dein Kopf mit dem Wunsch, für andere da zu sein, ist laut. Aber jetzt ist es an der Zeit, sich endlich deinen Körper wieder zum Freund zu machen. Und ja, aller Anfang ist schwer, und auch dieses Mal wirst du stolpern und vielleicht vor der einen oder anderen Hürde ratlos stehen bleiben. Aber dann schau mal, wer dir da gerade ein Bein gestellt hat. Wenn du es selbst warst, weil Mamas Probleme mit Tante Rosie gerade wichtiger sind als die Zeit für dich, dann setze Prioritäten. Klar geht es manchmal darum, Kompromisse einzugehen und mit Mama zu telefonieren, während du dir etwas Gutes kochst. Oder wenn dein Geburtstag ansteht und Kaffee und Kuchen von Oma einfach dazugehören, dann genieße auch das. Weil auch solche Momente deinen Akku auffüllen können. Der Kompromiss wäre hier vielleicht, nur ein Stück Kuchen und einen Kaffee zu trinken statt der üblichen drei. Um noch ein Beispiel zu nennen, das mir in meiner Praxis immer wieder begegnet: Die Familie hat keine Lust auf Gemüse und möchte lieber Nudeln mit Bolognese, du willst aber irgendwie noch deine Gemüseportion unterbringen. Entweder du mogelst dann noch ein bisschen Gemüse mit in die Bolognese oder greifst einfach noch zu einer großen Handvoll Rucola, die du dir dazu anmachst.

Du merkst schon, auch wenn viele Glaubenssätze uns sagen, dass wir nur mit 100 % Veränderung wirklich weiterkommen, sind es 80 %, die wirklich eine entspannte und somit auch gesündere und langfristige Ernährungsumstellung ermöglichen. Es wird immer Tage geben, da ist deine Ernährung genau so, wie du es dir ausgemalt hast und wie sie optimal zu dir passt. Es wird aber auch Tage geben, an denen dein Körper deinen Speiseplan nur zu 50 % für sinnvoll erachtet, dafür ist aber deine Psyche komplett begeistert. Alles in allem kann ich dir nur mitgeben, dass du nicht schwach bist oder deine ganze Mühe für die Tonne war, wenn du mal naschst. Hauptsache ist, du hast diesen »schwachen« Moment genossen und so trotz einer vielleicht nicht ganz so guten Ernährung weniger psychischen Stress gehabt.

Ein Vergleich, der mir da ganz gut gefällt, ist der mit Snacken und Urlaub. Wenn du in den Urlaub fährst, tust du das ja auch bewusst. Du entscheidest dich dafür, den Stress und die Arbeit im besten Fall zu Hause zu lassen. Vielleicht arbeitest du auch mal zwischendurch und du musst am Schluss auch wieder nach Hause. Du weißt diesen Urlaub aber zu schätzen und nimmst dir bewusst Zeit für dich. Genauso sollte es beim Snacken oder bei Feiertagsausnahmen sein. Nimm dir bewusst Zeit, sie wahrzunehmen, zu zelebrieren und zu genießen.

Alles eine Frage der Organisation

Nach diesen Überlegungen schauen wir mal, wie wir deinen Alltag ein bisschen organisieren können, damit es dir leichter fällt, für dich zu sorgen. Gerade in der ersten Zeit ist es hilfreich, erst mal neue Mittel und Wege zu finden, auf die du dich dann langfristig verlassen kannst. Da kann es auch der einen oder dem anderen helfen, die erste Zeit einmal durchzuplanen, um auf alle Eventualitäten vorbereitet zu sein. Ein paar Ideen, die sich in meiner Ernährungsberatungspraxis und meinem Alltag bewährt haben, habe ich dir hier aufgeschrieben. Du kannst gerne für dich schauen, welcher Weg etwas für dich ist. Vielleicht fallen dir, basierend auf meinen Ideen oder auch deiner eigenen Recherche, Dinge ein, die gut für dich passen.

Tipp aus der Sexualtherapie

Essen darf auch ein sinnliches Erlebnis sein. Schnapp dir deine Beziehungsperson und verabredet euch einmal die Woche für ein Lieblingsessen. Kocht gemeinsam oder bekocht euch gegenseitig. Kerzenschein, schöne Musik und Gespräche über intime Themen, die euch verbunden fühlen lassen. So bekommt das Thema Essen noch mal eine ganz andere Würze.

Der Wochenplan

Ganz am Anfang deiner Ernährungsänderung könnte die Planung einer Woche stehen. Je nachdem, was für ein Typ du bist (manchmal auch je nach Zyklusphase), kannst du für jeden Tag einen festen Mahlzeitenablauf planen oder lieber so einkaufen, dass du jeden Tag flexibel schauen kannst, was du von deiner Mahlzeitenliste essen möchtest.

Die Rezeptsammlung

Es kann auf jeden Fall für den Anfang helfen, eine Sammlung all deiner Rezeptideen zu erstellen. Wenn wir mal ganz ehrlich sind, essen wir meist im Rhythmus von einem Monat immer wieder die gleichen Gerichte. Das ist aus ernährungsphysiologischer Sicht gar nicht schlimm, solange sie ausgewogen zusammengesetzt sind. Also schreibe mal auf, was so tagtäglich bei dir auf den Tisch kommen könnte, und achte dabei vor allem darauf, dass es Gerichte sind, die du gut verträgst. Diese Liste kannst du ganz einfach digital oder auf einem Blatt Papier handschriftlich festhalten. Du könntest sie aber auch als kleine laminierte Schnipsel in einem Glas sammeln und daraus deine Woche zusammensetzen.

Auf diese Art kannst du auch gut mit deiner Familie gemeinsam deinen Plan gestalten, weil so jeder seine Lieblingsrezepte raussuchen kann. Bei kleineren Kindern bieten sich auch Bilder an, damit schon die Kleinsten mitentscheiden dürfen. So könnt ihr gemeinsam einen Plan gestalten, der im besten Fall allen gefällt und zusätzlich gut für dich und deine Endometriose oder Adenomyose ist. Natürlich kannst du oder könnt ihr auf dieser Liste auch immer mal wieder neue Rezepte ergänzen, wenn ihr mal was ausprobieren wollt, oder alte Rezepte rauswerfen. Dabei muss auch nicht jedes Rezept selbst gekocht sein. Wenn ihr ein gutes Restaurant oder einen tollen Lieferdienst habt, kann auch der ab und an auf euren Speiseplan wandern. Das heißt, auch die Bowl von eurem Lieblingsthailänder und der Falafelteller vom Dönerladen um die Ecke haben Platz auf deiner Liste.

Meal-Prepping

Wenn du gerne vorplanst und außerdem kein Problem damit hast, ein und dasselbe Rezept innerhalb eines kurzen Zeitraumes zweimal zu essen, kannst du auch größere Mengen von einem Rezept kochen. So hast du von deinem Curry oder einem Eintopf ein bisschen länger etwas oder du frierst einen Teil davon ein. Du kannst natürlich auch mehrere Rezepte vorkochen und für später im Kühlschrank lagern. Eine Möglichkeit ist auch, die Zutaten am Wochenende schon einmal vorzubereiten und bis zur Verarbeitung in luftdichten Boxen im Kühlschrank zu lagern. So sparst du dann unter der Woche schon ein wenig Zeit beim eigentlichen Kochen.

Back-up-Essen

Du kennst das bestimmt auch: Die Woche war voll, du hattest keine Zeit etwas vorzubereiten, geschweige denn einzukaufen, die Energie fehlt auch, und im schlimmsten Fall lassen dich deine Schmerzen noch nicht einmal für längere Zeit von der Couch. Da ist es unglaublich verlockend, schnell etwas zu bestellen, auch wenn du im Grunde weißt, dass dir die Gerichte meist nicht so guttun. Für diesen Fall rate ich meinen Klient*innen immer ein Back-up-Essen zu Hause zu haben. Das ist irgendein Gericht, das du schnell selbst zubereiten oder aufwärmen kannst, ohne dafür länger als zehn Minuten in der Küche stehen zu müssen. Dieses Essen sollte zu deiner gesunden Ernährung passen. Das können eingefrorene Mahlzeiten vom Meal-Prepping sein, einfaches Tiefkühlgemüse mit Feta oder ein Gemüseeintopf aus der Dose. Nichts Ausgefallenes, aber verträglich und im Fall der Fälle dein Retter in der Not. So musst du dir am Ende des Tages nicht vorwerfen, keine andere Wahl gehabt zu haben.

Den Einkauf meistern

Oft genug stehe auch ich im Supermarkt und frage mich, was ich denn jetzt wieder kochen soll. Gerade wenn du einige Dinge nicht so richtig verträgst, ist es manchmal schwer, die guten von den stressenden Lebensmitteln zu unterscheiden. Ich habe mir dafür eine Regel gemacht: Kaufe nur, was du verstehst.

Der Hintergrund hinter diesem Leitsatz ist der, dass sich viele Zutaten, die künstlich hergestellt werden, hinter kryptischen Bezeichnungen verstecken. Ich bringe mal ein paar Beispiele und du schaust, ob du dir unter diesen Stoffen ein Lebensmittel vorstellen kannst: natürliches Aroma, Carrageen, E 420. Also, wenn ich ganz ehrlich bin, kann ich mir unter keinem dieser drei etwas vorstellen, was auch nur annähernd aussieht wie eine Pflanze oder irgendein tierisches Lebensmittel. Darin liegt auch manchmal das Problem für deinen Körper. Er ist von der Ausstattung her, mit der er Lebensmittel verarbeitet, immer noch auf dem Stand von vor über 2000 Jahren. Mit natürlichem Aroma, das teilweise durch die Zucht von Schimmelpilzen auf Pflanzenfasern hergestellt wird, kann er nämlich genauso wenig anfangen wie mit dem Verdickungsmittel Carrageen aus der Rotalge, an die er ohne unsere heutigen Techniken und Mittel gar nicht herangekommen wäre. Ähnlich ist es dann auch mit E 420, Sorbit, einem künstlichen Süßungsmittel. Sieht alles in deinem Kopf wahrscheinlich nicht aus wie etwas, in das du sofort reinbeißen möchtest. Je kürzer die Liste aus Inhaltsstoffen ist und je leichter du dir unter ihnen etwas vorstellen kannst, desto eher kann dein Körper etwas damit anfangen. Das gibt dir quasi einen Freibrief für die gesamte Obst- und Gemüseabteilung, da es dort gar keine Zutatenlisten gibt.

Noch ein weiterer Punkt zu den Inhaltsstoffangaben auf verpackten Produkten: Je weiter vorne ein Lebensmittel auf dieser Liste steht, desto mehr ist davon darin enthalten. Wenn also nach Wasser in einem Fruchtsaftgetränk die nächste Zutat Zucker ist, weißt du, dass auf jeden Fall mehr Zucker als Frucht enthalten ist.

Wenn wir schon bei Zucker sind, noch ein kleiner Zusatz hierzu: Zucker muss in den Lebensmittellisten nicht zwangsläufig so heißen.

Hinter diesen Bezeichnungen versteckt sich auch Zucker:

- Dextrose
- Fructosesirup oder Fructose-Glucose-Sirup
- Gerstenmalzextrakt oder Maltodextrin
- Glucose
- Glucosesirup
- Karamellsirup
- Laktose
- Maltose
- Malzextrakt
- Raffinose
- Saccharose oder Stärkesirup

In Produkten mit diesen Angaben ist also ebenso Zucker enthalten. Wenn du also wirklich aus irgendwelchen Gründen auf Zucker verzichten möchtest, achte darauf und steige, je nach Verträglichkeit, auf andere süßende Lebensmittel wie Agavendicksaft, Dattelsüße, Honig, Traubenfruchtsaft oder Fruchtmark um.

Süßstoffe

Ein häufiger Fehler, der gemacht wird, wenn Menschen auf Zucker verzichten möchten, ist, auf Süßstoffe umzusteigen. Verlockend ist, dass sie keine Kalorien enthalten, das könnte also ein guter Punkt sein, wenn du ein paar Kilos abnehmen möchtest. Die Betonung liegt auf »könnte«. Süßstoffe führen aber oft zu Heißhunger. Das liegt zum Großteil am Hypothalamus. Er regelt im Grunde alles, er guckt, dass unsere Körpertemperatur konstant bleibt und fährt den Stoffwechsel runter, wenn nicht genug Energie zur Verfügung steht[36]. Er macht aber noch so viel mehr, und ich übertreibe nicht, wenn ich sage, er hält uns quasi am Leben. Kommen jetzt Süßstoffe wie Aspartam, Acesulfam K, Erythrit, Isomalt, Sorbit, Sucralose und Xylit im Körper an, wird oben gemeldet, dass da etwas süß schmeckt und sich der ganze Körper schon einmal auf eine ordentliche Ladung schneller Energie in Form von Zucker einstellen kann. Kommt dieser dann aber nicht, gerät unser Hypothalamus, der bei Frauen grundsätzlich schon empfindlicher auf Nahrungsentzug reagiert, ein bisschen in Panik und versucht, die Energie wieder reinzuholen. Heißt, er versucht, über Heißhunger auf Süßes schnell an die Energie zu kommen, für die er den ganzen Körper gerade vorbereitet hat. Und schwupp, haben wir das Ganze doppelt gefuttert. Nimm daher im Zweifelsfall doch lieber die natürliche Süße aus Kokosblüten, Datteln, Ahorn, Honig, Zucker und Co.

Unterwegs essen

Da sind wir auch schon bei der nächsten Herausforderung: Was kannst du unterwegs essen? Manchmal sind wir so auf unsere Standardlösungen eingeschossen, dass das, was uns guttut und direkt daneben liegt, gar nicht auffällt. Oft ist es aber auch gar nicht so leicht, etwas zu finden, auf das du Lust hast und das gleichzeitig gut für dich ist. Ganz zu schweigen davon, wenn du ganze Lebensmittelgruppen z. B. aus ethischen Gründen aussparst. Gute Chancen hast du in Restaurants, die Gemüseeintöpfe, Bowls oder Currys anbieten, aber auch ein (vegetarischer) Döner oder Falafel können eine schnelle Alternative für unterwegs sein. Eine gesündere Alternative, wenn du auf Weizen verzichten möchtest, ist die Dönerbox mit Salat. Natürlich sollte das nicht die Regel sein, aber bevor du hungerst und so auch für Stress in deinem System sorgst, ist es besser, du holst dir schnell etwas.

Im Supermarkt

Mal eben in der Mittagspause rüber in den Supermarkt und dort nach den richtigen Dingen greifen ist schwer, vor allem, wenn schon der Hunger an dir nagt. Aber ich nenne dir mal ein paar Ideen, welche Möglichkeiten es gibt, die du nur aus den Regalen fischen musst. Für deine Gemüseportion kannst du dich an der Salatbar bedienen, und auch eine Snackgurke oder -paprika sowie Karotten oder Radieschen sind schnell eingesammelt und müssen noch nicht mal geschnitten werden. Dann weiter zu den Proteinen: Falafel, Hummus, gekochte Eier, Geflügelmettbällchen, Lachs- oder Putenbrustscheiben, Käsewürfel oder die berühmten kleinen Käserädchen im roten Wachsmantel können eine ganz gute Proteinquelle sein. Natürlich, Käse und auch Lachs sind auch fett, aber unterwegs muss nicht immer alles perfekt sein. Wenn wir jetzt weiter zu den Kohlenhydraten gehen, dann wird es meist noch leichter, denn (glutenfreies) Brot kannst du einfach im Büro lagern.

Die Brotbox

Wenn du dir etwas für unterwegs mitnehmen möchtest, ist natürlich immer die Frage, was für Möglichkeiten du vor Ort hast. Reste vom Vortag bieten sich meistens an, wenn du sie aufwärmen kannst. Eine leckere Bowl mit Quinoa, Salat, Gurke, Paprika und Feta braucht Besteck, genauso wie das kalte Ofengemüse vom Vortag als Antipasto. Ohne Besteck geht das gute alte Brot – ob glutenfrei oder mit Gluten –, das in der

Brotbox landet. Auch hier kannst du einfach ein bisschen leicht transportables Obst oder Gemüse dazu einpacken und eine gute Proteinquelle (Seite 40) auf dein Brot legen. Auch Wraps sind schnell gerollt und können meist mit allem gefüllt sein, was der Körper so braucht, da sind deiner Kreativität keine Grenzen gesetzt.

Im Restaurant

In Restaurants wird es oft etwas herausfordernder. In der Regel darfst du aber mitentscheiden, wo die Reise hingeht. Ein Blick auf die Karte im Vorhinein hat mir schon oft einen frustrierenden Abend mit Pommes und Beilagensalat erspart, während die anderen am Schlemmen waren. Auch beim Sushi-Essen nimmt es dir meist niemand übel, wenn du deine eigene histaminarme Coco-Aminos-Sauce (als Sojasaucen-Ersatz) mitbringst. Und auch beim Bäckerfrühstück kannst du bestimmt auf Nachfrage deine eigenen glutenfreien Brötchen mitbringen. Dazu gehört am Anfang vielleicht etwas Überwindung, ich kann dir aber versprechen, dass es, wenn du erst einmal die ersten positiven Erfahrungen außerhalb deiner Komfortzone gesammelt hast, viel entspannter wird.

Wenn es schnell gehen muss

Wenn du unterwegs bist und es mal ganz schnell gehen muss, können auch ein Mango-Lassi und ein Apfel oder ein belegtes Brot vom Bäcker den kleinen Hunger überbrücken. Wenn du nicht weißt, wann du das nächste Mal etwas bekommen wirst, stecke dir schon vorher eine Kleinigkeit für unterwegs ein. Das kann eine Handvoll Nüsse, ein Stück Obst oder Gemüse sein. Also geh ruhig mal auf die Suche nach den richtigen Snacks für deine Zeit außer Haus und schreibe sie dir auf, damit du beim nächsten Mal nicht lange überlegen musst.

Reflexion und Integration

Nach diesen Impulsen, Tipps und Infos darfst du jetzt nachspüren und für dich herausfinden, was dir beim Thema Ernährung und Essen wichtig ist. Vielleicht hast du schon ein paar Reflexionsfragen beantwortet und Übungen ausprobiert. Hier ist die Einladung, tiefer einzutauchen. So hast du die Chance, deinen ganz eigenen Weg zu finden, für eine unterstützende und nährende Art zu essen.

Teil 1

Welche Inhalte haben mich besonders angesprochen?

- Welche Informationen sind neu für mich und welche kannte ich schon?
- Welche neuen Fragen sind dadurch entstanden?
- Gibt es Informationen, die mich motivieren, etwas umzusetzen?
- Was sind meine drei wichtigsten Erkenntnisse zur Ernährung bei Endometriose bzw. Adenomyose?

Teil 2

Wie komme ich in die Umsetzung?

- Möchte ich eher die Glaubenssätze hinter meinem Essen hinterfragen oder direkt mit der Umstellung meiner Ernährung beginnen?
- Gibt es Lebensmittel, die ich häufiger essen oder einmal ausprobieren möchte?
- Wie viele und vor allem welche Lebensmittel landen in meinem Support-Team?
- Wenn ich Lebensmittel weglassen muss/möchte, durch welche könnte ich sie ersetzen?
- Wie könnten Rezepte aussehen?
- Wie könnte mein Plan in stressigen Situationen aussehen?
- Welches ist mein gesundes Notfallessen für Zuhause und welches für unterwegs?
- Brauche ich externe Unterstützung oder gehe ich den Weg für mich allein?

Teil 3

Was weiß ich über meine Art, mich zu ernähren?

- Was genau ist Essen eigentlich für mich?
- Was bedeutet Genuss für mich?
- Konnte ich ein paar hinderliche Glaubenssätze zur Ernährung entlarven?
- Wie könnte eine Ernährung aussehen, die frei von Regeln ist, und inwiefern unterscheidet sie sich von meiner jetzigen Ernährung?
- Was bedeutet gesunde Ernährung für mich?
- Welche Rolle gebe ich meiner Ernährung bei der Unterstützung meines Körpers?
- Habe ich schon einmal ein Ernährungs- und Symptomtagebuch geführt und hat es mir Erkenntnisse gebracht?
- Welche Lebensmittel lasse ich vielleicht jetzt gerade weg? Habe ich sie schon sinnvoll ersetzt?

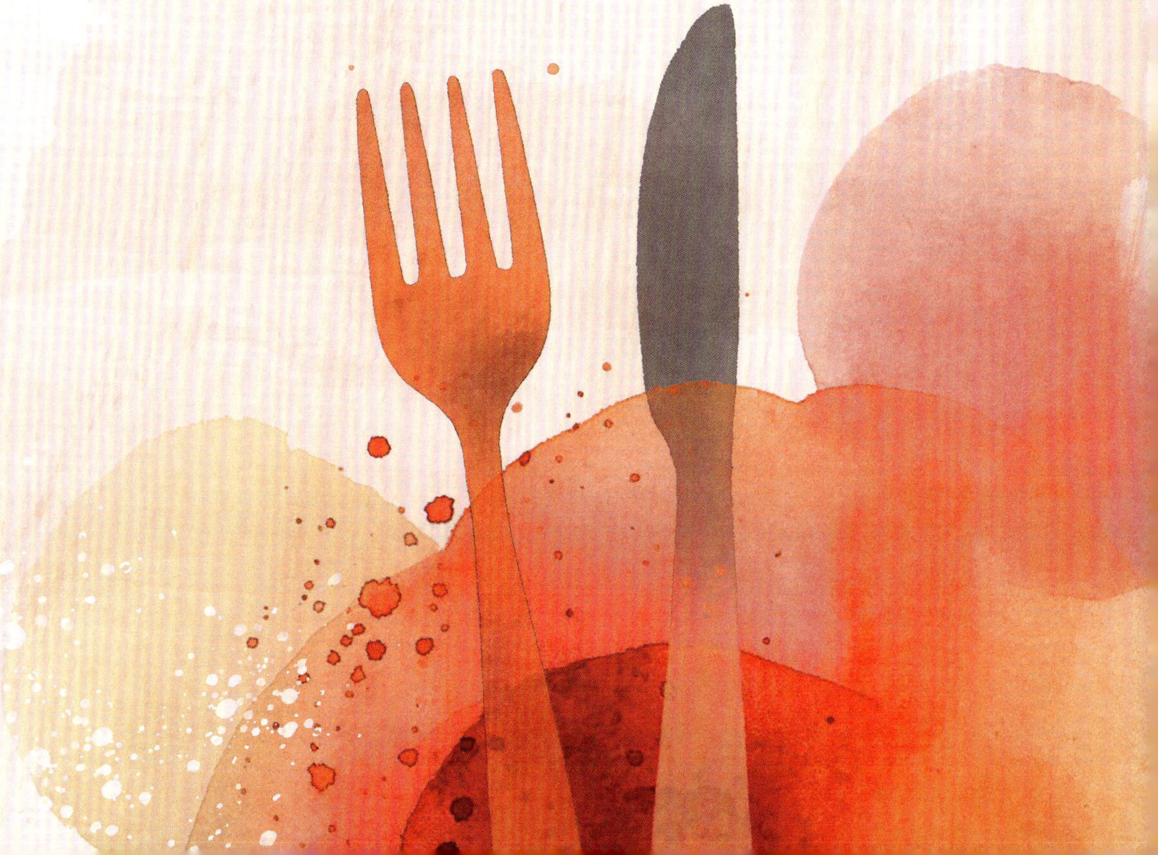

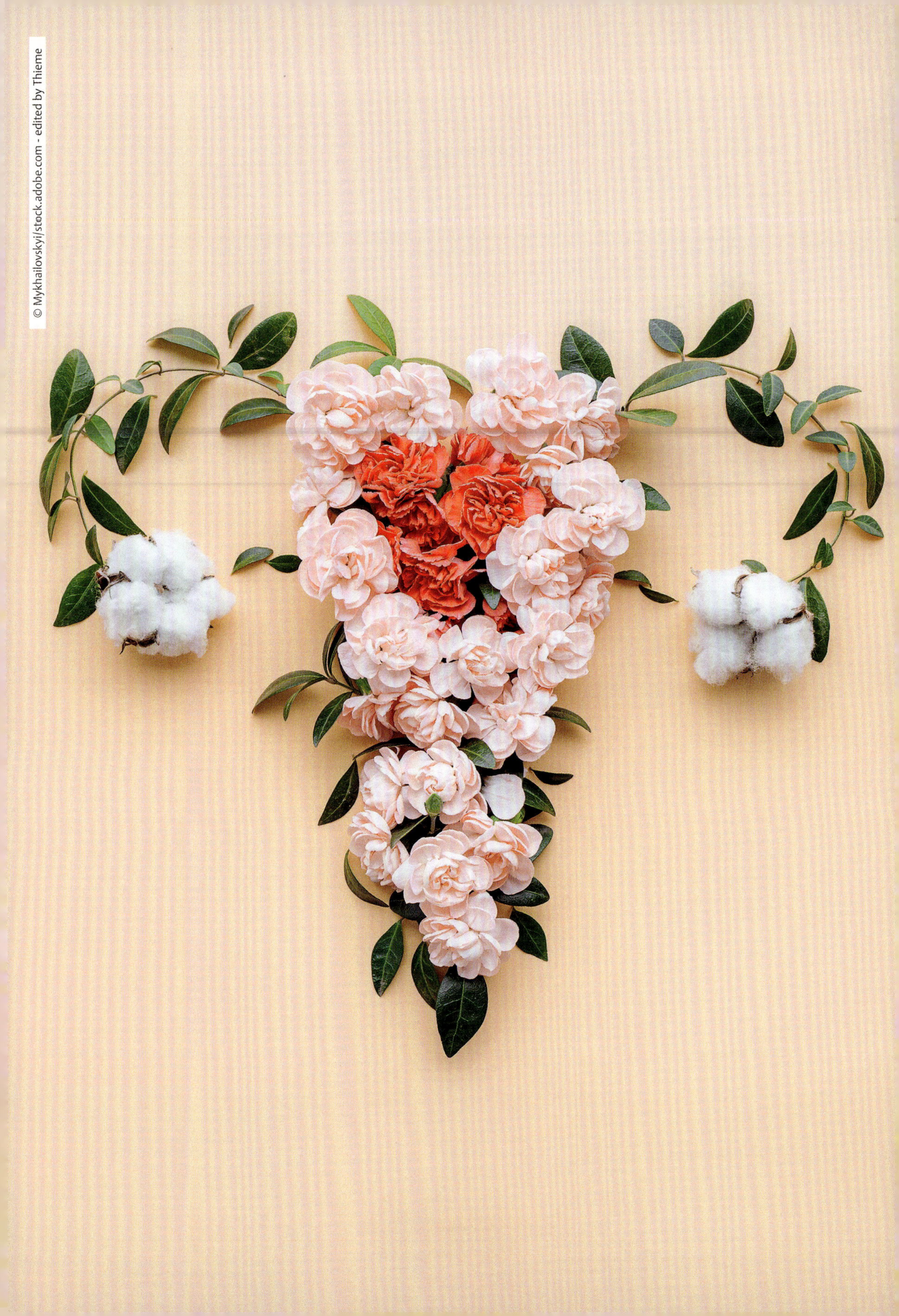

Hilfreiches aus Naturheilkunde und Coaching

In diesem Kapitel findest du Ansätze aus der Naturheilkunde, der Nährstofftherapie sowie hilfreiche Selbsthilfe-Tools und Impulse aus der Coaching-Praxis.

Phytotherapie – die Kraft der Pflanzen

Ist wirklich für alles ein Kraut gewachsen? Was steckt in Tees, Tinkturen und Co.? Hier erfährst du, ob und wie Heilpflanzen dich bei deiner Krankheit unterstützen können.

Eines hast du bestimmt schon aus diesem Buch mitgenommen: Es gibt bei Endometriose und Adenomyose keine Behandlung, die für alle gleichermaßen passt. Es ist deshalb total okay, dass du neben einer Operation, Medikamenten und Hormonen auch andere Möglichkeiten in Betracht ziehen möchtest. Das ist eine persönliche Entscheidung, die du nach ausreichendem Abwägen mit gutem Gefühl treffen darfst. Was du aber wissen solltest: Naturheilkundliche Methoden und Mittel wie Pflanzen sind kein Ersatz, wenn deine Beschwerden sehr stark sind. Sie können aber eine tolle Ergänzung darstellen, die dich im Alltag unterstützt. Wichtig ist, dass du deine Entscheidungen gut informiert triffst.

Neben pflanzlichen Präparaten spielen in der klassischen Naturheilkunde auch Ernährung, Bewegung, Entspannung, Anwendungen mit Wasser und/oder Wärme eine große Rolle. In meiner Praxis habe ich die Erfahrung gemacht, dass viele Betroffene eine Kombination aus verschiedenen Ansätzen als hilfreich und wohltuend empfinden.

Naturheilkunde verfolgt verschiedene Ziele:

- Linderung von Symptomen
- Aktivierung der Selbstheilungskräfte
- Verbesserung der Körperwahrnehmung und Achtsamkeit
- Stärkung der Selbstwirksamkeit

Pflanzen als Medizin

Pflanzen begleiten uns Menschen schon seit Jahrtausenden bei der Linderung von Beschwerden. Die Phytotherapie, also die Pflanzenheilkunde, findet man bis heute noch in vielen Medizinsystemen weltweit: in der Traditionellen Chinesischen Medizin (TCM), im Ayurveda oder auch in der Traditionellen Europäischen Medizin (TEM). In Deutschland zählt sie zu den fünf klassischen Säulen der Naturheilkunde. Deren Ziel ist es, Beschwerden mit natürlichen Mitteln zu lindern. Viele natürliche und pflanzliche Anwendungen beruhen auf überlieferten Erfahrungen, u. a. von Heilkundigen wie Hildegard von Bingen oder Hippokrates. Seit einigen Jahren macht sich aber die sogenannte moderne, rationale Phytotherapie stark, bei der Wirksamkeit, Sicherheit und Qualität von Pflanzenwirkstoffen wissenschaftlich untersucht werden.

Phytopharmaka und traditionelle pflanzliche Arzneimittel

Pflanzliche Arzneimittel nennt man auch Phytopharmaka. Sie müssen – genau wie andere Medikamente – ein Zulassungsverfahren durchlaufen, bevor sie auf den Markt kommen. In Deutschland ist dafür das Bundesinstitut für Arzneimittel und Medizinprodukte (BfArM) zuständig. Geprüft wird, ob das Präparat wirksam, sicher und gut verträglich ist. Auch müssen die Wirkstoffe in gleichbleibender Qualität und Menge enthalten sein. Daneben gibt es auch sogenannte traditionelle pflanzliche Arzneimittel. Die beruhen auf jahrzehntelanger Erfahrung. Für sie braucht es keine klinischen Studien, aber sie müssen beim BfArM registriert sein. Solche Mittel erkennst du an einem Hinweis auf der Verpackung, z. B. kann dieser lauten »traditionell angewendet zur Linderung von Regelschmerzen«.

Für einige Pflanzenstoffe gibt es eine gute Studienlage oder langjährige Erfahrungen, deshalb werden sie auch als pflanzliche Arzneimittel verwendet. Dabei kommen entweder ganze Pflanzen oder bestimmte Teile davon zum Einsatz: Blüten, Blätter, Wurzeln oder Früchte. Du findest sie als Tee, Tropfen, Tinktur, Tablette, Salbe und Wickel.

Ein paar Beispiele:

- Baldrian kann beim Einschlafen helfen.
- Thymian und Efeu werden bei Husten und Atemwegsbeschwerden eingesetzt.
- Johanniskraut findet Anwendung bei leichten depressiven Verstimmungen.

Pflanzliches Arzneimittel vs. NEM

Viele Tees, Kapseln oder Pulver, die du in der Drogerie, Apotheke oder online findest, gelten rechtlich nicht als Arzneimittel, sondern als Nahrungsergänzungsmittel (NEM), also als Lebensmittel. Dieser Unterschied ist wichtig, denn NEM werden nicht so streng geprüft wie Arzneimittel. Sie müssen lediglich beim Bundesamt für Verbraucherschutz und Lebensmittelsicherheit (BVL) gemeldet und nach den Vorgaben des Lebensmittelrechts hergestellt sein. Was sie nicht dürfen: mit Heilversprechen werben. Stattdessen sind nur sogenannte Health Claims erlaubt, also Aussagen wie »trägt zur normalen Funktion des Immunsystems bei«. Diese müssen wissenschaftlich belegt und offiziell genehmigt sein – theoretisch. In der Praxis sieht das oft anders aus. Vor allem in der Werbung und auf Social Media verschwimmen die Grenzen. Da wird gerne mal ein Pulver als »natürliche Lösung für deine Beschwerden« verkauft, obwohl das rechtlich gar nicht zulässig ist.

Mein Tipp: Schau genau hin, lies die Zutatenliste, hinterfrage Versprechen und sprich bei Unsicherheiten mit fachkundigen Personen.

Pflanzliche Präparate richtig einnehmen

Pflanzen enthalten Substanzen, die gezielt im Körper wirken können, manche stärker, als du vielleicht vermutest. Auch wenn viele pflanzliche Präparate als gut verträglich gelten, ist das natürlich nicht gleichbedeutend mit harmlos. Gerade in Kombination mit Medikamenten oder bei bestehenden Allergien kann es zu Neben- oder Wechselwirkungen kommen. Lies vor der Einnahme deshalb immer sorgfältig den Beipackzettel und sprich im Zweifel mit deiner Therapeutin oder deinem Therapeuten, bevor du ein neues Mittel ausprobierst.

Hormon-Balance aus der Kapsel?

Aussagen wie »Hormon-Balance«, »Zykluswohl« oder »natürliche Hilfe bei Endometriose« klingen vielversprechend, sind rechtlich aber problematisch. Sie erwecken den Eindruck einer medizinischen Wirkung, die für NEM nicht belegt ist.

Damit du von der Wirkung pflanzlicher Präparate profitieren kannst und gleichzeitig keine unerwünschten Effekte erlebst, gibt es ein paar Dinge, die du beachten solltest:

- Halte dich an die empfohlene Dosierung (ob laut Beipackzettel oder von deiner Therapeutin oder deinem Therapeuten). Mehr hilft nicht immer mehr, im Gegenteil: Eine zu hohe Dosis kann Nebenwirkungen auslösen.
- Hab Geduld. Viele Pflanzenpräparate wirken nicht sofort, sondern erst nach mehreren Wochen regelmäßiger Einnahme. Nimm sie aber nicht dauerhaft auf Verdacht, sondern frag dich nach einiger Zeit: Spüre ich eine Verbesserung? Wenn nicht, kannst du dir die Einnahme (und die Kosten) vermutlich sparen.
- Achte auf mögliche Wechselwirkungen. Pflanzenwirkstoffe können andere Medikamente beeinflussen, ihre Wirkung abschwächen oder verstärken. Sprich vor der Einnahme pflanzlicher Präparate immer mit deiner Ärztin oder deinem Arzt, wenn du zusätzlich Medikamente nimmst.
- Beobachte deinen Körper. Wenn du Hautausschlag, Magenprobleme, Schwindel oder andere ungewöhnliche Symptome bemerkst, setze das Präparat besser sofort ab und hol dir ärztlichen Rat ein.
- Viele pflanzliche Wirkstoffe sind in der Schwangerschaft nicht ausreichend untersucht oder können sogar Wehen auslösen. Lass dich in jedem Fall ärztlich oder durch eine naturheilkundlich erfahrene Fachperson beraten, bevor du etwas einnimmst. Auch bei Kindern und Jugendlichen ist die Datenlage oft unklar.

Das grüne Rezept

Pflanzliche Arzneimittel bekommst du rezeptfrei in der Apotheke. Krankenkassen übernehmen hier in der Regel keine Kosten. Manche Arztpraxen stellen aber für Phytopharmaka ein grünes Rezept aus. Es funktioniert zwar nicht wie ein Kassenrezept, gilt aber als ärztliche Empfehlung. Der Vorteil: Du bekommst eine fachliche Einschätzung, welches Präparat in welcher Dosierung für dich sinnvoll sein kann. Du musst das Präparat zwar selbst bezahlen, aber manche Krankenkassen erstatten einen Teil der Kosten. Es lohnt sich also, einfach mal bei deiner Kasse nachzufragen.

Pflanzen und Co. bei Endometriose bzw. Adenomyose

Vielleicht hast du beim Lesen schon gemerkt, dass Pflanzen mehr können als nur gut riechen oder hübsch aussehen. Aber gleich vorweg: Eine Pflanze, die Endometriose oder Adenomyose heilt, gibt es nicht. Die Forschung zur Anwendung pflanzlicher Mittel bei diesen Erkrankungen steht noch ziemlich am Anfang. Kein Präparat ist speziell dafür entwickelt worden und vieles, was du liest oder hörst, beruht auf Erfahrungen oder Erkenntnissen aus anderen Bereichen. Trotzdem kann die Pflanzenheilkunde dir helfen, einzelne Beschwerden zu lindern, und so dein Wohlbefinden sowie deine Lebensqualität spürbar verbessern.

Mein Tipp aus der Praxis: Immer dann, wenn du etwas ausprobierst – sei es ein pflanzliches Präparat, eine Ernährungsumstellung oder eine Übung –, hilft es, deine Erfahrungen festzuhalten. Ein Symptomtagebuch (Seite 102) kann dir dabei helfen, Veränderungen besser zu erkennen und einzuordnen. Das ist gerade dann hilfreich, wenn die Wirkung erst nach ein paar Wochen spürbar ist. So kannst du Schritt für Schritt herausfinden, was dir persönlich wirklich guttut.

Periodenschmerzen und Krämpfe

Während der Menstruation setzt der Körper entzündungsfördernde Botenstoffe wie Prostaglandine frei. Sie regen die Gebärmutter dazu an, sich zusammenzuziehen, damit die aufgebaute Schleimhaut abbluten kann. Dabei verengen sich auch die umliegenden Blutgefäße. Man vermutet, dass das der Grund ist, warum manche Menschen starke Periodenschmerzen erleben. Diese Art der Schmerzen nennt man in der Medizin primäre Dysmenorrhoe.

Hinter Menstruationsschmerzen können sich aber auch ernstzunehmende organische Veränderungen verbergen, wie bei Endometriose und Adenomyose. Bei diesen beiden Erkrankungen kommen weitere Faktoren hinzu: Endometriose-Herde befinden sich in der Gebärmuttermuskulatur oder außerhalb der Gebärmutter. Dabei entstehen nicht nur Schmerzen in der Gebärmutter, sondern auch an ganz anderen Stellen im Körper. Zusätzlich kann es zu Verwachsungen, Narbengewebe und chronischen Entzündungen sowie Hormon-Ungleichgewichten und Nervenbeteiligung kommen. Das verursacht einen anderen, oft viel intensiveren und ausstrahlenden Schmerz.

Forschungsergebnisse beziehen sich meist auf die primäre Dysmenorrhoe. Bei Endometriose oder Adenomyose wirken die untersuchten Maßnahmen möglicherweise nicht so stark oder nicht so zuverlässig, einfach, weil andere Schmerzursachen mit im Spiel sind. Wenn du einen natürlichen Zyklus hast, spricht aber nichts dagegen, klassische Heilpflanzen gegen Menstruationsbeschwerden oder Krämpfe auszuprobieren. Einige wirken bei leichten bis mittleren Periodenschmerzen/-krämpfen wohltuend, z. B. als Tee oder Tropfen. Wenn deine Schmerzen jedoch sehr stark, regelmäßig, zyklusunabhängig und kaum auszuhalten sind, reichen solche pflanzlichen Mittel in der Regel nicht aus. Wiederkehrende, unbehandelte Schmerzen können sich mit der Zeit chronifizieren. Das bedeutet: Sie bleiben bestehen, selbst wenn deine Periode längst vorbei ist oder du durch eine Hormontherapie keine Menstruationsblutung mehr hast. Von chronischen Schmerzen spricht man, wenn diese länger als drei bis sechs Monate andauern. Bitte nimm das ernst! Wenn du über mehrere Wochen keine Besserung spürst oder dein Alltag stark von Schmerzen bestimmt ist, hol dir unbedingt medizinische Unterstützung. Deine gynäkologische Praxis oder ein spezialisiertes Schmerzzentrum kann dich dazu individuell beraten.

Wohltuende Kräuter

Vielleicht hast du schon von Gänsefingerkraut, Frauenmantel oder Schafgarbe gehört. Klassischerweise werden sie eingesetzt, um den Menstruationszyklus zu begleiten und Beschwerden während der Periode zu lindern.

Tipp bei Muskelverspannungen

Lang anhaltende Periodenschmerzen führen oft zu Muskelverspannungen im Beckenbereich. Ein Beckenboden-Check-up und gezielte Beckenbodenübungen zur besseren Wahrnehmung und Entspannung der Muskulatur können helfen. Anders als häufig gedacht, ist der Beckenboden bei Schmerzen im Unterleib meist nicht schwach, sondern zu stark angespannt. Das kann die Beschwerden verstärken. Mehr dazu findest du im Kapitel »Hilfreiches aus der Physiotherapie« (Seite 115).

Trotzdem könnten ihre entzündungshemmenden oder beruhigenden Eigenschaften auch ohne Zyklus hilfreich sein. Das schauen wir uns jetzt mal ein bisschen genauer an.

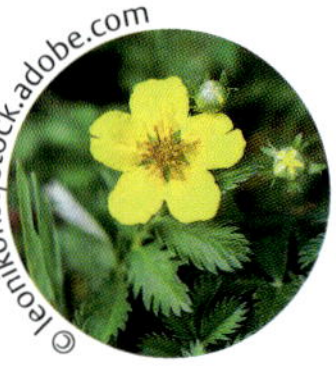

Gänsefingerkraut (Potentilla anserina) Das Gänsefingerkraut gehört zur Familie der Rosengewächse und ist in der Pflanzenheilkunde ein bewährtes Mittel bei krampfartigen Periodenschmerzen. Die darin enthaltenen Gerbstoffe und Flavonoide können entspannend auf die Muskulatur wirken. Außerdem kann Gänsefingerkraut bei leichtem Durchfall helfen. Du findest es als Tee oder in Tropfenform in der Apotheke und online. Für die meisten Menschen ist es gut verträglich. Wenn du allerdings zu einem empfindlichen oder gereizten Magen neigst, könnten sich deine Beschwerden durch die Einnahme verstärken. Du solltest es also am besten zuerst vorsichtig testen.

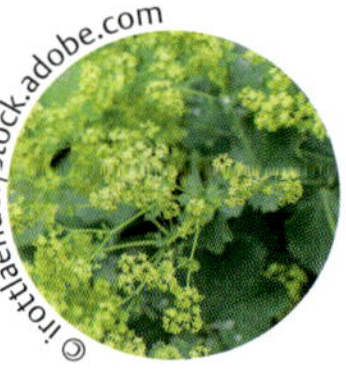

Frauenmantel (Alchemilla vulgaris) Der Frauenmantel, ebenfalls ein Rosengewächs, ist in der sog. Erfahrungsheilkunde ein echter Allrounder und der wohl bekannteste pflanzliche Zyklusbegleiter. Unter Erfahrungsheilkunde fallen Heilmethoden, die auf überliefertem Wissen, Beobachtungen und praktischer Erfahrung beruhen und nicht auf wissenschaftlichen Studien. Seine Wirkung verdankt der Frauenmantel vor allem den Gerbstoffen und Flavonoiden. Sie sollen helfen, den Zyklus und eine zu starke oder schwache Blutung zu regulieren sowie auch leichte Krämpfe oder Magen-Darm-Beschwerden zu lindern. Man sagt ihm außerdem eine progesteronähnliche Wirkung nach, weshalb er oft in der Lutealphase empfohlen wird. Aber Achtung: Seine Anwendung ist nicht mit einer (bioidentischen) Hormontherapie vergleichbar. Du kannst Frauenmantel als Tee trinken oder als sogenannte Urtinktur einnehmen. Das ist ein pflanzlicher Auszug aus frischem Frauenmantelkraut, meistens in Alkohol oder Glycerin. Sie enthält die wirksamen Bestandteile der Pflanze in konzentrierter Form.

Wichtig zu wissen: Es gibt bisher keine aussagekräftigen Studien an Menschen, die belegen, dass Gänsefingerkraut und Frauenmantel speziell bei Endometriose helfen. Tierversuche deuten zwar auf mögliche positive Effekte hin, aber solche Ergebnisse lassen sich nicht einfach eins zu eins auf uns übertragen.

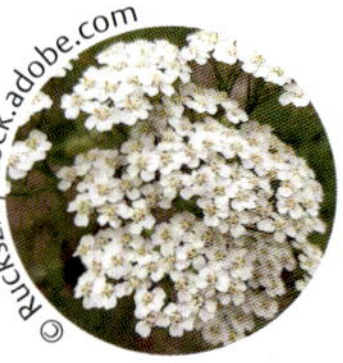

Schafgarbe (Achillea millefolium) Die Schafgarbe gehört zu den Korbblütlern und enthält ätherische Öle, Flavonoide sowie Bitterstoffe. Sie wird traditionell bei krampfartigen Unterbauchschmerzen,

Blähungen und leichten Magen-Darm-Beschwerden eingesetzt und wirkt dabei leicht entzündungshemmend. Schafgarbe ist in der EU als traditionelles pflanzliches Arzneimittel zugelassen, d. h., sie wird seit Jahrzehnten sicher angewendet. Schafgarbe gibt es als losen Tee, in Fertigarzneimitteln oder zur äußeren Anwendung. Besonders bei Menstruationsbeschwerden können auch Sitzbäder oder Bauchwickel (Seite 81) mit Schafgarbenkraut richtig wohltuend sein. Wenn du allergisch auf Korbblütler reagierst, solltest du Schafgarbe meiden, auch Kreuzallergien sind möglich.

Starke Menstruation?

Starke Menstruationsblutungen können den Alltag ganz schön einschränken. Wenn du während deiner Periode mehr als 80 ml Blut verlierst (zwei bis drei Schnapsgläser), nennt man das in der Fachsprache Hypermenorrhoe. Auf Dauer kann dadurch auch ein Eisenmangel entstehen. Deshalb solltest du das immer ärztlich kontrollieren und abklären lassen.

In der Naturheilkunde wird bei funktionellen, also nicht organisch erklärbaren starken Blutungen Hirtentäschelkraut (Capsella bursa-pastoris) eingesetzt. Es wirkt sanft zusammenziehend auf die Blutgefäße und kann helfen, die Blutungsstärke zu reduzieren. Bei manchen Menschen mit Endometriose oder Adenomyose gehört eine starke Periode zu den regelmäßigen Begleiterscheinungen. In meiner Praxis berichteten mir einige Betroffene, dass die Blutung dadurch etwas nachlässt oder sie sich stabiler fühlen. Andere wiederum spüren kaum einen Effekt. Wie so oft gilt auch hier: Was hilft, ist sehr individuell.

Wenn du neugierig bist, kannst du das Kraut vorsichtig ausprobieren, am besten in Rücksprache mit deiner Therapeutin oder deinem Therapeuten: In der Apotheke ist es rezeptfrei als traditionelles Arzneimittel in Tablettenform oder als Tee erhältlich. Für einen Tee übergießt du 2–3 TL getrocknetes Kraut mit heißem Wasser und trinkst bis zu viermal täglich eine Tasse – am besten drei bis fünf Tage vor und während der Regelblutung.

Neben Hirtentäschelkraut gibt es noch andere pflanzliche Mittel, die bei starken Blutungen unterstützen können, z. B. Schafgarbe (Seite 78), Himbeerblätter oder Ringelblumenblüten. Auch hier gilt: Achte darauf, wie dein Körper reagiert.

Sitzbad mit Schafgarbe oder »Yoni Steaming«

Sitzbäder gehören zur Hydrotherapie und regen die Durchblutung im Beckenbereich an. Das kann helfen, Krämpfe und Schmerzen im Unterbauch zu lindern. Pflanzen können den Effekt noch unterstützen. Dafür übergießt du ungefähr 100 g getrocknetes Schafgarbenkraut mit 1,5 l heißem Wasser. Lass den Aufguss 20 Minuten ziehen und seihe ihn dann ab. Gib ihn nun in maximal 35 Grad warmes Badewasser und setze dich für ca. 15 Minuten hinein. Danach gut abtrocknen und ausruhen. Du kannst auch einen speziellen Yoni-Steam-Hocker nutzen oder einen Aufsatz für die Toilette kaufen. Das Sitzbad nur selten, nicht während der Menstruation, bei Kreislaufproblemen, akuten Entzündungen oder direkt nach einer OP durchführen.

Mönchspfeffer

Der Mönchspfeffer (Vitex agnus-castus), auch Keuschlamm genannt, gehört zu den Lippenblütlern. Die getrockneten Früchte werden hauptsächlich bei leichten prämenstruellen Beschwerden (PMS) eingesetzt, also in der Zeit vor der Periode, wenn Stimmungsschwankungen, Brustspannen oder Reizbarkeit auftreten können. Für eine positive Wirkung gibt es erste wissenschaftliche Hinweise.

Mönchspfeffer kann den Prolaktinspiegel im Blut senken. Ein erhöhter Wert macht sich z. B. durch Brustspannen oder -schmerzen vor der Menstruation bemerkbar. Ob bei dir ein solches hormonelles Ungleichgewicht vorliegt, lässt sich aber nur zuverlässig durch eine Blutanalyse feststellen. Oft liest man auch, dass Mönchspfeffer allgemein die Hormone regulieren kann, etwa in Hinblick auf den Zyklusverlauf oder das Gleichgewicht von Progesteron und Östrogen. Viele Frauen berichten außerdem, dass sich ihre Periodenschmerzen durch die Einnahme von Mönchspfeffer verbessern. Wissenschaftlich bewiesen sind diese Effekte bisher allerdings nicht. Jeder Körper reagiert anders, deshalb ist es gut, solche Dinge mit deiner ärztlichen oder naturheilkundlichen Praxis zu besprechen.

Mönchspfeffer bekommst du rezeptfrei in der Apotheke als Fertigpräparat. Trotzdem solltest du die Einnahme therapeutisch begleiten lassen, vor allem, wenn du bereits andere Medikamente einnimmst oder hormonell behandelt wirst. Denn Mönchspfeffer kann mit einigen Arzneimitteln Wechselwirkungen haben. Die tägliche Dosierung liegt meist zwischen 4 und 40 mg. Erste Wirkungen zeigen sich oft erst nach zwei bis drei Monaten regelmäßiger Einnahme. Wenn du nach dieser Zeit keine Verbesserung bemerkst oder deine Beschwerden sogar schlimmer werden, solltest du die Einnahme abbrechen und mit deiner Therapeutin oder deinem Therapeuten sprechen.

Mögliche Nebenwirkungen sind u. a. Verdauungsbeschwerden, Kopfschmerzen, Müdigkeit, Mundtrockenheit, Hautunreinheiten oder auch allergische Reaktionen wie Juckreiz. Du solltest v. a. vorsichtig sein, wenn du eine Allergie gegen Lippenblütler hast. Wie nachhaltig die Wirkung von Mönchspfeffer ist, ist bisher noch nicht ausreichend erforscht.

Medizinisches Cannabis und CBD-Öle

Cannabis gehört zur Familie der Hanfgewächse. Man weiß, dass es bei bestimmten Krankheiten und chronischen Schmerzen helfen kann. Deshalb gibt es als Medikamente zugelassene Präparate, die verschiedene Wirkstoffe (Tetrahydrocannabinol (THC) und Cannabidiol (CBD)) aus der Cannabispflanze enthalten. Auch bei Endometriose gibt es Hinweise, dass solche Arzneimittel helfen können. Wichtig: Ob ein solches Medikament für dich infrage kommt, kannst du mit deiner Ärztin oder deinem Arzt besprechen. Für eine Behandlung wird u. a. vorausgesetzt, dass deine Lebensqualität durch die Erkrankung auf Dauer stark beeinträchtigt wird.

CBD-Öl aus dem Handel ist nicht das Gleiche wie medizinisches Cannabis. Wenn dir damit also ein Wundermittel versprochen wird, solltest du wie immer skeptisch sein. CBD-Öle enthalten nicht die gleichen Wirkstoffe und unterliegen anderen Qualitätsstandards. Die Inhaltsstoffe können stark variieren. Es gibt keine wissenschaftlichen Belege dafür, dass frei verkäufliches CBD-Öl bei Endometriose hilft. Es ist auch noch nicht genau erforscht, wie sich eine langfristige Einnahme auf den Körper auswirken kann. Wenn du es trotzdem ausprobieren möchtest, sprich vorher mit deiner Ärztin oder deinem Arzt, vor allem, wenn du schon andere Medikamente einnimmst. Du solltest nicht mehr als 10 mg CBD pro Tag nehmen, das sind ca. fünf Tropfen eines 5 %igen CBD-Öls. Beobachte genau, wie es dir damit geht.

Wärme ist dein Freund

In der Naturheilkunde spielen Wärme- und Wasserbehandlungen eine wichtige Rolle. Auch bei Unterbauchschmerzen können sie eine wohltuende Wirkung haben. Wasser wirkt über Temperaturreize auf deinen Körper. Warmes Wasser kann die Muskeln entspannen, die Durchblutung fördern und beruhigend auf das Nervensystem wirken. So kann sich der Schmerz manchmal spürbar reduzieren. Die klassischen Helferlein sind hier die Wärmflasche oder das Kirschkernkissen.

Wenn dir Wärme guttut, gibt es übrigens auch Wärmepflaster oder TENS-Geräte (TENS steht für Transkutane Elektrische Nervenstimulation) mit Wärmefunktion für unterwegs. Das kann auch im unteren Rücken sehr angenehm sein.

Wenn du Lust hast, kannst du aber auch mal einen Leber- oder Bauchwickel ausprobieren. Ein Leberwickel mit Schafgarbe unterstützt die Entspannung im Bauchbereich und wirkt beruhigend. Der Bauchwickel mit Kamille hilft, die Muskulatur sanft zu lockern und wirkt zusätzlich entzündungshemmend.

Und so machst du einen Leber- oder Bauchwickel: Gieß etwa 250–500 ml heißen Kräutertee auf und lass ihn fünf bis zehn Minuten abgedeckt ziehen. Tränke dann ein Baumwoll- oder Leinentuch mit dem heißen (nicht mehr kochenden!) Tee. Wichtig: Tees wirken färbend, nimm also ein Tuch, was sich auch verfärben darf.

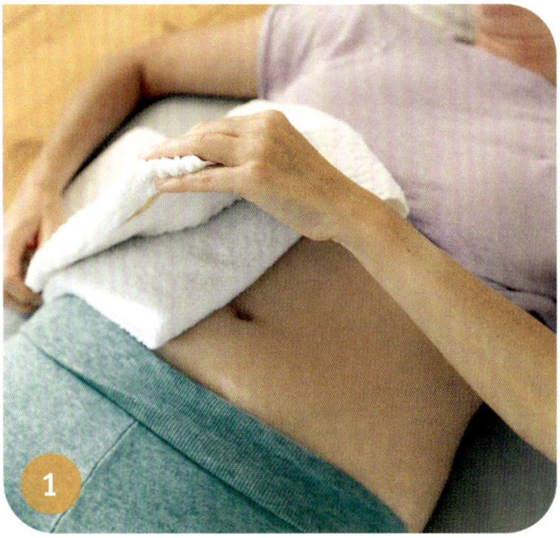

Wringe das Tuch vorsichtig aus, es soll warm und feucht, aber nicht nass sein. Lege es auf die entsprechende Körperstelle – bei Leberwickeln rechts unterhalb des Rippenbogens, bei Bauchwickeln mittig auf den Unterbauch. Jetzt bedeckst du das feuchte Tuch noch mit einem trockenen Handtuch. ❶

Nun legst du eine Wärmflasche oder ein Kirschkernkissen darauf, damit die Wärme lange erhalten bleibt. ❷

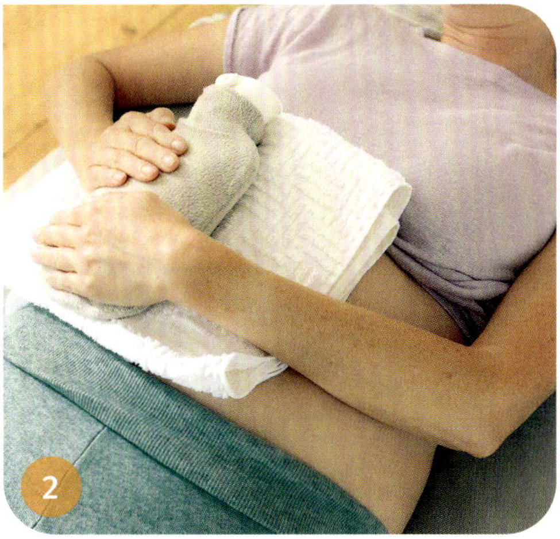

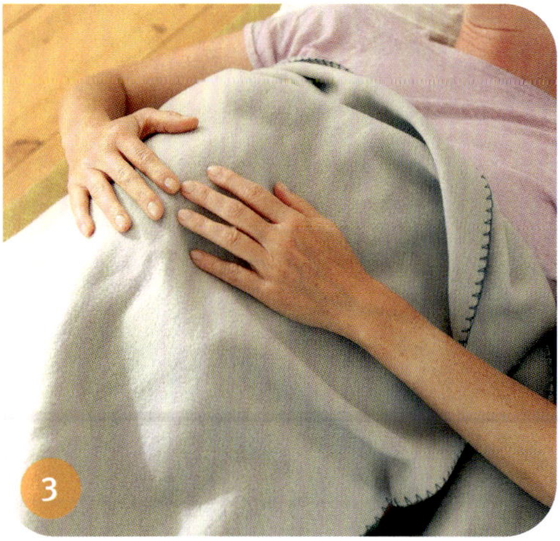

Decke dich zu und entspanne so für etwa 20–30 Minuten. 3 Wichtig: Den Bauchwickel solltest du nicht bei akuten Entzündungen, Krankheiten oder einer frischen OP-Narbe anwenden. Wenn du dir unsicher bist, frag vorher deine Ärztin oder deinen Therapeuten.

Der Heublumensack

Ein weiteres traditionelles Hausmittel ist der feuchtwarme Heublumensack. Er kann bei Menstruationsschmerzen oder Schmerzen im Unterbauch guttun. Die Mischung aus getrockneten Gräsern und Blüten wirkt in Kombination mit Wärme krampflösend, durchblutungsfördernd und entspannend. Du bekommst einen solchen Heusack oder ein Kissen in der Apotheke oder in speziellen (Online-)Shops. Theoretisch kannst du ihn aber auch selbst mit einem Leinensack und Heublumen herstellen.

Du kannst die Anwendung mit dem Heublumensack einfach mal während deiner Periode ausprobieren. Nimm dir dafür ein bisschen Zeit (mind. ein bis zwei Stunden). So schaffst du dir eine kleine Auszeit und kannst wirklich entspannen. Das kann sich auch insgesamt positiv auf dein Schmerzempfinden auswirken.

Am besten erwärmst du den Heublumensack über einem heißen Wasserbad (im Sieb oder Dämpfeinsatz, nicht direkt im Wasser!). Der Sack darf feucht, aber nicht nass sein. Die Temperatur sollte angenehm warm, aber nicht zu heiß sein. Du kannst sie vorher einfach mal an deinem Unterarm oder Handrücken testen. Lege den warmen Heusack dann auf deinen Unterbauch. Ruhe dich jetzt aus, atme tief durch und bleibe etwa 20–30 Minuten entspannt liegen. Nimm dir danach noch etwas Zeit zum Nachspüren.

Wichtig: Den Heublumensack solltest du nicht bei akuten Entzündungen oder einer frischen OP-Narbe anwenden. Wenn du dir unsicher bist, frag vorher deine Ärztin oder deinen Therapeuten.

Wohltuende Bauchmassage

Eine sanfte Bauchmassage (Abbildung, Seite 83) kann dir bei Schmerzen im Unterbauch Linderung verschaffen. Mit warmen Händen und ruhigen, kreisenden Bewegungen kannst du Muskelverspannungen lösen, die Durchblutung anregen und so krampfartige oder ziehende Schmerzen mildern. Gleichzeitig wirkt die Massage auch über den Hautkontakt beruhigend, vor allem, wenn du sie mit einem angenehmen Duft verbindest. Du kannst eine solche Massage ganz unkompliziert selbst zu Hause durchführen, am besten in einem ungestörten Moment und an einem Platz, an dem du dich entspannen kannst.

Anleitung: Lege dich entspannt auf den Rücken und gib dir ein paar bewusste Momente der Ruhe. Wenn du magst, kannst du ein Massageöl verwenden, das du gut verträgst. Jojoba- oder Mandelöl eignet sich gut, aber auch Olivenöl ist eine Möglichkeit. Es gibt auch sogenannte Kupfersalben mit wärmender Wirkung. Reibe das Öl oder die Salbe zwischen deinen Händen, damit es sich gut verteilt und deine Hände warm werden. Diese legst du jetzt sanft links und rechts neben den Bauchnabel. Atme drei- bis viermal tief durch. Spüre, wie sich dein Bauch hebt und senkt. Wenn du merkst, dass du innerlich etwas ruhiger geworden bist, beginnst du mit der Massage: Dafür machst du mit beiden Händen sanfte, kreisende Bewegungen im Uhrzeigersinn um deinen Bauchnabel herum. Der Druck darf spürbar, aber angenehm bleiben. Fühle in dich hinein und passe die Intensität so an, wie es dir gerade guttut. Atme während der Massage ruhig weiter. Wenn du fertig bist, kannst du noch ein paar Minuten liegen bleiben und die Entspannung nachwirken lassen.

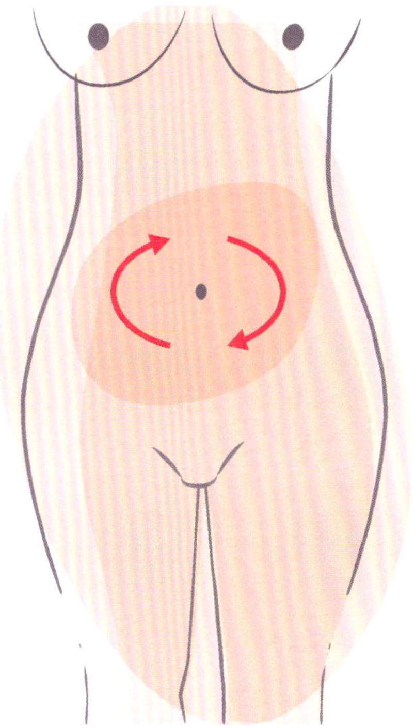

Bauchmassage mit ätherischen Ölen

Ätherische Öle sind Duftstoffe aus bestimmten Pflanzenteilen (z. B. Blüten, Blättern, Früchten oder Wurzeln). Die Öle selbst bestehen aus verschiedenen chemischen Bestandteilen. Pflanzen produzieren ätherische Öle z. B., um Insekten anzulocken oder Schädlinge zu vertreiben. Sie schützen sich so vor Krankheiten. Die Aromatherapie ist ein Teilgebiet der Pflanzenheilkunde, bei dem die Öle zur Linderung und Behandlung von Beschwerden verwendet werden. Ihre Wirkung über die Haut oder durch Inhalation ist wissenschaftlich kaum belegt.

Diese ätherischen Öle werden gerne bei Menstruationsbeschwerden eingesetzt:

- Muskatellersalbei: krampflösend, ausgleichend bei hormonellen Beschwerden
- Römische Kamille: entzündungshemmend, bei Krämpfen und Unruhe
- Majoran: entkrampfend, besonders bei Bauch- und Rückenschmerzen
- Zimtöl (sparsam dosiert): wärmend, durchblutungsfördernd
- Lavendel: entspannend, beruhigend auf das Nervensystem, stressabbauend

Hinweis: Einige ätherische Öle können wehenfördernd wirken. In der Schwangerschaft solltest du ätherische Öle deshalb nur nach fachkundiger Rücksprache verwenden.

Pflanzen bei Verdauungsbeschwerden

Verdauungsprobleme sind für viele Endometriose- und Adenomyose-Betroffene ein zusätzlicher belastender Faktor im Alltag. Typische Symptome sind Blähungen, Durchfall, Völlegefühl, Verstopfung, Bauchkrämpfe oder ein unregelmäßiger Stuhlgang. Bei Durchfall, aber auch bei Verstopfung ist vor allem eines wichtig: viel trinken (Seite 35)! Daneben können Heilpflanzen helfen, die Verdauung zu unterstützen und Beschwerden zu lindern.

Hier einige Heilpflanzen-Klassiker gegen Verdauungsbeschwerden:

- Fenchel wirkt krampflösend und hilft gegen Blähungen. Fencheltee ist mild und wird von den meisten gut vertragen.
- Kamille ist bekannt für ihre beruhigende und entzündungshemmende Wirkung. Kamillentee kann Krämpfe lösen und den Darm beruhigen.
- Kümmel enthält ätherische Öle, die krampflösend wirken, die Verdauung anregen und Blähungen oder Völlegefühl lindern können.
- Melisse lindert Bauchkrämpfe und wirkt beruhigend, sowohl auf den Magen als auch auf das Nervensystem.
- Frauenmantel ist ein bewährtes Mittel nicht nur bei Menstruationsschmerzen, sondern auch bei Durchfall und Magen-Darm-Beschwerden.

Du kannst dir je nach Geschmack einen wohltuenden Verdauungstee zubereiten. Du findest in der Apotheke aber auch fertige Teemischungen und Fertigarzneimittel u. a. mit bitterer Schleifenblume, Kamillenblüten, Melissenblättern und Kümmelsamenfrüchten.

Ein zusätzlicher Tipp für ein besseres Bauchgefühl: Verdauungsbeschwerden können auch mit Stress zusammenhängen. Wärme, sanfte Bewegung und Entspannungstechniken können in Kombination mit den Pflanzen sehr unterstützend wirken.

Wichtig: Wenn deine Verdauungsbeschwerden länger anhalten, sich verändern oder du Blut im Stuhl bemerkst, solltest du unbedingt ärztlichen Rat einholen. Schmerzen beim Stuhlgang oder blutiger Stuhl sollten immer abgeklärt werden. Gerade bei Endometriose, die auch in den Darm hineinwachsen kann, ist eine medizinische Behandlung wichtig.

Pflanzen bei Unruhe und Stress

Endometriose oder Adenomyose fordern nicht nur deinen Körper, sondern auch deinen Geist. Das kann ganz schön an den Nerven zehren. Zum Glück gibt es Pflanzen, die dir helfen, wieder mehr Ruhe und Gelassenheit zu finden. Du kannst sie als Tee trinken, in Kapselform einnehmen oder als ätherisches Öl zur Entspannung nutzen.

Diese Pflanzen können bei innerer Unruhe und Stress helfen:

- Lavendel beruhigt sanft, egal ob als Tee, ätherisches Öl oder im Duftkissen neben dem Bett.
- Baldrian unterstützt dich beim Einschlafen und hilft dir, die Gedanken zur Ruhe kommen zu lassen.
- Passionsblume wirkt entspannend und bringt mehr Gelassenheit.
- Melisse beruhigt nicht nur den Magen, sondern auch den Kopf.
- Hopfen wird oft zusammen mit Baldrian oder Melisse eingesetzt, um Stress abzubauen.
- Rosenwurz kann helfen, Stresssymptome wie Müdigkeit und Erschöpfung zu lindern.

- Johanniskraut wird bei leichten bis mittelschweren depressiven Verstimmungen eingesetzt. Achtung: Es kann Nebenwirkungen haben und Wechselwirkungen mit Medikamenten eingehen, z. B. mit der Pille oder Antidepressiva. Sprich deshalb am besten vorher mit deiner Ärztin oder deinem Arzt.

Weitere bioaktive Pflanzenstoffe

Wenn man sich mit Pflanzen und Nahrungsergänzungsmitteln bei Endometriose beschäftigt, stolpert man immer wieder über weitere, sogenannte bioaktive Pflanzeninhaltsstoffe. Das sind natürliche Verbindungen, die im Körper eine messbare Wirkung entfalten können. Einige davon sind dir schon im Kapitel zur Ernährung begegnet (Seite 33). Diesen Stoffen werden antioxidative, entzündungshemmende oder andere gesundheitsfördernde Wirkungen nachgesagt und du kannst darauf achten, sie vermehrt in die Ernährung einzubauen. Sie werden isoliert oder in konzentrierter Form auch als Kapseln, Tropfen oder Pulver verkauft. Für den Einsatz solcher Supplements fehlen aber aussagekräftige Studien.

EGCG

Der Hauptwirkstoff im grünen Tee heißt Epigallocatechingallat (EGCG). Er ist für seine antioxidativen und entzündungshemmenden Eigenschaften bekannt und wird auch als Nahrungsergänzungsmittel verkauft. Zum Vergleich: Eine Tasse grüner Tee enthält je nach Sorte etwa 50–100 mg EGCG. In Kapseln sind die Mengen meist deutlich höher, oft liegen sie im Bereich von 200–400 mg pro Dosis. Wichtig: Die meisten positiven Effekte von EGCG bei Endometriose wurden bisher nur in Tierversuchen oder im Labor beobachtet. Es gibt noch keine aussagekräftigen Studien an Menschen, die zeigen, dass hochdosierte EGCG-Präparate tatsächlich bei Endometriose helfen. Also: Du kannst deine tägliche Tasse grünen Tee in Bioqualität weiterhin trinken, wenn du sie gut verträgst. Für hochdosierte EGCG-Kapseln gibt es aber bisher keine klare Empfehlung. In manchen Fällen können sie sogar unerwünschte Nebenwirkungen haben oder mit Medikamenten interagieren. Lass eine Einnahme daher immer ärztlich abklären.

Kleines Abendritual für innere Ruhe und Gelassenheit

Bereite dir eine Tasse beruhigenden Kräutertee zu, z. B. mit Passionsblume, Melisse und Baldrian.
Nimm dir ein paar Minuten Zeit, lege dein Handy weg und zünde dir gerne eine Kerze an. Während du trinkst, frage dich: Was darf ich heute vor dem Schlafengehen loslassen? Massiere anschließend mit ein paar Tropfen ätherischem Öl (z. B. Lavendelöl) sanft deine Schläfen, deinen Nacken oder deine Fußsohlen.

Pycnogenol

Es gibt Hinweise darauf, dass Pycnogenol (Pflanzenextrakt aus der Pinienrinde) bei Endometriose unterstützend wirken kann. Es wurden dabei Schmerzlinderungen (z. B. bei Menstruations- oder chronischen Unterbauchschmerzen) beobachtet. Die Wirkung scheint über entzündungshemmende und antioxidative Mechanismen zu erfolgen und wurde bei einer Einnahme von etwa 60 mg täglich über mehrere Wochen festgestellt. Die Studienlage ist sehr begrenzt.

Hilfreiche Teemischungen

Apotheken bieten bereits fertige Mischungen an, oft auch als Arzneitees mit geprüften Inhaltsstoffen. Du kannst deinen Tee aber auch individuell zusammenstellen.

Die Mischungen ergeben jeweils ca. 100g. Bitte beachte, dass viele solche Mischungen als wohltuend empfinden, diese die Endometriose oder Adenomyose aber nicht heilen können!

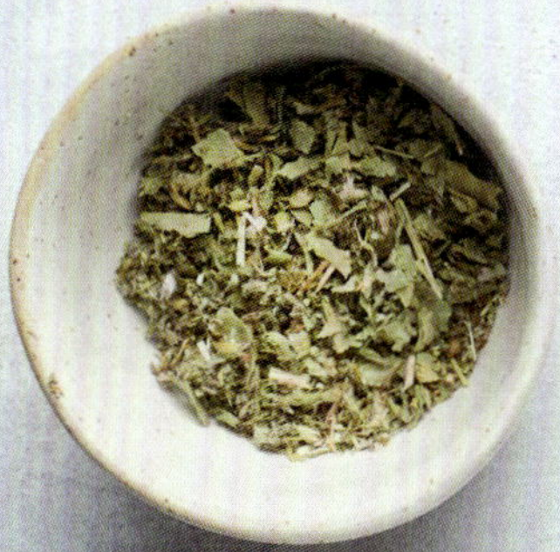

Innere-Stärke-Tee

30 g Gänsefingerkraut • 30 g Schafgarbenkraut • 10 g Kamillenblüten • 10 g Frauenmantelkraut • 10 g Ringelblumenblüten • 5 g Melissenblätter • 5 g getrocknete Ingwerwurzel

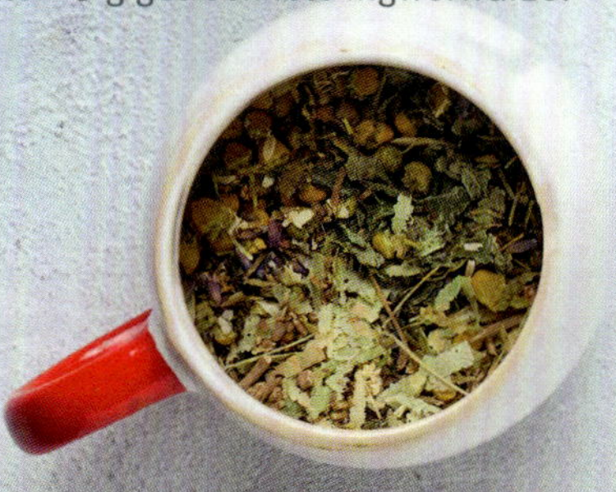

Teemischung zur Begleitung in der Periode

35 g Gänsefingerkraut • 35 g Schafgarbenkraut • 30 g Frauenmantelkraut

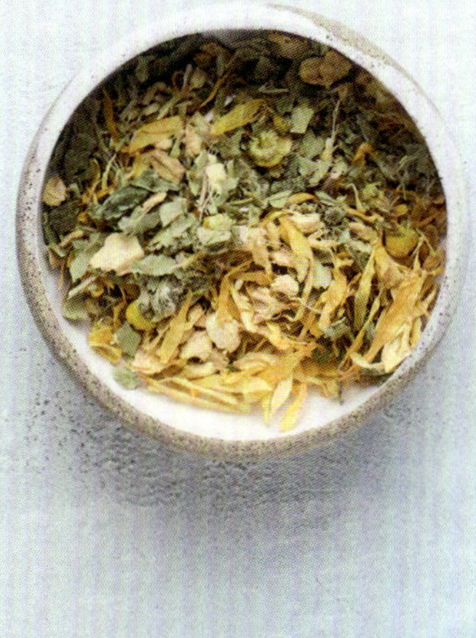

Gute-Nacht-Tee

20 g Zitronenmelisse • 20 g Lindenblüten • 20 g Kamillenblüten • 20 g Passionsblumenkraut • 10 g Baldrianwurzel • 10 g Lavendelblüten

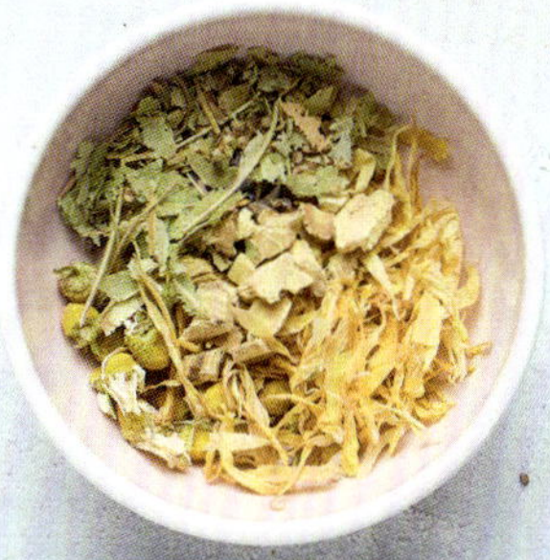

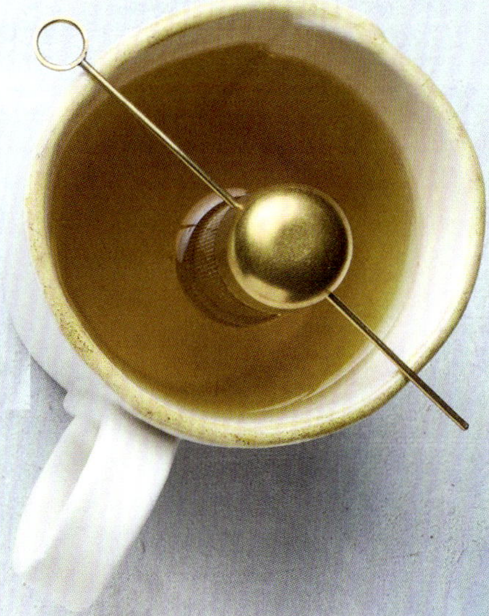

Wohltuender Blütentee

50 g Kamillenblüten • 30 g Ringelblumenblüten • 20 g Lindenblüten • optional 5 g Süßholzwurzel (entzündungshemmend, schleimlösend) und Ingwerwurzel

Verdauungstee

30 g Pfefferminzblätter • 30 g Kümmelsamen • 20 g Fenchelsamen • 10 g Anissamen • 10 g Schafgarbenkraut

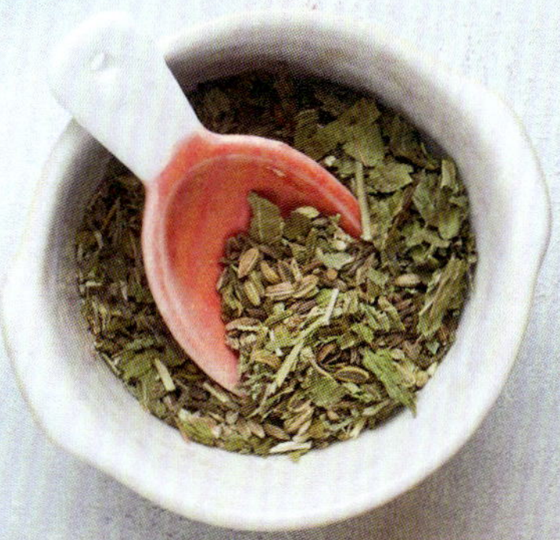

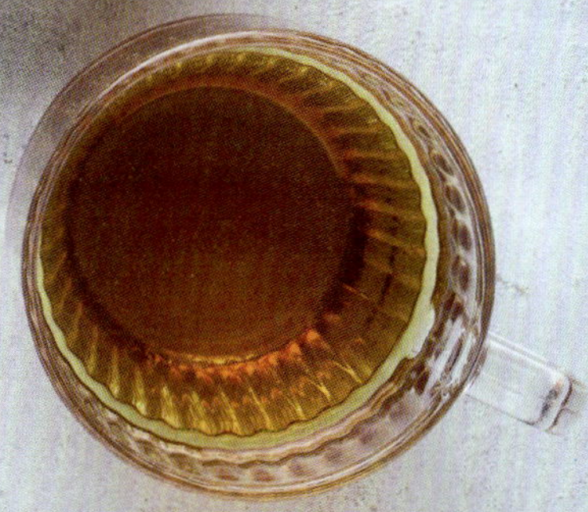

Zubereitung

- Bis zu 3–5 TL der jeweiligen Kräutermischung mit ½ l kochendem Wasser übergießen und den Tee 10 Min. abgedeckt ziehen lassen (so bleiben die wertvollen ätherischen Öle erhalten).

- Trink den Tee über den Tag verteilt. Bei Periodenschmerzen beginnst du am besten schon ein paar Tage vor deiner Periode und trinkst während der Menstruation weiter.

- Gänsefingerkraut, Frauenmantel und Schafgarbe enthalten Gerbstoffe. Daher Mahlzeiten, Eisenpräparate und Medikamente idealerweise im Abstand von mind. 1 Std. einnehmen.

Wichtige Heilpflanzen im Überblick

Pflanze	Arzneimittel	Anwendungsgebiet	Dosierung	Neben-/Wechselwirkungen
Gänsefingerkraut	–	innerliche Anwendung bei leichten Regelschmerzen und unspezifischem, akutem Durchfall	fertiges Präparat: siehe Packungsbeilage Tee: mehrmals täglich eine Tasse (2 g Kraut mit 150 ml heißem Wasser übergießen, 10 Min. abgedeckt ziehen lassen); Tagesdosis: 4–6 g der getrockneten Pflanze	Bei Reizmagen kann es zu einer Zunahme der Beschwerden kommen.
Frauenmantel	traditionelle Anwendung in Kombination mit anderen Pflanzen	bei Durchfall, Magen-Darm-Beschwerden und Menstruationsschmerzen	fertiges Präparat: siehe Packungsbeilage Tee: mehrmals täglich eine Tasse (1–2 g Kraut mit 150 ml heißem Wasser übergießen, 10 Min. abgedeckt ziehen lassen); Tagesdosis: 5–10 g der getrockneten Pflanze	–
Schafgarbe	traditionelles Arzneimittel (Schafgarbenkraut und Schafgarbenblüten)	innerliche Anwendung bei Appetitlosigkeit, leichten krampfartigen Magen-Darm-Beschwerden mit Blähungen sowie bei leichten menstruationsbedingten Krämpfen äußerliche Anwendung zur Behandlung kleiner, oberflächlicher Wunden	fertiges Präparat: siehe Packungsbeilage Tee: 2–3 Tassen pro Tag (2 g Schafgarbenkraut oder -blüten mit 150 ml siedendem Wasser übergießen, 10–15 Min. abgedeckt ziehen lassen); Tagesdosis: 4–6 g der getrockneten Pflanze Sitzbad: 100 g Schafgarbenkraut mit 1–2 l Wasser übergießen, 20 Min. ziehen lassen, dann dem Badewasser zugeben	bei Allergien gegen Korbblütler Kreuzallergie möglich, selten Kontaktallergie nicht in Schwangerschaft und Stillzeit bzw. nur in Maßen

Pflanze	Arzneimittel	Anwendungsgebiet	Dosierung	Neben-/Wechselwirkungen
Mönchspfeffer	traditionelles Arzneimittel (»well-established use«)	zur Behandlung leichter prämenstrueller Beschwerden (z. B. Spannungsgefühl und Schmerzen in den Brüsten) sowie bei Menstruationsstörungen (zu häufige, zu seltene oder ausbleibende Regelblutungen)	fertiges Präparat: siehe Packungsbeilage	Allergische Reaktionen (Gesichtsschwellungen, Atemnot und Schluckbeschwerden) wurden beobachtet. weitere berichtete Beschwerden: Hautreaktionen, Kopfschmerzen, Schwindel, Magen-Darm-Beschwerden, Akne und Menstruationsstörungen nicht zusammen mit Dopamin-Rezeptor-Antagonisten einnehmen
Hirtentäschelkraut	traditionelles Arzneimittel	bei starker Menstruationsblutung (nach ärztlichem Ausschluss ernster Ursachen)	fertiges Präparat: siehe Packungsbeilage Tee: 3–5 Tage vor und während der Periode zwei- bis viermal täglich eine Tasse trinken (3–5 g mit 150 ml siedendem Wasser übergießen, 10–15 Min. abgedeckt ziehen lassen); Tagesdosis: 3–20 g	nicht in Schwangerschaft und Stillzeit
Kamille	traditionelles Arzneimittel (Kamillenblüten und Kamillenöl)	innerliche Anwendung bei Blähungen, leichten Bauchkrämpfen und Erkältungen äußerliche Anwendung bei Entzündungen im Mund-, Rachen-, Anal- und Genitalbereich (nach Ausschluss ernster Erkrankungen) sowie bei Hautentzündungen, Wunden und Furunkeln	fertiges Präparat: siehe Packungsbeilage Tee: mehrmals täglich eine Tasse (3 g Kamillenblüten mit 150 ml heißem (nicht kochendem) Wasser übergießen, 5–10 Min. abgedeckt ziehen lassen;) Tagesdosis: 10–12 g	bei Allergien gegen Korbblütler Kreuzallergie möglich nicht in Schwangerschaft und Stillzeit bzw. nur in Maßen

Nahrungsergänzungs-mittel (NEM)

Auf den nächsten Seiten erfährst du, was Nahrungsergänzungsmittel sind, ob und wann man sie braucht und welche Rolle sie bei Endometriose und Adenomyose spielen.

Nahrungsergänzungsmittel (NEM) können Vitamine, Mineralstoffe, Spurenelemente, Pflanzenstoffe, Proteine oder Fettsäuren sein, also Stoffe, die du meist in konzentrierter Form einnimmst, z. B. als Kapseln, Tropfen oder Pulver. Du bekommst sie in Apotheken, Drogerien oder online. NEM gelten rechtlich als Lebensmittel, nicht als Arzneimittel. Sie dürfen nicht zur Behandlung von Krankheiten beworben oder eingesetzt werden. In Deutschland werden sie nicht so streng geprüft wie Medikamente. Die Hersteller müssen nur dafür sorgen, dass ihre Produkte sicher sind. Einige Nährstoffe wie Eisen, Zink oder Vitamin D gibt es sowohl als NEM als auch als Medikamente. Der Unterschied liegt dabei nicht im Wirkstoff, sondern in der Menge, der Zulassung und wofür sie verwendet werden. So gibt es Eisen in kleiner Menge als NEM, in höherer Dosierung ist es ein Medikament, das bei Eisenmangel eingesetzt wird.

Klar ist, dass unser Körper Nährstoffe braucht, um gut zu funktionieren. Dazu gehören Makronährstoffe (Kohlenhydrate, Fette und Proteine) sowie Mikronährstoffe (Vitamine, Mineralstoffe und Spurenelemente). Die meisten nehmen wir normalerweise über eine ausgewogene und abwechslungsreiche Ernährung (Seite 34) auf.

Es gibt aber Situationen, in denen es sinnvoll oder notwendig sein kann, NEM einzunehmen:

- Es werden zu wenig Nährstoffe über die Nahrung aufgenommen, z. B. bei einer veganen oder vegetarischen Ernährung, bei Appetitlosigkeit, Unverträglichkeiten, Verdauungsbeschwerden oder Problemen mit der Nährstoffaufnahme im Darm.
- Es besteht ein nachgewiesener Mangel (bei starken oder langen Menstruationsblutungen kann es sinnvoll sein, deinen Eisenstatus regelmäßig kontrollieren zu lassen).
- Es gibt einen erhöhten Bedarf, z. B. bei regelmäßigem Sport, in der Schwangerschaft, Stillzeit oder bei Krankheiten.

NEM bei Endometriose und Adenomyose?

Im Internet werden NEM oft als Wundermittel bei Endometriose und Adenomyose angepriesen. Das klingt verlockend. Bevor du aber zu Multi-Vitamin-Präparaten greifst, lohnt es sich, genau zu prüfen, welche Nährstoffe du bereits über dein Essen aufnimmst. Das geht relativ einfach mit einer Food-Tracking-App. So bekommst du einen realistischen Eindruck davon, welche Vitamine und Mineralstoffe in deiner täglichen Ernährung vorkommen und wo vielleicht noch Lücken sind.

Zunächst ist aber ganz wichtig zu verstehen: Es gibt kein NEM, das Endometriose oder Adenomyose heilen kann. Viele Studien zur NEM-Einnahme bei Endometriose haben zudem noch einige Haken: Oft sind die Zahlen der Teilnehmenden klein oder es wird mit Tiermodellen oder Zellen gearbeitet, die sich nicht immer eins zu eins auf uns Menschen übertragen lassen. Die Wirkung von Nährstoffen kann ganz unterschiedlich sein, je nachdem, ob man sie über Lebensmittel auf- oder als Supplemente einnimmt. Eine klare Empfehlung, wie viel man von welchem Supplement nehmen sollte, gibt es bislang meist nicht. Viele Untersuchungen, auf die sich manche Empfehlungen stützen, stammen auch nicht aus der Endometriose-Forschung, sondern aus Studien zur primären Dysmenorrhoe (Seite 77).

Mineralstoffe

Mineralstoffe sind lebenswichtig: Sie sorgen dafür, dass Muskeln arbeiten, das Herz schlägt, Blut gebildet wird und Knochen stabil bleiben. Weil der Körper sie nicht selbst herstellen kann, musst du sie über die Ernährung oder ggf. als NEM aufnehmen. Bekannte Mineralstoffe sind Eisen, Magnesium, Kalzium oder Zink.

Tipp von Nicole

Für den Anfang reicht für eine ausgewogene Ernährung das Tellermodell aus: Schaue, dass die Hälfte deines Tellers aus Gemüse besteht, ein Viertel aus Proteinen (Fleisch-, Milchprodukte oder Hülsenfrüchte) und eines aus Kohlenhydraten (Kartoffeln, Reis oder Nudeln). Achte zudem auf Abwechslung und gute Pflanzenöle (Lein- oder Rapsöl).

Eisen

Eisen ist v.a. für die Bildung von Hämoglobin wichtig. Das ist der rote Blutfarbstoff, der Sauerstoff durch deinen Körper transportiert. Fehlt Eisen, läuft dieser Prozess nicht mehr so gut. Du fühlst dich schneller müde, erschöpft, kannst dich schlechter konzentrieren oder bist körperlich weniger belastbar.

Viele von Endometriose oder Adenomyose Betroffene kennen das Problem: starke oder lange Blutungen und damit auch einen regelmäßigen Eisenverlust. Kein Wunder also, dass ein Eisenmangel bei dieser Erkrankung recht häufig ist. Wenn du das verlorene Eisen nicht wieder reinholst, kann sich mit der Zeit ein Mangel einschleichen. Das Gemeine ist, dass sich Müdigkeit, Konzentrationsschwierigkeiten oder Blässe – typische Symptome eines Eisenmangels – oft schwer von den Beschwerden der Erkrankung unterscheiden lassen. Umso wichtiger ist es, die eigenen Werte regelmäßig im Blick zu behalten und bei Bedarf gezielt gegenzusteuern.

Eisen gibt es in zwei Formen:

- Hämeisen (z. B. in Fleisch): Es wird besonders gut vom Körper aufgenommen.
- Nicht-Hämeisen (z. B. in Linsen, Tofu, Haferflocken, Kürbiskernen): Es kommt aus Pflanzen und wird schlechter verwertet. Aber keine Sorge: Mit ein paar Tricks kannst du die Aufnahme verbessern.

Ein Mangel zeigt sich im Blut nicht nur am Eisen-, sondern v. a. am Ferritinwert. Der sagt aus, wie gut deine Eisenspeicher gefüllt sind. Aber Vorsicht: Bei Entzündungen, wie sie bei Endometriose oder Adenomyose häufig vorkommen, kann der Ferritinwert manchmal fälschlicherweise zu hoch sein. Deshalb sollten deine Werte immer im Gesamtzusammenhang betrachtet und gemeinsam mit deiner Therapeutin oder deinem Therapeuten ausgewertet werden.

Wenn dein Eisenwert tatsächlich zu niedrig ist, kann es sinnvoll sein, Eisen zusätzlich einzunehmen. Bitte aber nicht einfach auf eigene Faust! Eisenpräparate solltest du immer gezielt und nach therapeutischer Rücksprache einnehmen, denn zu viel Eisen kann schädlich sein und Nebenwirkungen wie Bauchweh oder Verstopfung verursachen.

Tipp zur besseren Aufnahme von Eisen

Kombiniere eisenreiche pflanzliche Lebensmittel mit Vitamin C (z. B. frischer Orangensaft zum Müsli oder Paprika im Linseneintopf). Das hilft deinem Körper, das Eisen besser aufzunehmen. Achtung: Kaffee kann die Eisenaufnahme behindern. Am besten ein bis zwei Stunden Abstand lassen.

Es gibt Eisentabletten oder -tropfen, die besonders bei leichtem bis mittlerem Mangel gut helfen. Wenn deine Blutarmut stärker ist oder du Tabletten nicht verträgst, kann auch eine Infusion eine Option sein. Kleiner Tipp: Falls du die Eisenpräparate morgens auf nüchternen Magen schlecht verträgst, probiere es mal abends vor dem Schlafengehen.

Fazit: Wenn du regelmäßig deine Periode hast und vielleicht sogar stark oder lang blutest, lohnt es sich, deine Eisenwerte im Blick zu behalten. Ein Mangel entwickelt sich oft schleichend und kann dich ganz schön ausbremsen. Mit regelmäßiger Kontrolle und gezieltem Auffüllen kannst du frühzeitig gegensteuern und deinem Körper etwas Gutes tun.

Magnesium

Magnesium ist an zahlreichen Prozessen im Körper beteiligt, insbesondere an der Funktion von Muskeln, Nerven und dem Energiestoffwechsel. Wenn du dich ausgewogen ernährst, kannst du deinen Bedarf in der Regel gut über die Nahrung decken. Tipp: Mit einer Handvoll Kürbiskernen und einem Löffel Leinsamen in deinem Müsli kommst du mit ca. 150 mg Magnesium auf 40 % deines Tagesbedarfs. Das ist doch schon mal ein guter Anfang.

Wenn dein Körper zu wenig Magnesium bekommt, kann sich das durch Muskelkrämpfe, Nervosität, Erschöpfung oder Kopfschmerzen bemerkbar machen. Aber nicht jeder Krampf deutet automatisch auf einen Magnesiummangel hin und nicht jede Einnahme hilft tatsächlich. Es gibt Hinweise darauf, dass die regelmäßige Einnahme von Magnesiumcitrat (200 mg täglich) Regelschmerzen lindern kann. Vermutet wird, dass sich dadurch die Gebärmuttermuskulatur entspannt und das Schmerzempfinden abnimmt. Der Nutzen bei Menstruationsbeschwerden oder bei Endometriose bzw. Adenomyose ist bisher jedoch nicht eindeutig belegt. Wenn du Magnesium trotzdem einmal ausprobieren möchtest, achte auf die Dosierung: Es wird empfohlen, nicht deutlich mehr als 250 mg Magnesium pro Tag über Supplemente aufzunehmen, sonst drohen Nebenwirkungen wie Durchfall oder Magen-Darm-Beschwerden. Magnesiumöl, das äußerlich auf die Haut aufgetragen wird, empfinden viele als wohltuend, besonders in Verbindung mit Wärme oder achtsamer Berührung. Wissenschaftlich belegt ist eine Wirkung aber nicht. Die Aufnahme über die Haut ist umstritten. Wenn du das Gefühl hast, dir könnte Magnesium fehlen, lohnt sich eine therapeutische Abklärung. Bitte beachte: Der Wert im Blutserum allein sagt oft wenig aus, weil das meiste Magnesium im Körper in den Zellen und Knochen gespeichert ist. Hier hilft es, auf die Laborwerte (Vollblutanalyse), deine Symptome und deine Ernährung zu blicken.

Fazit: Magnesium ist wichtig für deine Muskeln, deine Nerven und dein allgemeines Wohlbefinden. Aber es ist kein Allheilmittel. Am besten versorgst du dich damit über eine ausgewogene Ernährung. Eine Nahrungsergänzung kann sinnvoll sein, wenn wirklich ein Mangel besteht.

Zink

Zink ist zwar nur in kleinen Mengen in deinem Körper vorhanden, aber sehr wichtig. Es stärkt dein Immunsystem, wirkt entzündungshemmend und schützt deine Zellen vor freien Radikalen (Seite 37). Außerdem braucht dein Körper Zink für die Herstellung von Enzymen, die bei Zellschutz und Energie helfen. Kurz gesagt: Ohne Zink läuft keine gute Immunabwehr und keine Reparatur im Körper.

Achtung bei »Wundermitteln«

Wenn's dir richtig mies geht, ist es total verständlich, dass du alles ausprobieren willst, was irgendwie Hoffnung macht. Und manchmal hilft ein ergänzender Ansatz wirklich weiter. Aber bitte lass dich nicht von Versprechen blenden, die nach Wunderheilung klingen. Hör auf dein Bauchgefühl, bleib immer neugierig und offen, aber auch kritisch.

Zink steckt in vielen Lebensmitteln wie Austern, Meeresfrüchten, rotem Fleisch, Geflügel, Nüssen, Samen und Hülsenfrüchten. Fehlt es dir, kann das Entzündungen verschlimmern und dein Immunsystem schwächen. Genau diese Prozesse spielen auch bei Endometriose und Adenomyose eine wichtige Rolle. Auch wenn es bisher keine Studien zur gezielten Zink-Supplementierung bei diesen Erkrankungen gibt, haben Betroffene oft niedrigere Zinkwerte. Bei Periodenschmerzen (ohne Endometriose) hat eine tägliche Einnahme von 40 mg Zinksulfat über drei Zyklen die Schmerzen reduziert[37]. Ähnliche positive Effekte wurden auch nach der Einnahme von **Kalzium** beobachtet: Hier halfen täglich 1000 mg vom 15. Zyklustag bis zum Beginn der Menstruation[38] über drei Zyklen.

Fazit: Du siehst, die Datenlage ist noch nicht eindeutig. Bei Verdacht auf einen Zinkmangel lohnt es sich, mit einer Ärztin oder einem Arzt über mögliche Untersuchungen und individuelle Empfehlungen zu sprechen.

Vitamine

Vitamine gehören ebenfalls zu den Mikronährstoffen, die dein Körper dringend braucht. Sie unterstützen dein Immunsystem, sorgen für eine gesunde Haut und helfen deinem Nervensystem, gut zu funktionieren. Da dein Körper Vitamine nicht selbst herstellen kann, ist es wichtig, sie über die Ernährung aufzunehmen, z. B. mit Obst, Gemüse, Vollkornprodukten oder auch tierischen Lebensmitteln. Die Vitamine C, D und E sind (besonders in Kombination) für ihre antioxidative und entzündungshemmende Wirkung bekannt.

Vitamin C

Vitamin C (Ascorbinsäure) ist ein wasserlösliches Vitamin und steckt in vielen frischen Lebensmitteln wie Zitrusfrüchten, Paprika, Kiwis, Brokkoli, Erdbeeren, Tomaten und Kartoffeln. Es zählt zu den wichtigsten Antioxidantien, schützt also deine Zellen vor freien Radikalen, wirkt entzündungshemmend und kann die Bildung neuer Blutgefäße bremsen – ein Prozess, der auch bei Endometriose eine Rolle spielt. Zwar ist die Forschung am Menschen noch begrenzt, aber in Tierversuchen konnte Vitamin C das Wachstum von Endometriose-Herden verlangsamen. Eine Vitamin-C-reiche Ernährung lohnt sich aber auf jeden Fall für deine Gesundheit.

Wenn du Vitamin C zusätzlich einnehmen möchtest (als Pulver oder in Tablettenform), ist wichtig, dass du es gut dosierst und am besten vorher mit deiner Therapeutin oder deinem Therapeuten sprichst. Das ist vor allem wichtig, wenn du Medikamente nimmst oder Vorerkrankungen hast. Und: Zu viel Vitamin C kann abführend wirken.

Vitamin D

Vitamin D ist streng genommen kein echtes Vitamin, sondern ein Hormonvorläufer. Dein Körper bildet ihn mithilfe von Sonnenlicht, wenn genügend UV-B-Strahlung auf die Haut trifft. Zusätzlich steckt es in tierischen Lebensmitteln wie fettem Fisch (z. B. Lachs, Makrele), Leber, Eigelb oder Käse. Über die Ernährung allein ist es aber meist schwierig, sich ausreichend zu versorgen, vor allem, wenn du vegetarisch oder vegan lebst.

Ein Mangel an Vitamin D ist weit verbreitet, denn wir verbringen viel Zeit drinnen, schützen unsere Haut mit Kleidung oder Sonnencreme und in den Wintermonaten reicht das Sonnenlicht in unseren Breitengraden oft gar nicht aus. Menschen mit dunklerer Haut brauchen zudem mehr UV-Strahlung, um Vitamin D zu bilden.

Warum ist Vitamin D so wichtig? Es beeinflusst u. a. das Immunsystem und wirkt entzündungshemmend. Erste Studien zeigen, dass Endometriose-Betroffene häufiger niedrigere Vitamin-D-Spiegel haben. Je niedriger der Spiegel, desto stärker scheinen die Beschwerden ausgeprägt zu sein[39]. In Tierversuchen konnten durch die Gabe von Vitamin D Entzündungswerte im Bauchraum gesenkt werden. Auch beim Schmerzmanagement nach Operationen gibt es Hinweise auf positive Effekte.

Wenn du wissen möchtest, ob du gut versorgt bist, hilft ein einfacher Bluttest (25-OH-Vitamin-D). Optimal sind Werte zwischen 30 und 50 ng/ml bzw. 50 und 70 nmol/l (je nach Labor). Wichtig: Bitte nimm Vitamin D nicht auf Verdacht ein. Eine Überversorgung kann ebenfalls schaden. Am besten sprichst du vor der Einnahme mit deiner Therapeutin oder deinem Therapeuten.

Gängige Formen zur Ergänzung sind Tropfen oder Kapseln. Manchmal ist in den Präparaten zusätzlich Vitamin K_2 enthalten, das ist aber nicht notwendig. Die tägliche Dosis liegt in der Regel zwischen 800 und 2000 I. E., je nach Ausgangswert. Manchmal braucht es aber mehr, um den Vitamin-D-Wert im Blut anzuheben. Mehr als 4000 I. E. solltest du ohne therapeutische Begleitung aber nicht einnehmen.

Vitamin E

Vitamin E ist ein fettlösliches Antioxidans, das als solches deine Zellen vor oxidativem Stress schützt. Du findest es v. a. in hochwertigen Pflanzenölen (z. B. Weizenkeim-, Sonnenblumen- oder Rapsöl), Nüssen und Samen (z. B. Mandeln, Haselnüssen, Sonnenblumenkernen), aber auch in Avocados, Spinat, Brokkoli und Vollkornprodukten.

Von Endometriose oder Adenomyose Betroffene scheinen im Vergleich zu gesunden Menschen niedrigere Vitamin-E-Konzentrationen aufzuweisen. Besonders bei mittelschwerer bis schwerer Endometriose finden sich deutlich geringere Spiegel als bei milden Verläufen. Eine Kombination von Vitamin C und Vitamin E könnte zu einer Verbesserung von chronischen Beckenschmerzen, starken Menstruationsschmerzen und Schmerzen beim Geschlechtsverkehr führen[40].

Wenn du dich ausgewogen ernährst, kannst du deinen Bedarf in der Regel gut darüber decken. Solltest du einen Mangel haben oder sollte dein Körper unter erhöhtem oxidativem Stress stehen (z. B. bei starken Symptomen), kann eine gezielte Ergänzung sinnvoll sein. Auch hier gilt: nicht einfach auf Verdacht einnehmen, sondern vorher Werte bestimmen lassen und Rücksprache mit deiner Praxis halten.

Vitamin E wird am besten zusammen mit etwas Fett aufgenommen, also idealerweise zu einer Mahlzeit. Gängige Dosierungen liegen bei 200–400 I. E. pro Tag. Höhere Mengen sollten nur therapeutisch begleitet eingenommen werden, da Vitamin E in sehr hohen Dosen die Blutgerinnung beeinflussen kann.

Omega-3-Fettsäuren

Omega-3-Fettsäuren kann dein Körper nicht selbst herstellen, deshalb musst du sie über die Ernährung zuführen. Wie du deinen Speiseplan dementsprechend gestalten kannst, hast du bereits erfahren (Seite 58). Wenn du nur selten oder gar keinen Fisch isst, kann es jedoch sein, dass du nicht optimal versorgt bist. In diesem Fall kann eine Nahrungsergänzung mit Öl oder Kapseln sinnvoll sein. Es gibt Fischölpräparate, aber auch vegane, nachhaltige Alternativen aus Mikroalgen, beide funktionieren gut.

Wie viel an Omega-3-Fettsäuren du genau einnehmen solltest, ist nicht abschließend geklärt. Positive Effekte bei Periodenschmerzen wurden mit einer Einnahme von 300–1800 mg täglich über zwei bis drei Monate beobachtet. Wenn du an einer Herz-Kreislauf-Erkrankung leidest, solltest du Omega-3-Präparate nur nach Rücksprache mit deiner Ärztin oder deinem Arzt einnehmen. In seltenen Fällen kann es – insbesondere bei höheren Dosierungen – zu einem erhöhten Risiko für Herzrhythmusstörungen wie Vorhofflimmern kommen.

Einige Labore bieten einen sogenannten Omega-3-Index-Test an. Damit lässt sich bestimmen, wie gut dein Körper versorgt ist. Allerdings ist der Test nicht unumstritten, weil bislang unklar ist, wie aussagekräftig die Werte wirklich sind. Oft liest man, dass ein Index von 8–10% als günstig gilt, ein klarer Grenzwert mit gesichertem Nutzen fehlt jedoch bislang.

Pro- und Präbiotika

Unser Darm ist mehr als nur ein Verdauungsorgan, er ist auch ein wichtiger Teil unseres Immunsystems. In ihm leben Milliarden von Mikroorganismen, die zusammen das sogenannte Mikrobiom bilden. Dieses sensible Ökosystem steht mittlerweile auch im Zusammenhang mit chronischen Erkrankungen wie Endometriose, dazu findest du mehr Informationen im Kapitel Ernährung (Seite 50). Die Forschung zur Verbindung zwischen Endometriose und dem Darmmikrobiom steckt noch in den Kinderschuhen, es wird aber vermutet, dass die Zusammensetzung bei Endometriose eine Rolle spielen könnte. Therapieansätze gibt es hier aber bislang noch nicht.

Viele Betroffene berichten, dass ihnen Probiotika guttun. Das sind lebende Mikroorganismen, meist bestimmte Bakterienstämme, die das Gleichgewicht der Darmflora unterstützen. Wenn du Probiotika als NEM ausprobieren möchtest, achte auf eine gute Qualität, verschiedene Bakterienstämme und ausreichend hohe Keimzahlen (mind. 1–10 Milliarden KBE pro Tagesdosis). Es kann einige Wochen dauern, bis du positive Effekte spürst. Sprich am besten mit deiner Ärztin oder deinem Therapeuten darüber, ob und welches Präparat für dich sinnvoll sein könnte.

Auch Präbiotika können den Darm unterstützen. Das sind unverdauliche Nahrungsbestandteile, die als »Futter« für die nützlichen Darmbakterien dienen. Wenn du über die Ernährung nicht auf mindestens 30 g Ballaststoffe pro Tag kommst, kann es sinnvoll sein, zusätzlich ein Präbiotikum als NEM einzunehmen.

Habe ich einen Nährstoffmangel?

Bevor du Mikronährstoffe einnimmst, empfehle ich dir, unbedingt vorab eine Blutanalyse machen zu lassen. So findest du heraus, ob deinem Körper tatsächlich etwas fehlt. Das spart nicht nur Geld, sondern schützt dich auch vor möglichen Unter- oder Überdosierungen. Bluttests können aber schnell teuer werden und die gesetzlichen Krankenkassen übernehmen die Kosten meist nicht. Welche Werte du bestimmen lassen solltest, ist nicht immer pauschal zu beantworten. V. a. die Forschung zu Nährstoffen und NEM-Einnahme in Zusammenhang mit Endometriose und Adenomyose steht noch am Anfang. Außerdem ist die Interpretation der Ergebnisse nicht immer leicht. In meiner Praxis und in meinen Beratungen unterstütze ich dabei, die passenden Laborwerte auszuwählen und die Befunde auszuwerten.

Was gibt es zu beachten?

Wenn du NEM einnehmen möchtest, achte auf Folgendes:

- Qualität: idealerweise mit Zertifikaten oder unabhängigen Tests geprüft
- Zusammensetzung: Künstliche Farb- und Aromastoffe, Konservierungsmittel, billige Füllstoffe (Magnesiumstearat, Siliciumdioxid), Titanoxid und Zuckerzusätze solltest du vermeiden. Sie können Nebenwirkungen auslösen oder sind überflüssig.
- Dosierung: Wie viel brauchst du tatsächlich?

Und stelle dir ein paar kritische Fragen:

- Warum genau will ich dieses Mittel einnehmen?
- Was erwarte ich mir davon? Hilft es wirklich bei meinen Beschwerden?
- Gibt es wissenschaftliche Hinweise für eine Wirkung oder ist es eher ein Trend?
- Ist das Produkt für meine persönliche Situation überhaupt geeignet (z. B. bei Kinderwunsch, hormoneller Therapie, bestimmten Ernährungsformen)?
- Gibt es mögliche Nebenwirkungen oder Wechselwirkungen mit Medikamenten?
- Wurde bei mir ein konkreter Mangel festgestellt, oder nehme ich es »zur Vorbeugung«?
- Was wäre eine sinnvolle Dosis und wer kann das eigentlich beurteilen?
- Brauche ich dafür einen Bluttest? Wenn ja, wer hilft mir, die Werte zu interpretieren?

Kurz gesagt: Je bewusster und informierter du entscheidest, desto besser kannst du deinem Körper wirklich etwas Gutes tun und unnötige Risiken oder Kosten vermeiden.

Symptombeobachtung und Zyklusbewusstsein

Symptombeobachtung und Zyklusbewusstsein können dir helfen, deine Beschwerden besser zu verstehen und einzuordnen – auch wenn du keinen (regelmäßigen) Zyklus hast.

Mithilfe eines Tagebuchs kannst du deine Erfahrungen festhalten und daraus Schritt für Schritt Erkenntnisse gewinnen, die dir im Alltag weiterhelfen.

Dein Körper als Kompass

Wenn du aktuell einen Menstruationszyklus hast, kannst du ihn mithilfe eines Zyklustagebuchs beobachten und tracken. Aber auch wenn du keine regelmäßige oder gar keine Menstruation (mehr) hast (z. B. durch eine hormonelle Therapie, die Entfernung der Eierstöcke/Gebärmutter oder andere medizinische Gründe), lohnt sich ein genauer Blick auf deinen Körper. Denn auch dann können sich Symptome in bestimmten Rhythmen zeigen oder durch äußere Faktoren (Stress, Ernährung oder Schlaf) verändern. Ein individuelles Symptomtagebuch kann dir helfen, Zusammenhänge besser zu erkennen und dein Wohlbefinden zu stärken.

Endometriose und Adenomyose sind zyklusabhängige Erkrankungen. Im ersten Kapitel dieses Buches hast du bereits erfahren, was das bedeutet und was dabei im Körper passiert (Seite 10). Viele Symptome stehen daher auch in engem Zusammenhang mit dem Menstruationszyklus. Vor allem rund um den Eisprung und die Periode nehmen die Beschwerden und Schmerzen oft zu. Das ist aber sehr individuell und die Erkrankung verläuft bei jeder Person unterschiedlich. Manche Menschen spüren zyklusabhängige Veränderungen sehr deutlich, andere erleben Schmerzen auch unabhängig vom Zyklus.

Schauen wir uns zwei Beispiele an: Laura hat Endometriose und Adenomyose und merkt schon einige Tage vor ihrer Periode, dass ihre Rückenschmerzen zunehmen und sie sich erschöpfter fühlt. Während der Menstruation sind ihre Unterleibsschmerzen so stark, dass sie sich kaum bewegen kann. In der ersten Zyklusphase nach der Periode geht es ihr dann meist etwas besser. Ihre beste Freundin Jasmin hat zwar auch Endometriose, nimmt aber ein Hormonpräparat und spürt keine zyklusbedingten Schwankungen. Bei ihr treten dennoch Schmerzen auf, vor allem bei Stress oder nach einem anstrengenden Tag.

Weil der Verlauf so individuell ist, kann es hilfreich sein, den eigenen Zyklus und die Symptome zu beobachten und zu dokumentieren. Zyklus- bzw. Symptombeobachtung ist auch eine Art Selbstfürsorge. Sie hilft dir, Muster zu erkennen und Zusammenhänge zu verstehen. Du lernst, genauer hinzuschauen: Wie verändert sich dein Befinden im Laufe des Zyklus? Was tut dir in bestimmten Phasen gut und was eher nicht? Je besser du deinen Körper kennst, desto leichter kannst du deinen Alltag daran anpassen. Es kann sein, dass sich deine Symptome durch eine Ernährungsumstellung verbessern. Oder du nimmst nach einer Therapie andere Beschwerden wahr als vorher. Wenn du regelmäßig aufschreibst, wie es dir geht, wird es leichter, solche Entwicklungen zu erkennen und deine Entscheidungen danach auszurichten.

Wo beginnen?

Ein guter Einstieg in die Symptom- und Zyklusbeobachtung besteht darin, dir jeden Tag ein paar Minuten Zeit zu nehmen und kurz festzuhalten, wie es dir geht. Du brauchst dafür keine spezielle App und auch kein ausgeklügeltes System. Ein Notizbuch, dein Kalender oder die Notizen-App auf dem Handy reichen völlig aus.

Du kannst dich jetzt fragen:

- Wie fühle ich mich körperlich?
- Habe ich Schmerzen, bin ich müde, angespannt oder energiegeladen?
- Wie ist meine Stimmung? Ruhig, gereizt, traurig, gelassen?
- Gibt es wiederkehrende Symptome wie etwa Kopfschmerzen, Endobelly oder Heißhunger?

Zur Erinnerung

Ein Zyklus beginnt am ersten Tag der Periode, also an dem Tag, an dem die Blutung richtig losgeht. Ab dann werden die Tage bis zur nächsten Periode gezählt. Alles zwischen 21 und 35 Tagen ist ganz normal. Die Zykluslänge kann auch immer um ein paar Tage schwanken. Die Zeit nach der Menstruation und vor dem Eisprung nennt man Follikelphase. Dann reifen Eizellen in den Eierstöcken heran und dein Körper bereitet sich auf einen Eisprung vor. Nach diesem folgt die sogenannte Lutealphase. Wenn keine Schwangerschaft eintritt, wird die zuvor aufgebaute Schleimhaut abgebaut und die nächste Periode beginnt. Je nach Hormontherapie hast du möglicherweise keinen natürlichen Zyklus.

Wenn du möchtest, kannst du auch aufschreiben, wie du geschlafen oder was du gegessen hast. Viele Menschen berichten, dass bestimmte Nahrungsmittel ihre Beschwerden rund um den Eisprung oder die Periode verstärken können.

Nach einigen Wochen/Zyklen wirst du vermutlich erste Muster erkennen. Vielleicht reagierst du an bestimmten Tagen besonders empfindlich auf Stress, oder dein Energielevel verändert sich regelmäßig. Dieses Wissen hilft dir, gezielter für dich zu sorgen und vorausschauend zu planen.

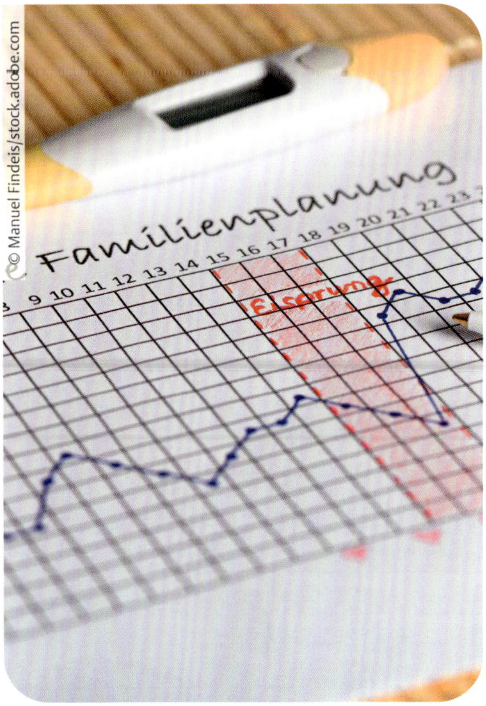

Tools und Methoden

Wenn du nun tiefer einsteigen und deinen natürlichen Zyklus näher beobachten möchtest, gibt es verschiedene Möglichkeiten. Wichtig ist, dass du etwas findest, das zu deinem Alltag passt.

Kinderwunsch und Zykluswissen

Wenn du versuchst, schwanger zu werden, kann dir die symptothermale Methode helfen, die fruchtbaren Tage im Zyklus besser einzugrenzen, und so die Chance auf eine Schwangerschaft erhöhen.

Symptothermale Methode

Die symptothermale Methode zählt zur natürlichen Familienplanung (NFP), ist wissenschaftlich gut untersucht und wird sowohl zur Verhütung als auch bei Kinderwunsch eingesetzt. Aber auch wenn das für dich gerade kein Thema ist, kann die Methode hilfreich sein, um deinen Hormonverlauf und dein körperliches Befinden besser zu verstehen. Sie nutzt eine Kombination aus Temperatur- und Zervixschleim-Beobachtung, mit der du deinen Zyklus sehr genau kennenlernen kannst.

Ein Baustein der Methode ist das morgendliche Temperaturmessen. Dabei misst du direkt nach dem Aufwachen (noch bevor du aufstehst) deine sogenannte Basaltemperatur. Am besten nutzt du dafür ein digitales Thermometer mit zwei Nachkommastellen und misst immer an derselben Stelle, z. B. oral unter der Zunge oder vaginal. Die gemessene Temperatur trägst du täglich in ein Zyklusblatt oder in eine App ein. Um den Eisprung herum steigt deine Körpertemperatur leicht an (um etwa 0,2–0,5 Grad) und bleibt dann bis zur nächsten Periode auf diesem Niveau. Das hilft dir im Nachhinein zu erkennen, wann der Eisprung stattgefunden hat. Zusätzlich zur Temperatur beobachtest du deinen Zervixschleim, also den vaginalen Ausfluss, der sich im Laufe des Zyklus verändert. Direkt vor dem Eisprung wird der Schleim oft klar, spinnbar und dehnbar, so ähnlich wie rohes Eiweiß. Das ist ein Zeichen für den Beginn deiner fruchtbaren Phase. Nach dem Eisprung wird er meist wieder zäh, klumpig oder verschwindet ganz. Auch diese Beobachtungen trägst du ein.

Mit beiden Beobachtungen kannst du recht zuverlässig herausfinden, ob und wann dein

Eisprung stattgefunden hat. Meiner Erfahrung nach ist das für viele eine wertvolle Information: Du erkennst, wie dein Körper auf die natürlichen Hormonschwankungen reagiert, kannst Beschwerden im Zyklusverlauf besser einordnen und wirst sensibler für die Signale deines Körpers. Habe Geduld und nimm den Druck raus, mit der Zeit wirst du sicherer in deinen Beobachtungen. Wie genau diese Methode funktioniert, kannst du mithilfe von Büchern, Kursen oder einer individuellen Beratung lernen.

Dein Zyklus-/Symptomtagebuch

Ein Tagebuch ist ein wertvolles Tool, das dir dabei helfen kann, deine wiederkehrenden Muster besser zu erkennen: Wann sind deine Beschwerden besonders stark? An welchen Tagen fühlst du dich erschöpft, und wann hast du mehr Energie? Mit der Zeit bekommst du so ein feineres Gespür dafür, was dein Körper wann braucht. Das unterstützt dich nicht nur im Alltag, sondern auch dabei, deine Erfahrungen gezielter zu reflektieren und darüber zu sprechen, z. B. beim nächsten Termin in deiner Gyn-Praxis. Egal, ob du noch einen Zyklus hast oder nicht, ein Tagebuch kann dir helfen, deine körperlichen und emotionalen Veränderungen besser wahrzunehmen und zu verstehen. Besonders bei Endometriose und Adenomyose können Beschwerden sehr unterschiedlich und manchmal schwer zuzuordnen sein.

Im Anschluss (Seite 102) findest du eine Vorlage für ein solches Tagebuch. Es ist bewusst offen gestaltet: Es bietet dir Raum, um Symptome, Stimmungen, Energielevel und andere wichtige Beobachtungen täglich festzuhalten. Nimm dir jeden Tag ein paar Minuten Zeit, um deine Erfahrungen einzutragen. So kannst du Schritt für Schritt Muster erkennen und besser einschätzen, was dir guttut und wann es Zeit ist, besonders gut auf dich zu achten.

Symptomtagebuch

Symptome: Skala 0 – 10
0 = keine Symptome, 1 = schwach/minimale Ausprägung
10 = sehr starke Symptome / stark / maximale Ausprägung

Beispiel

Jan Feb Mär Apr Mai Juni **Juli** Aug Sep Okt Nov Dez

Datum	1	2	3	4	5	6	7	8	9	10	11	12	13	14	15	16	17	18	19	20	21	22	23	24	25	26	27	28	29	30	31	
Zyklustag					1	2	3	4																								
Symptome																																gesamt
Periode	0	0	0	0	3	7	5	2																								17
Unterleibsschmerzen	0	0	1	6	8	1	0	0																								15
Müdigkeit	6	7	7	7	9	9	2	1																								48
Lebensstil/Sonstiges																																
Schlaf				☹			☺																									
Bewegung				✗			✓																									
Ernährung				☹			☺																									
Stress				✓			✗																									
Entspannungsübungen				✗			✓																									
Medikament/NEM																																

Symptomtagebuch

Symptome: Skala 0 – 10
0 = keine Symptome, 1 = schwach/minimale Ausprägung
10 = sehr starke Symptome / stark / maximale Ausprägung

Jan Feb Mär Apr Mai Juni Juli Aug Sep Okt Nov Dez

Datum Zyklustag	1	2	3	4	5	6	7	8	9	10	11	12	13	14	15	16	17	18	19	20	21	22	23	24	25	26	27	28	29	30	31	
Symptome																																gesamt
Lebensstil/Sonstiges																																

Akupressur und Selbsthypnose

Akupressur und Selbsthypnose – zwei wertvolle Tools, die du ganz einfach in deinen Alltag einbauen kannst, um dich selbst sanft zu unterstützen.

Sehen wir uns diese beiden Werkzeuge einmal genauer an. Wie funktionieren sie und wie können sie bei Endometriose oder Adenomyose helfen?

Akupressur

Akupressur ist eine Methode aus der Traditionellen Chinesischen Medizin (TCM) und funktioniert ähnlich wie Akupunktur, nur ganz ohne Nadeln. In der TCM geht man davon aus, dass unsere Lebensenergie, das sogenannte Chi, durch bestimmte Bahnen (Meridiane) im Körper fließt. Wenn der Energiefluss blockiert oder gestört ist, kann das laut TCM zu Beschwerden wie Schmerzen, Müdigkeit oder Unwohlsein führen.

Ziel von Akupressur und Akupunktur ist es, den Energiefluss wieder ins Gleichgewicht zu bringen. Während bei der Akupunktur feine Nadeln an bestimmten Punkten entlang der Meridiane gesetzt werden, nutzt du bei der Akupressur deine Hände. Du drückst oder massierst ganz sanft und gezielt bestimmte Punkte mit deinen Fingern. Das Schöne an Akupressur: Du kannst sie ganz leicht anwenden, brauchst keine Hilfsmittel und sie hat in der Regel keine Nebenwirkungen. Viele empfinden sie als sehr wohltuend und entspannend, besonders bei krampfartigen Beschwerden, aber auch bei Stress und innerer Unruhe.

Akupressur bei Periodenschmerzen

Es gibt Hinweise darauf, dass Akupressur bei Regelschmerzen, PMS oder anderen zyklusbedingten Beschwerden helfen kann. Eine Studie an der Berliner Charité konnte zeigen, dass Selbstakupressur bei Menstruationsschmerzen zu einer echten Linderung führen kann[41]. Auch wenn die Forschung noch nicht abschließend klären konnte, wie genau die Akupressur im Körper wirkt, ist das ein vielversprechender Ansatz zur Selbsthilfe.

Es wurden drei besonders wirksame Akupressur-Punkte entdeckt: SP6 am Unterschenkel, LI4 auf dem Handrücken und LV3 am Fußrücken. Du brauchst jeweils nur etwa eine Minute pro Punkt und Seite. Das lässt sich leicht in den Alltag einbauen. Viele empfinden die Anwendung als entspannend und schmerzlindernd.

SP6: San Yin Jiao 1

- Lage: an der Innenseite des Unterschenkels, etwa vier Fingerbreit oberhalb des inneren Fußknöchels
- Wirkung: wird traditionell bei Menstruationsbeschwerden, Unterleibsschmerzen, Verdauung und innerer Unruhe eingesetzt

LI4: He Gu 2

- Lage: auf dem Handrücken, im Muskel zwischen Daumen und Zeigefinger (in der Vertiefung, wo sich die Knochen treffen)
- Wirkung: häufig angewendet bei Schmerzen, Verspannungen und Kopfschmerzen; auch zur allgemeinen Schmerzlinderung, deshalb auch sinnvoll bei Periodenschmerzen

LV3: Tai Chong 3

- Lage: auf dem Fußrücken, zwischen dem großen Zeh und dem zweiten Zeh, etwa zwei Fingerbreit nach oben
- Wirkung: wird zur Entspannung, bei Stress, Reizbarkeit und Unterleibsbeschwerden genutzt

So geht's: Nimm dir Zeit, um den jeweiligen Akupressur-Punkt an deinem Körper zu finden. Lege dann deinen Daumen, Zeige- oder Mittelfinger sanft auf den ersten Punkt. Jetzt massierst du ihn mit leichtem Druck in kleinen, langsamen Kreisbewegungen im Uhrzeigersinn. Atme dabei ruhig ein und aus. Schließe am besten die Augen, wenn es angenehm für dich ist, und mache diese Übung pro Punkt etwa eine Minute lang.

Achtung: In der Schwangerschaft kann Akupressur wehenfördernd wirken!

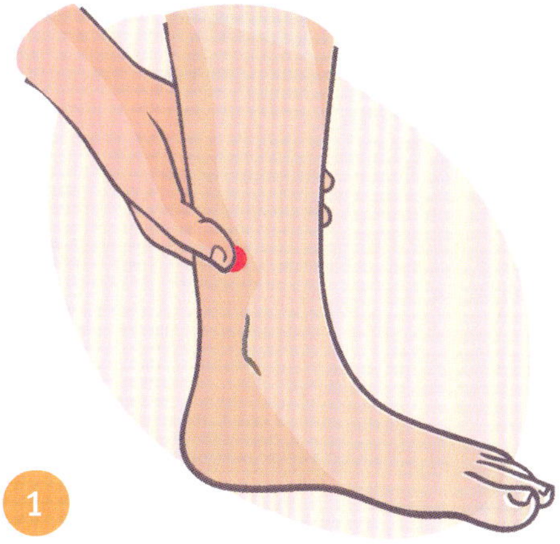

1

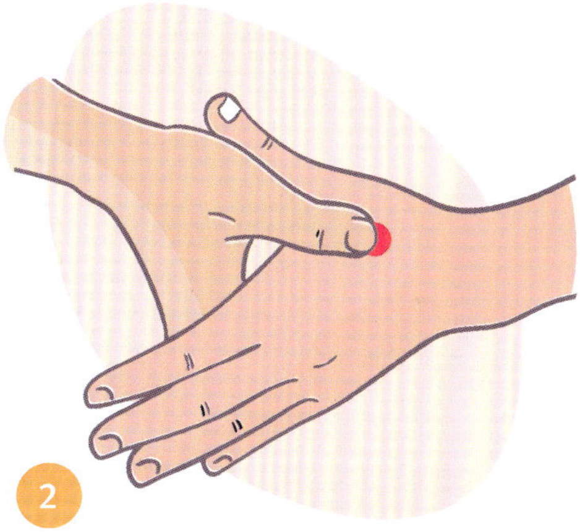

2

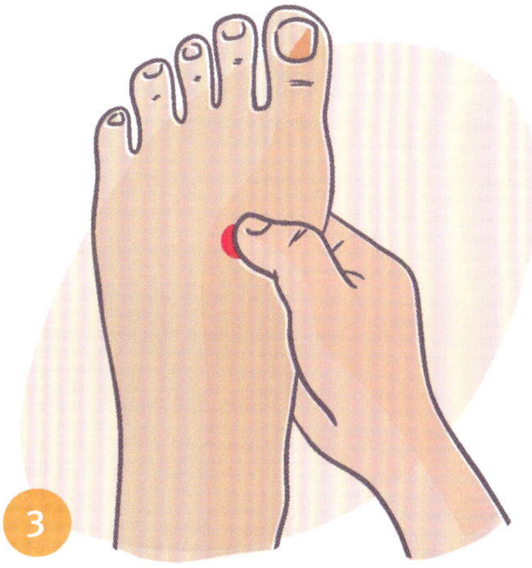

3

Starte am besten einige Tage vor deiner Menstruation und wende die Punkte täglich ein- bis zweimal an, besonders an Tagen mit Beschwerden. Ideal ist es, die Massage in einen kleinen Entspannungsmoment einzubauen, etwa abends auf dem Sofa oder morgens im Bett.

Akupressur bei Stress

Stress belastet Körper und Geist gleichermaßen. Akupressur ist eine einfache und wirksame Methode, um ihn abzubauen und wieder Ruhe zu finden.

Suche dir einen ruhigen Ort und setze oder lege dich bequem hin. Nimm ein paar tiefe Atemzüge, um dich zu sammeln und anzukommen. Der Punkt Yintang (das »dritte Auge«) liegt genau zwischen deinen Augenbrauen, in der Mitte der Stirn. 4 Massiere ihn mit deinem Zeigefinger oder Daumen sanft für etwa ein bis zwei Minuten im Uhrzeigersinn. Atme dabei ruhig und gleichmäßig weiter. Du kannst die Massage bei Bedarf mehrmals täglich wiederholen, schon wenige Minuten können helfen, innere Anspannung zu lösen und den Geist zu beruhigen.

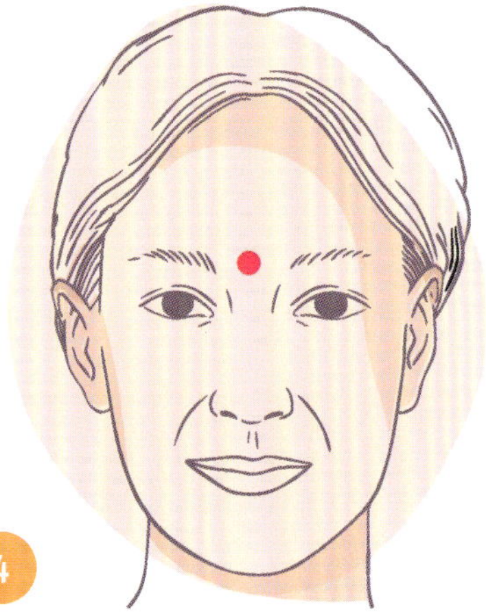

4

Klopfakupressur

Klopfakupressur (Emotional Freedom Technique: EFT) ist eine einfache Methode, um z. B. emotionalen Stress zu reduzieren. Der Unterschied zur normalen Akupressur: Du tippst dabei mit den Fingerspitzen leicht auf die entsprechenden Punkte, während du gleichzeitig deine Gedanken auf das Problem richtest (z. B. Stress, Schmerzen oder belastende Gefühle).

Gerade bei Endometriose oder Adenomyose kann das Klopfen hilfreich sein, um besser mit Schmerz oder Begleiterscheinungen wie Stress oder Überforderung umzugehen. Einige Betroffene berichten sogar, dass sie durch regelmäßige Klopfsequenzen ihre Schmerzwahrnehmung positiv beeinflussen konnten. Und das Beste: Auch hier brauchst du nichts weiter als deine Hände und ein bisschen Zeit. EFT soll Stress reduzieren, Ängste mindern und das Nervensystem beruhigen. Die Wirksamkeit dieser Methode ist wissenschaftlich aber noch nicht eindeutig belegt.

Selbsthypnose

Vielleicht kennst du das: Manchmal ist alles einfach zu viel. Dein Kopf ist voll, dein Körper angespannt und dein Nervensystem auf Alarmstufe Rot. Gerade mit Endometriose oder Adenomyose passiert das schnell. Selbsthypnose kann dir helfen, in genau solchen Momenten zur Ruhe zu kommen und dich wieder ein Stück selbstwirksamer zu fühlen. Dahinter steckt keine Zauberei, sondern ein ganz natürlicher Zustand irgendwo zwischen Wachsein und Schlaf. Das ist vergleichbar mit dem Moment kurz vor dem Einschlafen. Genau in diesem Zustand ist dein Gehirn besonders empfänglich für innere Bilder, beruhigende Worte und heilsame Impulse. Du kannst ihn gezielt nutzen, um dein Nervensystem zu regulieren und dich von innen heraus zu stärken.

So geht's: Suche dir einen ruhigen Ort und setze oder lege dich bequem hin. Am besten dort, wo du für ein paar Minuten ungestört bist. Stelle dein Handy auf lautlos. Komm im Moment an. Schließe dafür die Augen, wenn es sich gut für dich anfühlt. Nimm drei tiefe Atemzüge und spüre, wie mit jedem Ausatmen ein bisschen mehr Anspannung aus deinen Schultern, deinem Kiefer und deinem ganzen Körper weicht. Zähle jetzt rückwärts von zehn bis eins, ganz langsam. Stelle dir vor, wie du mit jeder Zahl ein Stück tiefer in eine innere Ruhe sinkst. Visualisiere einen Ort, an dem du dich absolut sicher, ruhig und wohl fühlst. Das kann ein realer Ort sein oder ein Fantasieort. Vielleicht ein Strand, dein Lieblingsplatz im Wald oder dein Bett an einem Sonntagmorgen. Stelle dir Farben, Geräusche und Gerüche so real wie möglich vor. Sage dir jetzt in Gedanken oder auch laut einen Satz, der dir guttut und den du dir auch glaubst, z. B. »Ich bin sicher«, »Mein Körper darf entspannen« oder »Ich komme zur Ruhe«. Wiederhole diesen ein paarmal. Wenn du spürst, dass dein Körper ruhiger geworden ist, zähle langsam von eins bis fünf. Bewege sanft deine Finger und Zehen. Öffne dann die Augen. Lass dir einen Moment Zeit, wieder ganz im Hier und Jetzt anzukommen.

Wichtig: Du musst keine perfekten Bilder im Kopf haben. Je öfter du übst, desto leichter fällt dir der Einstieg.

Eine sinnliche Reise

Tipp aus der Sexualtherapie: Du kannst dich per Selbsthypnose an einen lustvollen, erotischen, intimen Ort bringen. Allerdings nur, wenn du momentan entspannt bist, nicht, wenn du starken Stress oder Schmerzen verspürst. Nutze die Anleitung zur Selbsthypnose und erschaffe innere Bilder einer erfüllten, wohligen, schmerzfreien und entspannten Sexualität. Dabei kennt die Fantasie kaum Grenzen. So kannst du dich selbst genau dorthin einladen, wo es sich für dich besonders gut oder erregend anfühlt. Im Kapitel »Hilfreiches aus der Sexualtherapie« (Seite 155) findest du weitere nützliche Unterstützung für deine Sexualität.

Selbstcoaching für mentale Gesundheit

In diesem Kapitel lernst du Tools und alltagstaugliche Selbstcoaching-Methoden kennen, mit denen du deine innere Balance stärken kannst.

Endometriose und Adenomyose fordern Energie, Geduld, manchmal auch Lebensfreude. Und weil vieles davon nicht sichtbar ist, fühlen sich Betroffene oft unverstanden. Die körperlichen Symptome wie Schmerzen oder Erschöpfung sind für Außenstehende vielleicht noch greifbar. Aber darunter liegen oft Gedanken und Gefühle, die kaum jemand sieht. Vielleicht fragst du dich, wie du deinen Alltag schaffen sollst. Vielleicht tut dir Sex weh, was deine Beziehung belastet. Vielleicht fühlst du dich von Ärzt*innen nicht ernst genommen oder hast Angst vor der nächsten Untersuchung. Manchmal ist es auch der unerfüllte Kinderwunsch, der an dir zehrt. Du kannst dir das vorstellen wie einen Eisberg im Meer. Die Spitze, die aus dem Wasser ragt, ist das, was andere sehen: deine Symptome und Einschränkungen. Doch darunter liegt der viel größere Teil, verborgen und oft unerkannt, aus Gedanken, Ängsten und Sorgen oder Traurigkeit.

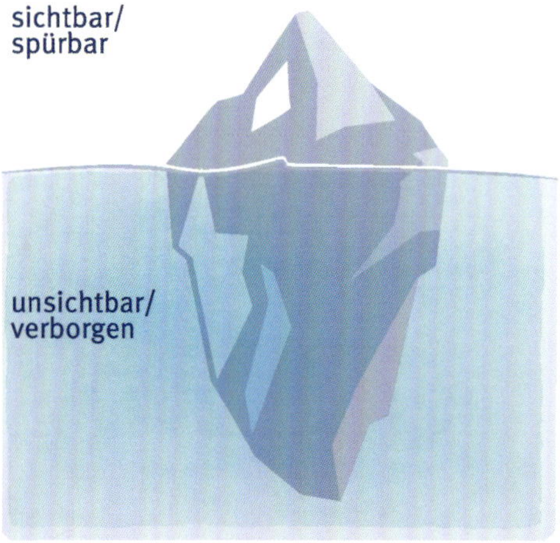

Übung: dein persönlicher Eisberg Nimm dir einen Moment Zeit und zeichne deinen persönlichen Eisberg: An die Spitze schreibst du Symptome und Herausforderungen (z. B. Schmerzen oder Erschöpfung). Unterhalb der Wasserlinie notierst du, was dich zusätzlich belastet, auch wenn es vielleicht nicht direkt greifbar ist (Gedanken, Gefühle, Ängste, Sorgen). Du kannst hier aber auch aufschreiben, was auf körperlicher Ebene passiert, ohne dass es besondere Aufmerksamkeit erhält (z. B. stille Entzündungen oder hormonelle Schwankungen).

Das biopsychosoziale Modell

Das biopsychosoziale Modell geht davon aus, dass Gesundheit und Krankheit nicht nur durch körperliche (biologische), sondern auch durch psychische und soziale Faktoren beeinflusst werden. Es ist also ein integrativer Ansatz mit einem ganzheitlichen Blick auf den Menschen.

- biologisch: Das sind z. B. die Entzündungen, Verwachsungen oder hormonellen Veränderungen bei einer Endometriose bzw. Adenomyose.
- psychisch: Schmerz, Erschöpfung, Frustration, all das kann sich negativ auf deine Stimmung, deinen Schlaf oder dein Stresslevel auswirken.
- sozial: Wie dein Umfeld, also z. B. deine Familie, Ärzt*innen, Arbeitgeber etc., reagiert, kann dich im besten Fall unterstützen, aber auch zusätzlich belasten.

Dieses Modell lädt dich ein, deine Krankheit aus mehreren Blickwinkeln zu betrachten. Genau hier setzt auch Selbstcoaching an: Du lernst, nicht nur deinen Körper wahrzunehmen, sondern auch deine Gedanken, Gefühle und dein soziales Umfeld aktiv zu reflektieren und zu gestalten. So kannst du selbstbestimmte Schritte gehen, die dir im Alltag helfen, besser mit der Endometriose und Adenomyose zurechtzukommen. Denn je besser du verstehst, wie die verschiedenen Ebenen zusammenspielen, desto gezielter kannst du deine Ressourcen stärken und Belastungen reduzieren. Das kann sich wiederum positiv auf deine Beschwerden und dein Wohlbefinden auswirken. Wenn du das Gefühl hast, allein nicht weiterzukommen, unterstützt dich ein Coaching dabei, passende Strategien für deinen Alltag zu entwickeln und diese zu etablieren.

Mental Load

Mental Load in Bezug auf eine chronische Erkrankung ist die dauerhafte mentale Belastung, die entsteht, wenn du versuchst, deinen Alltag zu organisieren, deine Symptome im Blick zu behalten und gleichzeitig all die emotionalen Herausforderungen zu verarbeiten. Du denkst vielleicht daran, wann die nächste Periode kommt, wie du Termine im Rahmen deines Zyklus am besten legst, welche Schmerzmittel du brauchst, ob du genug Wärmepflaster dabei hast … Vielleicht achtest du auf deine Ernährung, trackst Symptome, wägst ab, ob du heute zu einem Treffen gehst oder doch besser absagst. Du hast Gedanken wie: »Was ziehe ich an, damit ich mich mit meinem Endobelly wohlfühle?«, »Gibt es im Restaurant genug Toiletten?«, »Ich hoffe, mein Team ist nicht enttäuscht von mir!«. Puh! Diese ständigen Gedanken, die Sorgen und das Planen.

Um wieder klarer denken zu können, hilft es oft, sich den eigenen Mental Load bewusst zu machen. Ich habe dir Fragen zusammengestellt, die dich dabei unterstützen:

- Welche Gedanken beschäftigen dich täglich rund um deine Erkrankung?
- Gibt es Dinge, an die du ständig denken musst, während andere das nicht tun?
- An welche To-dos musst du regelmäßig denken (Termine vereinbaren, Medikamente einnehmen, Ernährungspläne machen und einhalten, Schmerzmanagement)?
- Welche Entscheidungen rauben dir Kraft?
- Wie fühlst du dich, wenn du an diese Gedanken und Aufgaben denkst?
- Wo spürst du körperlich oder emotional die Anspannung, die durch diesen Mental Load entsteht?

Dein innerer Coach

Mit einer Erkrankung wie Endometriose oder Adenomyose fühlt es sich oft so an, als müsste man jeden Tag neu mit sich selbst verhandeln. Was schaffe ich heute? Was nicht? Nicht selten führt dies zu inneren Konflikten. Da kann es hilfreich sein, einen bestimmten Anteil in dir bewusst zu stärken: deinen inneren Coach. Damit ist eine Haltung gemeint, die dich durch schwierige Situationen begleitet, dir Orientierung gibt und dich ermutigt. Der innere Coach hinterfragt negative Gedanken und gibt dir Impulse für gute Entscheidungen. Nimm dir einen Moment Zeit, ihm oder ihr einen Namen zu geben. Wenn du negative Gedanken bemerkst, frage dich: »Was würde mein innerer Coach jetzt sagen?« So trainierst du, dich wertschätzender zu begleiten.

Akzeptanz

Akzeptanz klingt vielleicht so, als müsstest du deine Erkrankung einfach hinnehmen. Aber genau das ist nicht gemeint. Akzeptanz heißt auch nicht, dass du Schmerzen, Einschränkungen oder Herausforderungen schönreden sollst. Es bedeutet vielmehr, aufzuhören, gegen das Gegebene zu kämpfen. Du kannst dir sagen: »Ja, das gehört gerade zu meinem Leben.« Und von diesem Punkt aus – nicht im Widerstand, sondern in Verbindung mit dir selbst – kannst du neue Kraft schöpfen. Denn der ständige innere Kampf kostet unglaublich viel Energie. Ich gebe dir ein Beispiel: Du wachst morgens mit Schmerzen auf. Statt zu denken: »Warum schon wieder? Das darf doch nicht wahr sein!«, was total verständlich wäre, probiere doch mal: »Okay, das ist heute da. Es ist unangenehm, ich finde es nicht gut. Ich schaue, was mir heute möglich ist.« Das fühlt sich wahrscheinlich erst mal ungewohnt an. Aber probiere es einfach ein paarmal aus und schau, was das mit dir macht.

Achtsamkeit

Achtsamkeit kann im Umgang mit deiner Erkrankung hilfreich sein. Du nimmst dabei bewusst wahr, was gerade da ist, ohne es sofort zu bewerten, zu analysieren oder verändern zu wollen. Du beobachtest deine Gedanken, Gefühle, Körpersignale oder deine Umgebung mit einer freundlichen, offenen Haltung. Achtsamkeit lässt sich üben, in der Meditation, mit Yoga oder Qigong, aber auch im Alltag beim Gehen, Zähneputzen oder Essen. Alles, was du mit voller Aufmerksamkeit tust, kann zur Achtsamkeitspraxis werden. Das klingt vielleicht simpel und unbedeutend, aber in einem Alltag mit Endometriose oder Adenomyose ist das alles andere als selbstverständlich. Wenn Schmerzen oder Erschöpfung überhandnehmen, wenn Termine drängen oder du dich von deinem Körper im Stich gelassen fühlst, schaltet sich dein Autopilot ein: Du funktionierst irgendwie und reagierst nur noch. Statt aber immer durchzuziehen und dich und deine Bedürfnisse dabei zu übergehen, kannst du ab jetzt immer mal kurz innehalten und überlegen: Wie geht es mir gerade? Was würde mir jetzt guttun? Ein Beispiel: Du spürst Schmerzen im Unterbauch. Achtsam beobachtest du: »Ah, da ist dieser Schmerz. Er fühlt sich stechend an. Ich nehme ihn wahr, ohne ihn wegzudrücken oder in Panik zu geraten.« Dann ziehst du deine Schlüsse: »Es würde mir heute guttun, im Homeoffice zu bleiben. In der Pause kann ich mir dann eine Entspannungsübung gönnen.«

Resilienz

Mit Resilienz meint die Psychologie die psychische Widerstandskraft, also die Fähigkeit, mit schwierigen Situationen umzugehen, ohne daran zu zerbrechen. Das bedeutet aber nicht, dass du immer stark sein oder alles allein schaffen musst. Vielmehr geht es darum, mit Krisen und Rückschlägen umzugehen und wieder ins eigene Gleichgewicht zurückzufinden. Resilienz kannst du üben. Sie wächst durch den bewussten Umgang mit Herausforderungen. Notiere dir als Übung täglich eine kleine Sache, die dir gutgetan oder dich gestärkt hat. Wenn du das regelmäßig machst, lenkst du deinen Fokus auf das Positive, auch in schwierigen Zeiten. Das hilft deinem Gehirn, positive Erfahrungen stärker wahrzunehmen und abzuspeichern. Du entwickelst mit der Zeit ein Gefühl dafür, dass es trotz der Belastung immer wieder stärkende Momente gibt.

Entscheidungen treffen

Endometriose und Adenomyose sind komplexe Erkrankungen und verlaufen bei jeder Person anders. Es gibt nicht die eine Therapie, die allen hilft, da fällt die Entscheidung schwer: Hormone, Operation, Naturheilkunde, Schmerztherapie, Ernährungsumstellung? Weil es bislang keine Behandlung gibt, die auf die Ursachen der Erkrankungen abzielt, fühlen sich alle Optionen eher wie ein Kompromiss an. Nicht selten sind die Entscheidungen mit vielen Unsicherheiten verbunden, etwa in Bezug auf Nebenwirkungen, Erfolgsaussichten oder Alltagseinschränkungen. Geht es dir auch so? Die Entscheidung für eine Therapieform ist nicht nur eine medizinische Frage, sie ist immer auch eine sehr persönliche.

Diese Fragen können dir helfen:

- Welche Ziele verfolge ich mit meiner Behandlung (z. B. Schmerzlinderung, Kinderwunsch oder eine bessere Lebensqualität)?
- Was wünsche ich mir gerade am meisten und was ist realistisch möglich?
- Welche Entscheidung fühlt sich, trotz aller Unsicherheit, ein bisschen leichter an?
- Welche Nebenwirkungen oder Einschränkungen bin ich bereit, in Kauf zu nehmen?
- Was würde mir helfen, mich bei meiner Entscheidung sicherer zu fühlen (mehr Zeit, zusätzliche Informationen, eine zweite Meinung oder der Austausch mit anderen)?
- Wer könnte mich auf meinem Weg unterstützen?

Du kannst auch einmal ausprobieren, so zu tun, als hättest du dich bereits entschieden, und diese Entscheidung innerlich ein paar Tage mit dir herumtragen. Wie fühlt sich das an?

Hilfe annehmen

Selbstcoaching kann viel bewirken, aber manchmal stößt du an deine Grenzen. Das ist völlig normal und kein Zeichen von Schwäche. Es ist wichtig zu verstehen, dass du nicht alles allein schaffen musst. Hilfe anzunehmen, ist auch ein Zeichen von Selbstfürsorge und Mut. Wenn du dich überfordert fühlst und nicht weißt, was deine nächsten Schritte sein könnten, bringt eine psychosoziale Beratung oder ein Coaching Klarheit. Wenn du starke Ängste hast oder deine Lebensfreude schwindet, kann eine Psychotherapie wertvolle Unterstützung bieten. Daneben sind Gespräche mit Freund*innen, der Austausch in Selbsthilfegruppen (Seite 29) oder auch andere Hilfsangebote wichtige Bausteine auf deinem Weg zu mehr Lebensqualität.

Reflexion und Integration

In diesem Kapitel hast du Heilpflanzen, NEM und (mentale) Bewältigungsstrategien kennengelernt. Nicht alles passt vielleicht zu deiner Situation. Nimm dir einen Moment Zeit, um das Gelesene auf dich wirken zu lassen und herauszufinden, was für dich persönlich gerade wichtig ist.

Teil 1

Welche Inhalte haben mich besonders angesprochen?

- Welche Inhalte haben mich neugierig gemacht?
- Welche Informationen sind neu für mich und welche kannte ich schon?
- Welche Fragen sind beim Lesen aufgekommen?
- Gab es einen Aha-Moment, der mich motiviert hat, etwas auszuprobieren oder neu anzugehen?
- Was sind meine drei wichtigsten Erkenntnisse zur Naturheilkunde bei Endometriose bzw. Adenomyose?
- Was sind meine drei wichtigsten Erkenntnisse zur mentalen Gesundheit bei Endometriose bzw. Adenomyose?
- Was habe ich über mich selbst oder meinen Umgang mit Belastungen gelernt (z. B. durch Selbstcoaching, Reflexion oder Übungen)?

Teil 2

Wie komme ich in die Umsetzung?

- Gibt es Heilpflanzen oder Impulse, die ich gerne einmal ausprobieren würde?
- Habe ich Hinweise entdeckt, die auf einen Nährstoffmangel hindeuten könnten? Möchte ich das weiter abklären?
- Beobachte ich bereits meinen Zyklus oder möchte ich damit beginnen?
- Möchte ich Methoden wie Akupressur oder Selbsthypnose im Alltag testen?
- Gibt es eine Selbstcoaching-Strategie, die ich gerne ausprobieren möchte?
- Was wäre ein nächster kleiner, realistischer Schritt, den ich in meinen Alltag integrieren möchte?

Teil 3

Was weiß ich über meinen Umgang mit mir selbst?

- Wann bin ich besonders fürsorglich mit mir?
- Welche Strategien helfen mir, mit Belastung oder Schmerzen umzugehen?
- Wie spreche ich innerlich mit mir, wenn es mir nicht gut geht?
- Was gibt mir Kraft und was raubt mir Energie?
- Was bedeutet Selbstfürsorge für mich persönlich?

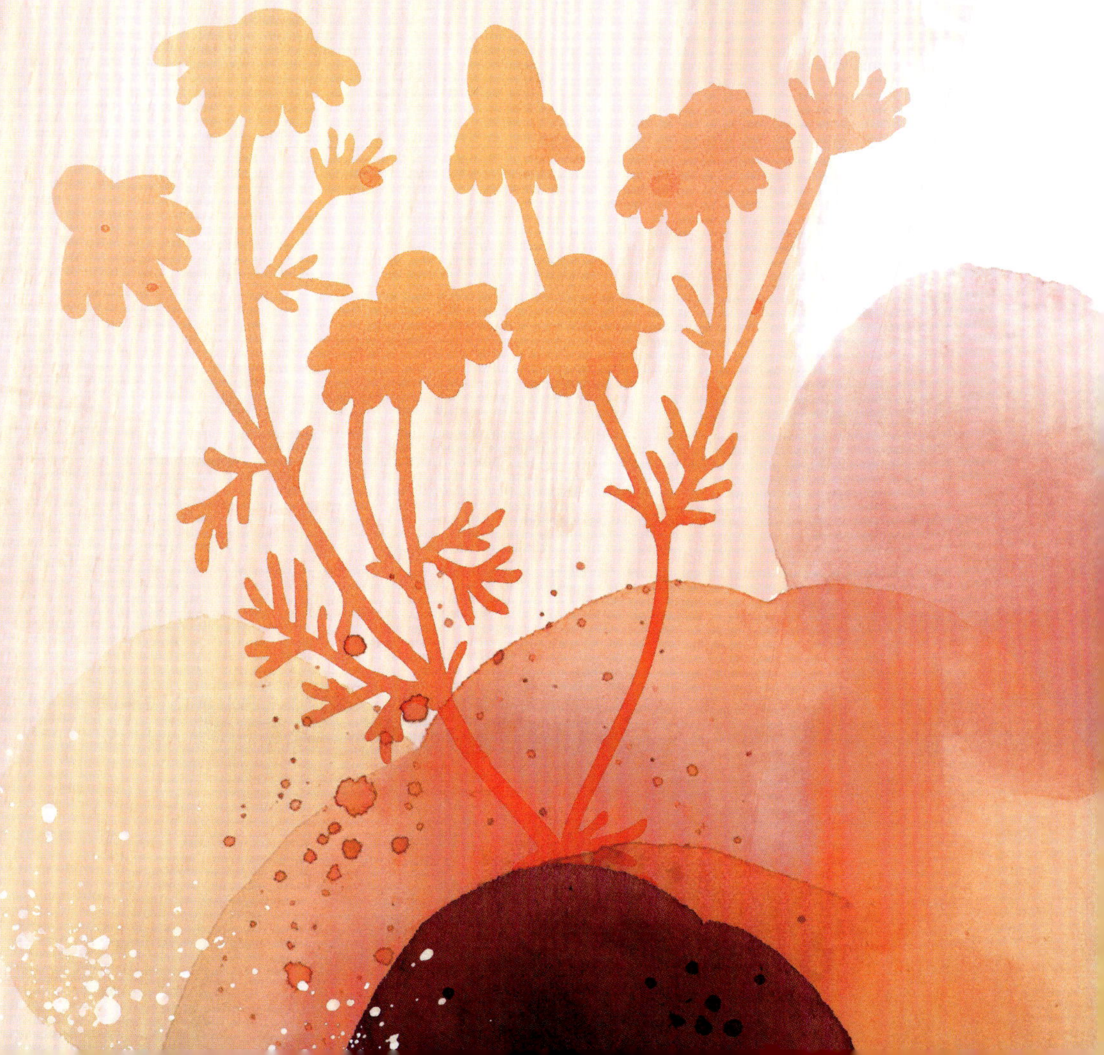

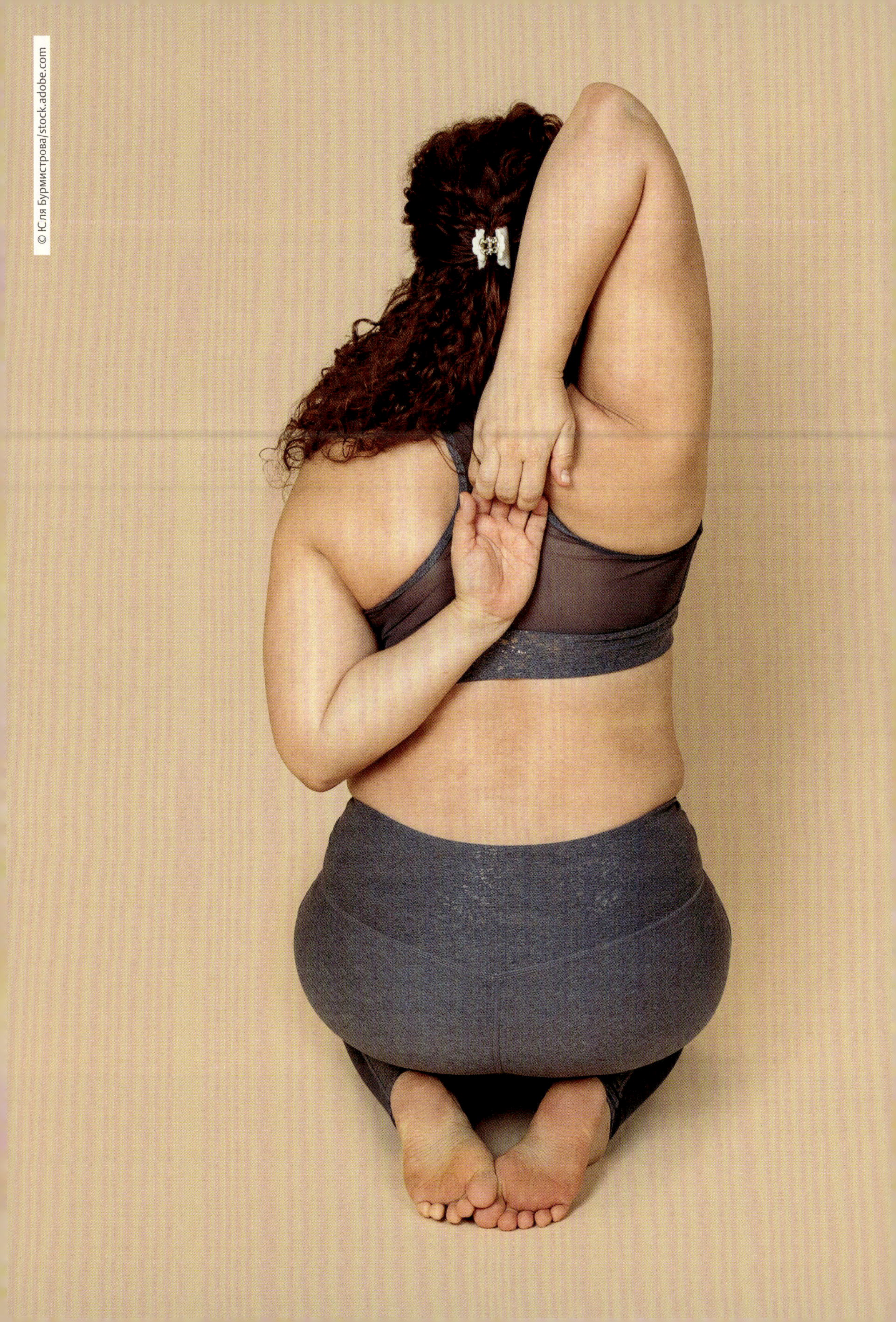

Hilfreiches aus der Physiotherapie

Physiotherapie ist ein essenzieller Teil der Behandlung von Endometriose- und Adenomyose-Beschwerden. Warum ist das so und was hat dein Beckenboden damit zu tun?

Beckenboden – die Basics

Erfahre hier, woher die typischen Schmerzen im Becken rühren, die häufig bei deiner Erkrankung auftreten, und was es genau mit dem Beckenboden auf sich hat.

In meiner Praxis habe ich immer wieder Frauen begleitet, die völlig überrascht waren, dass es meinen Job – Physiotherapeutin mit dem Schwerpunkt Endometriose und Beckenbodentherapie – überhaupt gibt. Trotz jahrelanger Leidensgeschichte und vielen Facharztbesuchen wurde ihnen nie ein Besuch in einer spezialisierten physiotherapeutischen Praxis nahegelegt. Dabei ist die Physiotherapie in diesem Bereich ein essenzieller Teil der interdisziplinären Behandlung.

Der Schmerz im Becken

Wenn du Endometriose oder Adenomyose hast, kennst du wahrscheinlich den tiefsitzenden, bohrenden Schmerz im Becken. Für viele Betroffene gehört er zum Alltag dazu, sei es in Form von Menstruationskrämpfen, Verdauungsproblemen oder als Folge von Operationen, Narben oder Verwachsungen. Dabei wird oft übersehen, welche zentrale Rolle der Beckenboden und die umliegende Muskulatur bei diesen Schmerzen spielen. Genau deshalb ist es mir so wichtig, diesen Zusammenhang in diesem Buch etwas genauer zu beleuchten.

Was tut da eigentlich weh?

Schmerz ist keine »Störung«, sondern ein Kommunikationsmittel deines Körpers, genauer gesagt deines Gehirns. Er soll dich vor (potenziellen) Gefahren schützen. Das kleine Wort »potenziell« ist dabei entscheidend. Manchmal schlägt unser Gehirn Alarm, obwohl gar keine echte Gefahr besteht. Trotzdem spürst du den Schmerz. Warum ist das so? Ganz einfach: Das Hauptziel deines Gehirns ist dein Überleben und nicht dein Wohlbefinden oder ein besonders erfülltes Leben. Wenn dein Gehirn also glaubt, dass du in Gefahr bist (z. B. durch eine Situation, eine Bewegung, eine emotionale Erinnerung), sendet es Warnsignale. Schmerz ist dabei eines seiner wichtigsten Werkzeuge. Das Ziel ist es, dich mit diesem Schmerzsignal zum Handeln zu bewegen.

Unser Nervensystem ist plastisch, d. h., es lernt und verändert sich ständig. Was du oft tust und wiederholst, darin wirst du besser. Wenn dein Gehirn regelmäßig Schmerzsignale sendet, trainiert es diese Fähigkeit. Studien zeigen, dass sich bei Menschen mit chronischen Schmerzen sowohl die Gehirnstrukturen als auch die Nerven im Körper verändern. Die gute Nachricht: Diese Veränderungen kannst du mit gezieltem Training rückgängig machen.

Wenn du Schmerzen hast, reagiert dein Körper reflexartig mit Anspannung, v. a. in den umliegenden Muskeln. Diese Schutzspannung ist zunächst sinnvoll, kann aber selbst zum Problem werden. Durch sie wird die Muskulatur schlechter durchblutet, Stoffwechselabfälle stauen sich, Nerven werden unterversorgt, und das Schmerzlevel steigt weiter. Dazu kommt, dass auch deine Gedanken und Gefühle eine wichtige Rolle spielen. Angst vor dem nächsten Schmerz, Anspannung bei bestimmten Bewegungen, Sorgen um die Sexualität oder Blasenkontrolle, all das verstärkt die Muskelspannung (Abbildung unten). Genau das trifft natürlich auch auf den Beckenboden zu.

Beckenboden, Scham und Sexualität

Der Beckenboden ist nicht nur physisch wichtig, er ist auch emotional aufgeladen: Sexualität, Intimität, Scham, Schuldgefühle, Versagensängste haben häufig Auswirkungen auf ihn. Eine dauerhaft erhöhte Spannung im Beckenboden kann dazu führen, dass Penetration schmerzhaft oder unmöglich wird. Viele Betroffene erleben das als belastend. Mach dir bewusst, dass deine Schmerzen nicht »nur« physisch sind, sie sind ein komplexes Zusammenspiel aus Körper, Nervensystem, Erfahrungen und Gefühlen.

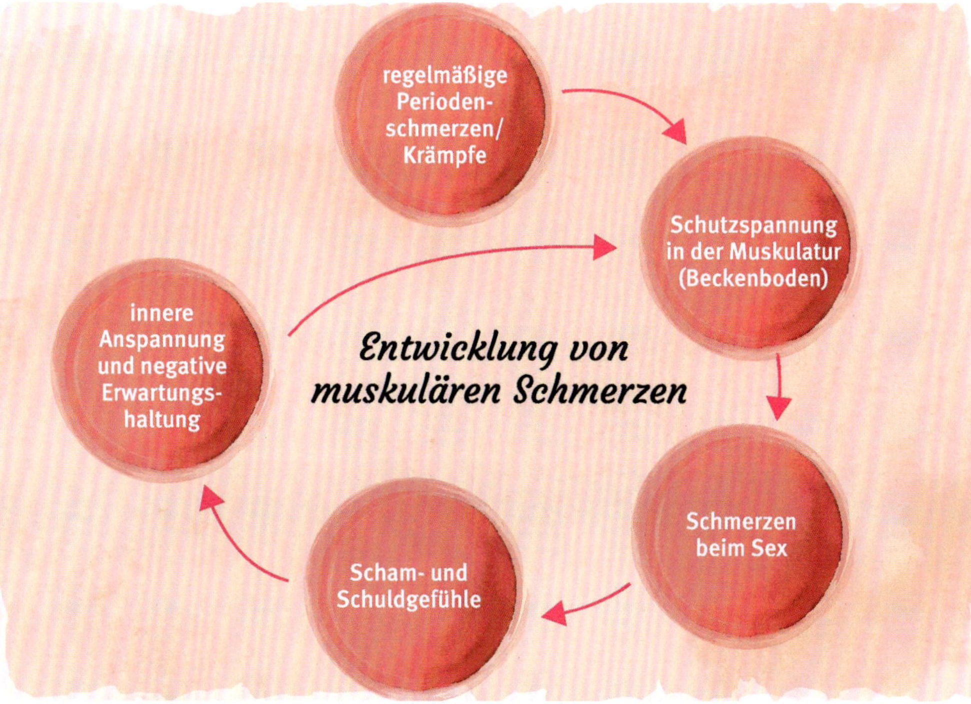

Der Aufbau von Becken und Beckenboden

Dein Becken wird aus drei Bereichen gebildet, die zusammen das stabile Fundament deines Körpers bilden. Der obere Teil ist die Darmbeinschaufel. Du kannst ihre Ränder ganz leicht selbst finden. Greif dafür mit den Händen in deine Taille und rutsche langsam nach unten, bis deine Finger auf feste Knochen stoßen – da bist du! Vorne wird dein Becken von der Symphyse geschlossen. Wenn du deine Hand auf den Bauch legst und Richtung Schoßbein (Schambein) wanderst, triffst du ganz automatisch auf sie. Und dann sind da noch die Sitzbeine: Die »Sitzfläche«. Setze dich mal auf deine Handflächen, spürst du die zwei festen Punkte? Das sind deine Sitzbeinhöcker. An den Stellen, wo jeweils rechts und links die drei Beckenknochen aufeinandertreffen, sitzt dein Hüftgelenk. Hier verbinden sich dein Oberschenkelknochen und dein Becken miteinander. Und auf der Rückseite, zwischen den beiden Darmbeinschaufeln eingebettet, liegt dein Kreuzbein, ein Teil deiner Wirbelsäule. Auf der Abbildung unten siehst du, dass der Beckenboden ganz unten im knöchernen Becken liegt, wie ein schützender Boden für Rumpf und Oberkörper.

Drei Schichten, ein eingespieltes Team

Um den Aufbau ein bisschen greifbarer zu machen, teilen wir den Beckenboden in drei Schichten ein. Auch wenn sie in der Realität eng zusammenarbeiten und sich nicht messerscharf voneinander abgrenzen lassen.

Die tiefste Schicht verläuft U-förmig: Sie zieht sich vom Schoßbein um deinen Darmausgang herum und wieder nach vorne und

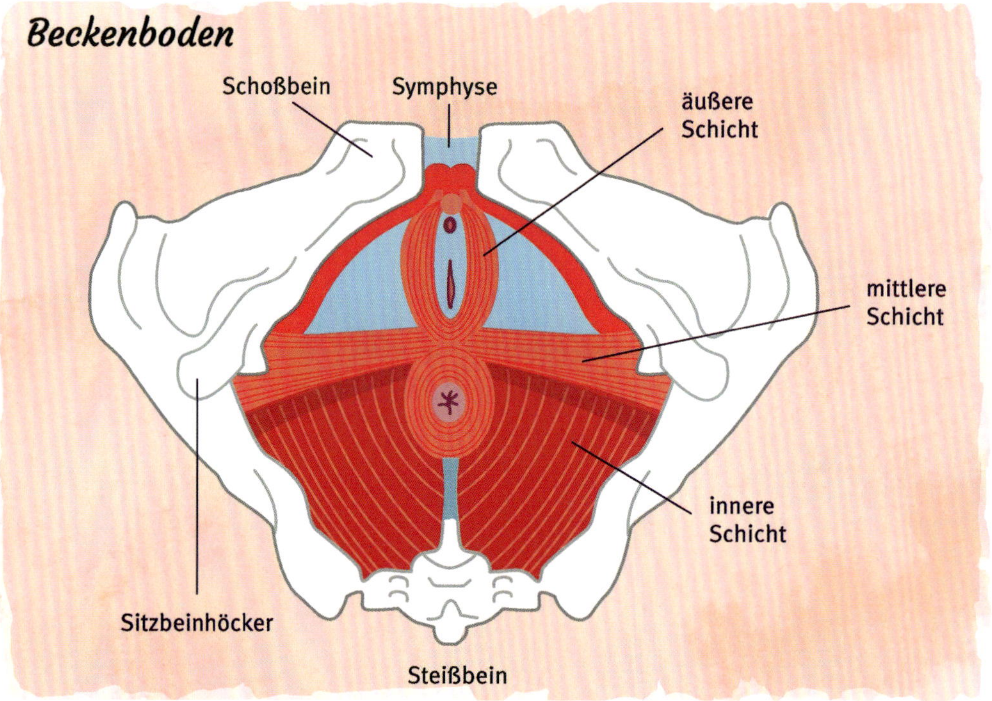

stützt deine Beckenorgane wie eine Hängematte. Sie hebt sich nach innen oben an, wenn du sie aktivierst. Die mittlere Schicht spannt sich quer zwischen deinen beiden Sitzbeinhöckern auf. Sie besteht vor allem aus festem Bindegewebe, weniger aus Muskeln. Eingebettet darin liegt der Schließmuskel für deine Blase. Die äußere Schicht umfasst wichtige Muskeln für deine Sexualität und steuert außerdem den Schließmuskel deines Darms. Direkt auf deinem Beckenboden – im kleinen Becken – ruhen deine inneren Organe: ganz vorne die Blase mit der Harnröhre, dahinter die Gebärmutter mit der Vagina und noch weiter hinten das Rektum mit dem Anus.

Was dein Beckenboden alles kann

Dein Beckenboden hat echte Superkräfte: Er hält deine Organe an Ort und Stelle, stabilisiert deinen Oberkörper und sorgt dafür, dass Blase und Darm genau dann loslassen, wenn du es willst. Außerdem ist er bei Geburt und Sexualität unverzichtbar. Ziemlich beeindruckend, oder?

Eine seiner wichtigsten Funktionen ist die Kontinenz: Er sorgt dafür, dass Blase und Darm zuverlässig geschlossen bleiben und sich erst dann öffnen, wenn du es möchtest. Genauso unterstützt er die Entleerung. Wenn du auf die Toilette gehst, entspannt sich dein Beckenboden gezielt. Das ist ein fein abgestimmtes Zusammenspiel von Anspannen und Loslassen. Auch hier kommt es immer wieder zu Problemen im Zusammenhang mit chronischen Schmerzen. Viele Betroffene leiden unter Entleerungsstörungen, weil dieses Loslassen nicht so funktioniert, wie es sollte.

Dein Intimbereich verdient Aufmerksamkeit

Weil sich viele Menschen kaum mit ihrem Beckenboden oder ihrem Intimbereich beschäftigen, lade ich dich ein: Nimm dir einen Handspiegel und schau dir deinen Intimbereich bewusst an. Keine Angst, es geht hierbei nicht um Perfektion, sondern um Wahrnehmung. Deinen Körper zu kennen, heißt, ihn besser unterstützen zu können.

Doch damit nicht genug: Dein Beckenboden spielt auch eine große Rolle für deine Rumpfstabilität. Zusammen mit deiner tiefen Bauchmuskulatur, dem Zwerchfell (quer unter den Rippen) und den tiefen Rückenmuskeln bildet er das Zentrum deiner Körpermitte, deinen sogenannten Core. Ein kräftiger Beckenboden hilft dir also nicht nur beim Yoga oder Pilates, sondern stabilisiert dich bei jeder Bewegung im Alltag.

Und dann ist da noch die Sexualität: Ein gut durchbluteter Beckenboden trägt zum Lustempfinden und deiner Orgasmusfähigkeit bei.

Wie du ihn richtig anspannst

Da es vielen Menschen sehr schwerfällt, ihren Beckenboden überhaupt wahrzunehmen, möchte ich hier näher darauf eingehen, wie das Ganze in der Theorie funktioniert.

Erst entspannen, dann kräftigen

Viele Menschen mit chronischen Beckenschmerzen haben keinen »zu schwachen« Beckenboden, sondern einen, der zu stark

Wahrnehmung und Entspannung kommen immer vor Training!

Ein verspannter Beckenboden wird nicht durch Training besser, sondern durch Entspannung. Die dauerhafte Anspannung ist häufige Ursache für Schmerzen, Druck, Inkontinenz oder Verdauungsprobleme. Wahrnehmen und Entspannen sind deshalb keine Option, sondern Voraussetzung für eine echte und nachhaltige Verbesserung. Alles andere baut darauf auf und darf später dazukommen.

angespannt ist: einen hypertonen Beckenboden. Vielleicht kennst du das Gefühl von einem verspannten Nacken oder schmerzenden Schultern nach einer stressigen Woche am Schreibtisch? Genauso kann sich dein Beckenboden anfühlen, nur spüren ihn die meisten Menschen nicht so deutlich.

In meiner Praxis sehe ich ständig, dass Patient*innen versuchen, ihren Beckenboden noch mehr zu kräftigen, obwohl er eigentlich zuerst lernen müsste, loszulassen. Deshalb ist es bei chronischen Beckenschmerzen besonders wichtig, Wahrnehmung und Entspannung zu üben, bevor wir an ein gezieltes Training denken.

Um aber spüren zu können, wann und wo dein Beckenboden arbeitet, hilft es enorm, sich bewusst zu machen, wie er korrekt angespannt wird. Deshalb zeige ich dir zuerst, wie du ihn aktiv ansteuerst, mit dem Ziel, später auch locker lassen zu können.

Der Beckenboden im Alltag

Überlege mal, wann du ganz automatisch deinen Beckenboden anspannst? Hier kommt ein kleines Beispiel: Es ist Montagmorgen und du bist spät dran. Schnell schnappst du dir einen großen Kaffee to go. Natürlich hast du genau an diesem Morgen deine Periode bekommen und den Tampon nicht noch einmal gewechselt, bevor du los bist. Du fährst auf der Autobahn, bis plötzlich Stillstand herrscht. Berufsverkehr, klar, doch dann hörst du im Radio: Vollsperrung. Dein Kaffee? Längst durchgelaufen. Deine Blase? Randvoll. Dein Tampon? Kurz vor dem Limit. Und der Bohneneintopf von gestern? Auch er meldet sich vernehmlich und rumort in deinem Darm. Was passiert jetzt in deinem Körper? Ganz automatisch spannst du deinen Beckenboden an, vielleicht verkrampft er sich sogar. Und genau dieses Gefühl wollen wir bewusst nutzen!

Schritt für Schritt zur Anspannung

Konzentriere dich in dieser Vorstellung nacheinander auf folgende Bereiche:

1. Blase verschließen: Stelle dir vor, du musst den Harndrang stoppen. Spüre, wie du deine Blase verschließt und den Bereich leicht nach innen oben anhebst.
2. Vagina verschließen: Jetzt denk an den fiktiven Tampon. Verschließe deine Vagina sanft und ziehe den imaginären Tampon nach innen und oben.
3. After verschließen: Zum Schluss konzentrierst du dich auf deinen After. Verschließe ihn bewusst und ziehe ihn nach innen und oben.

Dabei ist wichtig: Du musst und sollst keine massive Kraft aufbringen. Es reicht eine bewusste, feine Ansteuerung. Im Anschluss unbedingt wieder loslassen. Es kann helfen, dir vorzustellen, dass du es auf die Toilette geschafft hast und endlich loslassen kannst.

Der Beckenboden unter Stress

Stress hat enormen Einfluss auf unser gesamtes Leben. Jedes unserer physiologischen Körpersysteme wird davon beeinflusst. Da macht auch der Beckenboden keine Ausnahme.

Stelle dir deine Stressreaktion wie eine Leiter vor, auf der du auf- und absteigst, je nachdem, wie sicher oder gestresst du dich fühlst:

- ganz oben: Verbindung, Sicherheit, Ruhe
- Mitte: Aktivierung – Kampf oder Flucht
- ganz unten: Rückzug – Erstarrung oder Anpassung

Im Idealfall pendelst du flexibel und schnell zwischen diesen Zuständen hin und her. Ein bisschen Stress? Kein Problem. Danach kommst du wieder zur Ruhe. Wenn du aber zu lange unten bleibst, obwohl der Auslöser nicht mehr präsent ist, brauchst du kleine Schritte, um die Leiter wieder nach oben zu klettern.

Im Tierreich klappt das wunderbar: Wird ein Zebra gejagt, flieht es. Hat es überlebt, schüttelt es sich und kehrt zurück in die Entspannung. Es macht sich danach keine Gedanken mehr über das Geschehene. Wir stecken dagegen oft in blöden Situationen fest, erzählen noch abends davon und lassen nicht los. Dauerstress wird so zur Normalität. Das hat auch enorme Auswirkungen auf deinen Beckenboden.

Unser sogenanntes autonomes Nervensystem regelt unbewusst lebenswichtige Prozesse wie Atmung, Verdauung, Herzschlag und Durchblutung. Ein Teil davon reagiert auf Bedrohung und aktiviert deine Stressantwort:

- Puls und Atmung beschleunigen sich.
- Muskeln spannen sich an.
- Dein Fokus verengt sich.
- Die Verdauung wird gedrosselt.

Das kann dein Leben retten, aber es ist nicht für den Dauerbetrieb gemacht. Wenn dieser Zustand zur Norm wird, leidet dein ganzer Körper. Es kann zu Schlafproblemen, Verdauungsstörungen, einem Hormonungleichgewicht und einem überreizten Beckenboden führen.

Die vier Stressreaktionen

Wichtig ist, nicht nur diese Abläufe in deinem Körper zu verstehen, sondern auch zu wissen, wie du in der jeweiligen Situation reagieren kannst. Deshalb schauen wir uns die verschiedenen Stressreaktionen an.

Fight – kämpfen Du wirst laut, gereizt, willst »durchziehen«, auch wenn dein Körper längst signalisiert: »Ich kann nicht mehr.« Auch deine Atmung wird schneller und flacher und findet hauptsächlich im Brustkorb statt. Diese Information ist wichtig für später, wenn es um den Zusammenhang von Atmung und Beckenboden geht. Der Kampfmodus fühlt sich oft sehr anstrengend an.

Was hilft?

- körperlich auspowern – boxen, in ein Kissen schlagen, stampfen
- Worte finden – laut aussprechen, was du fühlst
- Bewegung mit Rhythmus – schnelles Gehen, Tanzen, Klatschen

Flight – fliehen Du willst weg, raus, abschalten. Der Fokus liegt auf »nicht fühlen«, weiterlaufen, funktionieren. Oft zeigt sich das durch innere Unruhe, Gedankenrasen, Vermeidung.

Was hilft?

- Atemübungen mit langer Ausatmung – z. B. 4–6-Atmung
- Box-Atmung (Seite 175) – vier Sekunden einatmen – vier halten – vier ausatmen – vier Sekunden Pause
- Natur erleben – barfuß gehen, Bäume spüren, Weitblick genießen

Freeze – erstarren Du fühlst dich wie betäubt. Du bewegst dich kaum. Alles ist zu viel. Das ist der klassische »Shutdown«-Modus. Einer der Zustände, die am schwersten zu erkennen oder zu greifen sind.

Was hilft?

- Mini-Bewegungen – Schultern kreisen, Zehen wackeln, schütteln
- sich selbst berühren – eine Hand aufs Herz oder den Bauch legen
- sanft summen oder singen – Die Vibration aktiviert den Vagusnerv.

Fawn – gefallen wollen Vielleicht kennst du das: Du bist »zu nett«, sagst Ja, obwohl du eigentlich Nein meinst und versuchst, dich möglichst gut anzupassen, aus Sorge, anzuecken oder abgelehnt zu werden. Deine eigenen Bedürfnisse bleiben dabei oft auf der Strecke.

Was hilft?

- Grenzen üben – im Alltag kleine Neins formulieren
- Journaling – Was brauche ich und was tue ich stattdessen?
- Körperkontakt zu dir selbst – bewusst spüren: Ich bin genug, so wie ich bin.

Raus aus dem Stress

Stress lässt sich nicht vollständig vermeiden und das ist auch gar nicht notwendig. Wichtig ist, dass dein Nervensystem lernt, flexibel zwischen Aktivierung und Entspannung zu wechseln. Wenn dir etwa beim Fahrradfahren ein Auto die Vorfahrt nimmt, ist eine schnelle Stressreaktion gut, denn sie schützt dich. Wenn du aber noch Stunden später innerlich unter Strom stehst, braucht dein Körper Unterstützung, um wieder in die Entspannung zu finden.

Dein Nervensystem benötigt Wiederholung, da es über Regelmäßigkeit und Aufmerksamkeit lernt. Als Erstes ist es wichtig, dass du dir häufige Trigger bewusst machst. Es ist nämlich viel leichter, diese in einem ruhigen Moment zu erkennen und sich vorzubereiten, als im Alltag dauerhaft sehr reflektiert und bewusst unterwegs zu sein. Dabei kann es helfen, abends über den Tag zu reflektieren und sich wiederkehrende Stresssituationen im Alltag bewusst zu machen. Wenn eine solche Situation dann bevorsteht, kannst du entweder schauen, ob du sie vermeiden kannst. Oder du suchst für danach schon eine Übung raus, die dir hilft, den Stress wieder abzuschütteln.

Hier sind einfache Wege, wie du dauerhaft mit deinem Stress besser umgehen kannst:

- Journaling – Stresstrigger erkennen: Nimm dir täglich oder wöchentlich ein paar Minuten: Was hat mich heute gestresst? Wie habe ich reagiert? Was hätte ich gebraucht? So bekommst du ein besseres Gefühl für deine eigenen Muster – und für das, was dir hilft.
- Reflexion statt Reaktion – Frage dich regelmäßig: Bin ich gerade im »Autopiloten« unterwegs? Reagiere oder entscheide ich bewusst?
- Mikropausen planen: Baue jeden Tag kleine Regulationseinheiten ein. Beispiele: ein bewusster Atemzyklus zwischen zwei Terminen, 30 Sekunden Dehnen nach dem Aufstehen vom Schreibtischstuhl, eine Minute bewusst Wasser trinken
- akute Hilfe in Stressmomenten: Wenn du merkst, dein Nervensystem »flippt aus«, wähle eine dieser Soforthilfen: schüttle deinen Körper, summe ein Lied, wende die Box-Atmung an (Seite 175), spüre deine Füße auf dem Boden.

Vielleicht kennst du das Gefühl: Du machst regelmäßig Entspannungsübungen für deinen Beckenboden und trotzdem ist die Spannung nach ein paar Tagen wieder da. Frustrierend, oder? Genau hier liegt der Knackpunkt: Wenn dein Nervensystem dauerhaft im Stressmodus bleibt, kehrt auch die Spannung immer wieder zurück. Du spielst sozusagen »Beckenboden-Pingpong« mit dir selbst. Deshalb reicht es nicht, nur lokal am Beckenboden zu arbeiten. Nachhaltig wird es erst, wenn du deine Entspannungsübungen mit Stressregulation kombinierst.

Wo stehst du auf der Stressleiter?

Stufe	Zustand	Stressreaktion	Das kannst du tun.
ganz oben	Sicherheit, Verbindung, Ruhe	–	in Verbindung bleiben, Ressourcen pflegen (z. B. Atemübungen, Bewegung, Pausen)
mittlere Ebene	Aktivierung	Fight (Kampf): gereizt, Druck, Kontrolle Flight (Flucht): Unruhe, Gedankenrasen, Vermeidung	auspowern (Kissen boxen, schnelles Gehen) 4–6-Atmung oder Box-Atmung Weite suchen (Natur, Blick schweifen lassen)
ganz unten	Rückzug, Stillstand	Freeze: Leere, Erschöpfung, Starre Fawn: Anpassung, »zu nett sein«, sich selbst verlieren	Mini-Bewegung (Zehen, Schultern, Kopf) Selbstberührung (Hand aufs Herz) summen, singen, Vibration Journaling und kleine Nein-Übungen

Kleiner Reminder: Du musst nicht sofort entspannt sein. Aber jeder kleine Schritt auf der Leiter zählt.

Dein Beckenboden im Alltag

Du brauchst ihn beim Lachen, Heben, Niesen, aber auch beim Verdauen, beim aufrechten Stehen und in der Sexualität: Dein Beckenboden ist immer dabei.

Die Übungen und Tipps in diesem Kapitel sind nicht als Dauerlösung gedacht, sondern als hilfreiche Brücke: Sie unterstützen dich in akuten Situationen, bis dein Beckenboden durch regelmäßige Übungen langfristig in Balance kommt.

Druck von oben

Wenn du einen Luftballon mittig von oben zusammendrückst, wohin geht dann der Druck? Genau: nach unten. Ganz ähnlich verhält es sich mit deinem Bauchraum. Immer wenn du hustest, niest, lachst oder schwer hebst, entsteht von oben Druck, welcher bis zu deinem Beckenboden weitergeleitet wird. Normalerweise federt dieser ihn mit einer kleinen, automatischen Anspannung ab. So schützt er dich z. B. vor Urinverlust, ohne dass du es merkst. Wenn er aber dauerhaft angespannt ist (z. B. bei chronischen Schmerzen), funktioniert dieser Ausgleich nicht mehr so gut. Die Beweglichkeit fehlt und damit auch die Fähigkeit, spontan auf Belastungen zu reagieren.

Ein gesunder Beckenboden hat in Ruhe eine Grundspannung von etwa 10–20 %. Wenn du niest oder hustest, kann er sich auf bis zu 100 % anspannen, um den Druck abzufangen. Bei vielen Menschen mit chronischen Schmerzen im Beckenbereich liegt die Grundspannung jedoch viel höher, sagen wir bei 70 %. Dann bleiben nur noch 30 % Bewegungsspielraum. Das reicht oft nicht aus, um Druckspitzen gut abzufangen (Abbildung, Seite 125). Es ist also wichtig, vollständig loszulassen, sobald die Belastung vorbei ist.

Es gibt zwei Arten von Situationen, in denen du dir deinen Beckenboden bewusst machen solltest:

- akute Belastung: Du hustest, lachst, hebst schwer oder verlierst ungewollt ein paar Tropfen Urin? Dann hilft es, deinen Beckenboden aktiv zu unterstützen.
- nach der Belastung: Spüre bewusst nach und lass los. Auch wenn du keine Beschwerden hast, lohnt es sich, die automatische Anspannung wahrzunehmen und gezielt zu lösen.

Den Beckenboden aktivieren

Lege dich entspannt auf den Rücken und stelle die Beine auf. Natürlich kannst du die Übung auch im Sitzen oder Stehen machen, im Liegen fällt es den meisten aber leichter.

Schritt 1: Beckenboden aktivieren Stelle dir vor, du willst entweder Urin oder Stuhlgang zurückhalten oder einen Tampon nach innen oben ziehen. Spanne sanft, aber spürbar an, ohne dabei zu verkrampfen. Lass danach wieder vollständig los. Wiederhole das ruhig einige Male: anspannen – loslassen – spüren.

Schritt 2: Tiefe Bauchmuskeln dazunehmen Lege eine Hand auf deinen unteren Bauch (zwischen Bauchnabel und Schoßbein). Atme durch die Nase ein. Beim Ausatmen atmest du durch die leicht geöffneten Lippen aus, als würdest du langsam und gleichmäßig durch einen Strohhalm pusten. Versuche wirklich die gesamte Luft auszuatmen und achte dabei darauf, was deine Bauchmuskeln machen. Sie sollten sich von unten nach oben sanft zusammenziehen, ein bisschen wie ein Korsett. Es kann sein, dass du es einige Male probieren musst, bis du ein Gefühl dafür bekommst. Atme jetzt wieder ein – der Bauch darf sich nach vorne wölben. Ausatmen – sanft Spannung aufbauen.

Schritt 3: Kombiniere Beckenboden und Bauch Jetzt setzen wir beides in der richtigen Reihenfolge zusammen: einatmen – alles loslassen. Ausatmen – zuerst den Beckenboden aktivieren, anschließend sanft den Bauch korsettartig aktivieren. Einatmen – alles wieder loslassen. Wichtig: Nicht andersherum! Wenn du zuerst den Bauch anspannst, erhöhst du den Druck nach unten und genau das wollen wir vermeiden.

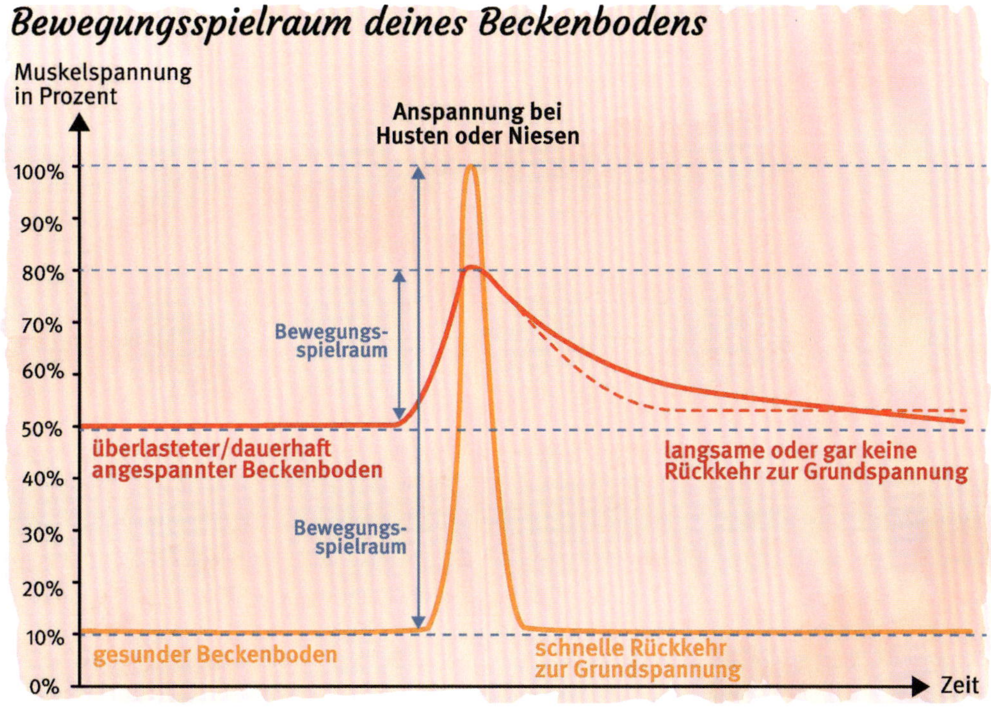

Diese Kombination hilft dir besonders beim Tragen schwerer Lasten, Niesen oder Husten. Du musst sie nicht ständig anwenden, denn dein Beckenboden kann die meiste Alltagsbelastung allein abfedern. Aber ein gutes Bewusstsein hilft. Wenn du das Gefühl hast, dein Beckenboden ist oft zu angespannt oder reagiert nicht gut auf Belastung, lohnt sich das gezielte Üben.

Beispiel: Du hebst beim Umzug diese viel zu schwere Bücherkiste. Denke genau dann an deine Körpermitte. Unterstütze deinen Beckenboden, spann ihn bewusst an und lass danach wieder los. Und weil es wirklich so wichtig ist, hier nochmal die Erinnerung, IMMER bewusst loszulassen, nachdem du deinen Beckenboden angespannt hast.

Der Beckenboden und die Haltung

Stelle dir deinen Beckenboden wie ein kleines Trampolin vor: elastisch und federnd. Wie jedes Trampolin funktioniert es nur dann gut, wenn es stabil eingebettet ist. Genau hier kommt deine Haltung ins Spiel: Wenn du dauerhaft rund sitzt, mit eingeknicktem Brustkorb und nach vorne gekipptem Becken, kann dein Beckenboden nicht mehr frei schwingen. Er wird entweder überdehnt oder permanent zusammengedrückt. Beides kann auf Dauer zu Spannungen, Fehlfunktionen oder Schmerzen führen. Wenn du aber aufrecht stehst oder sitzt mit entspannter Länge in der Wirbelsäule und einem balancierten Becken, hat dein Beckenboden die besten Voraussetzungen, um elastisch mitzuschwingen.

Ein paar Tipps für deine Alltagshaltung:

- Stuhl statt Sofa: Achte auf deine Sitzposition. Aufrecht heißt nicht verkrampft. Stelle dir vor, du wirst sanft an einem Faden am Scheitel nach oben gezogen. Das Becken ist weder nach vorne noch nach hinten gekippt, sondern ausbalanciert.
- Becken neutral ausrichten: Lege dich auf den Rücken und bewege dein Becken leicht vor und zurück. Die neutrale Position liegt dazwischen: nicht im Hohlkreuz, nicht in der Rundung.
- Füße und Schultern im Blick behalten: Dein Stand beginnt bei den Füßen. Wenn sie nach innen kippen oder du die Zehen verkrampfst, hat das Auswirkungen bis zum Becken. Und auch hängende Schultern oder ein nach vorne geschobener Kopf erhöhen den Druck auf die Körpermitte und damit auf den Beckenboden.

Merke dir: Eine gute Haltung bedeutet nicht »ständig gerade sein«, sondern flexibel und entspannt aufgerichtet. »Die beste Position ist immer die nächste« war ein Leitsatz während meines Studiums. Wechsle also regelmäßig deine Sitzgelegenheit. Egal wie entspannt aufgerichtet du sitzt, langes Sitzen am Stück ohne Bewegung ist nie förderlich.

Der Beckenboden im Sport

Sport ist gesund, trotzdem ist nicht jeder Sport automatisch auch gut für deinen hypertonen Beckenboden. Besonders wenn du unter Endometriose oder Adenomyose, chronischen Schmerzen oder Beckenbodendysfunktionen leidest, lohnt es sich, genauer hinzuschauen. Denn dein Beckenboden ist an jeder deiner Bewegungen beteiligt: Wenn du springst, läufst, Gewichte hebst oder deine Bauchmuskeln trainierst.

Wenn dein Beckenboden ohnehin unter Spannung steht (z. B. durch Schmerzen, Narben oder emotionale Belastungen), kann intensiver Sport zusätzlichen Druck erzeugen. Besonders Übungen mit hoher Druckbelastung im Bauchraum (Sit-ups, Crunches, starkes Pressen oder schweres Gewichtheben) sind dann kritisch. Wenn der Beckenboden dauerhaft überlastet oder verspannt ist, kann es zu Inkontinenz, Schmerzen oder einem »Druck nach unten«-Gefühl kommen. Das gilt insbesondere, wenn dein Körper die genannten Übungen nicht gewohnt ist. Trainierst du schon seit Längerem und achtest auf bewusste Entspannung des Beckenbodens nach dem Sport, ist Krafttraining aber sogar förderlich und kann Beschwerden reduzieren.

Bewegung, die guttut:

- Low-Impact-Sportarten: Yoga, Pilates, Walking, Schwimmen oder leichtes Krafttraining mit Fokus auf Atmung und Kontrolle und anschließender bewusster Beckenbodenentspannung
- funktionelles Core-Training: bitte nur in Verbindung mit der richtigen Atemtechnik! Immer zuerst Beckenboden aktivieren, dann Bauchspannung aufbauen.
- Bewegung mit Freude: tanzen, Rad fahren, schaukeln – alles, was dich bewegt und dir guttut, ohne deinen Beckenboden zu überlasten

Beobachte deinen Körper nach dem Training: Fühlst du dich stabil, elastisch, kraftvoll? Oder eher »leer« und verkrampft? Dein Beckenboden gibt dir ehrliches Feedback. Und das darfst du ernst nehmen und deine sportlichen Aktivitäten zumindest vorübergehend anpassen. Grundsätzlich kannst du auch mit Endometriose oder Adenomyose alle Sportarten ausführen. Diese Hinweise sollen als Empfehlung dienen, bis dein Beckenboden wieder in Balance ist.

Der Beckenboden im Zyklus

Wenn du einen natürlichen Zyklus hast, verändert sich dein Beckenboden in den verschiedenen Phasen im Tonus, in der Durchblutung, in der Wahrnehmung. Es ist sinnvoll, deine Übungen, Belastung und Entspannung darauf abzustimmen.

In der ersten Zyklushälfte (Menstruation bis Eisprung) ist der Östrogenspiegel meist höher. Die Muskulatur ist tendenziell fester, leistungsfähiger – auch der Beckenboden fühlt sich oft stabiler an. Rund um den Eisprung kann es zu Spannungen im unteren Bauch oder Ziehen im Beckenboden kommen, bedingt durch hormonelle Veränderungen und die Umstellung auf Progesteron. Hier lohnt es sich, auf Signale deines Körpers zu achten und ggf. das Tempo rauszunehmen. In der zweiten Zyklushälfte (Lutealphase) steigt bei vielen die Spannung im Becken – körperlich und emotional. Der Beckenboden fühlt sich oft sensibler an, manche erleben verstärkte Schmerzen oder Spannungsgefühle. Jetzt ist eine gute Zeit für sanftes Dehnen, Atmen, Entlasten. Während der Menstruation ist der Beckenboden oft besonders empfindlich oder einfach müde. Hier kann Wärme, Ruhe oder ganz sanfte Bewegung helfen. Denk an Beckenkreisen, Atmung, leichte Mobilisation. Alles, was nicht belastet, sondern unterstützt.

Was du konkret tun kannst:

- Plane dein Training zyklusgerecht so, wie es sich in deinem Zyklus gut anfühlt.
- Nutze die Menstruation als Anlass für Rückzug, Reflexion und bewusste Entspannung.
- Halte in einem Symptom- oder Bewegungstagebuch (Seite 102) fest, wie sich dein Beckenboden im Verlauf des Zyklus anfühlt. Oft ergeben sich daraus Aha-Momente.

Der Beckenboden und die Atmung

Ab jetzt gehen wir in die praktische Umsetzung. In diesem Abschnitt geht es um eines der wichtigsten Werkzeuge in der Beckenbodentherapie: deine Atmung.

Und das Beste daran? Du brauchst kein Equipment, keinen speziellen Raum, keine App. Deine Atmung ist immer bei dir, sie kostet nichts, lässt sich überall anwenden und du musst sowieso atmen. Ideal, oder?

Wie ist der Zusammenhang?

Dass der Beckenboden und die Atmung zusammenwirken, hat mit der Anatomie deiner Körpermitte zu tun. Stelle dir deinen Beckenboden als eine leicht gewölbte Schale vor. Er bildet den untersten Abschluss deines Rumpfes, also tatsächlich den Boden deines Oberkörpers. Oben auf deinem Bauchraum sitzt das Zwerchfell, der zentrale Atemmuskel. Es wölbt sich im Ruhezustand kuppelförmig unter deinen Rippen auf und bewegt sich beim Einatmen nach unten und flacht ab.

Wenn du einatmest, zieht das Zwerchfell die Lunge nach unten und sie füllt sich mit Luft. Dabei entsteht ein sanfter Druck auf deine Bauchorgane, der sich bis zum Beckenboden überträgt. Dieser reagiert darauf mit einer leichten Entspannung und Absenkung. Beim Ausatmen steigt das Zwerchfell wieder nach oben und auch der Beckenboden kehrt in seine neutrale Position zurück. Das heißt, du kannst die Einatmung gezielt nutzen, um deinen Beckenboden zu entspannen.

Atmung und die Verdauung

Der Zusammenhang zwischen Atmung und Beckenboden ist auch für deine Verdauung (bei Verstopfungen) und bei eventueller Inkontinenz wichtig. Denn viele Beschwerden entstehen nicht einfach »im Darm« oder »an der Blase«, sondern durch eine gestörte Atem- und Spannungsdynamik in deiner Körpermitte.

Stress = flache Atmung = verspannter Beckenboden

Wenn du den Teil über das Nervensystem gelesen hast (Seite 121), weißt du schon, dass Stress deine Atmung verändert. Die meisten von uns atmen im Alltag viel zu flach und zwar nur in den Brustkorb. Das Zwerchfell wird kaum noch genutzt, stattdessen übernehmen die Atemhilfsmuskeln im Brustbereich die Arbeit. Dadurch fehlt die Bewegung, die eigentlich bis tief in den Bauchraum und damit bis zum Beckenboden laufen sollte.

Was passiert dann?

- Der Beckenboden bekommt keinen Impuls mehr zur Entspannung.
- Die sowieso oft schon erhöhte Spannung bleibt dauerhaft bestehen.
- Das fördert Inkontinenz, Schmerzen und Verstopfung.

Was geschieht da genau?

Dein Darm arbeitet zwar eigenständig, doch durch die Atmung unterstützt du ihn. Die Auf-und-ab-Bewegung des Zwerchfells wirkt wie eine sanfte Massage für deine Bauchorgane. Wenn diese fehlt, wird alles träger, langsamer, unbeweglicher. Verstopfungen sind die Folge und venöses Blut und Lymphflüssigkeit können nicht so gut abfließen. Das wiederum fördert ein entzündungsfreundliches Milieu durch einen verringerten Abtransport von Stoffwechselabfallprodukten und Einschränkungen im Immunsystem.

Vor allem bei Verstopfung spielt die Atmung eine große Rolle. Viele Menschen, die Probleme mit der Darmentleerung haben, können ihren Beckenboden nicht entspannen oder wissen gar nicht, dass das nötig ist. Sie beginnen auf der Toilette zu pressen, das erhöht jedoch den Druck im Bauchraum weiter. Und was macht der Beckenboden bei Druck von oben? Er spannt sich reflexartig an. Das macht die Entleerung noch schwieriger. Ein Teufelskreis, den du mit bewusstem Atmen durchbrechen kannst.

Die Toilette als Trainingsort

Probiere beim nächsten Toilettengang Folgendes, v.a., wenn du öfter unter Verstopfung leidest:

Atme ruhig und tief durch die Nase ein und aus. Versuche bei der Einatmung die leichte Absenkung des Beckenbodens wahrzunehmen.

Bei der Ausatmung: Lass unnötige Spannung im Körper los. Konzentriere dich auf deine Kopf-, Nacken- und Kiefermuskulatur, hier sitzt oft unbewusste Spannung. Entspanne bewusst mit jeder Ausatmung ein bisschen mehr.

Nicoles Tipps bei Verstopfung

Gegen Verstopfung gibt es natürlich auch einige Mittel in der Apotheke zu kaufen. Eine allgemein ballaststoffreiche Ernährung und ausreichend zu trinken kann aber schon helfen, ein bisschen vorzubeugen. Wenn mal nichts mehr zu gehen scheint, hier zwei kleine Tipps, die du versuchen kannst:

- Drei Backpflaumen über Nacht in einem Glas Wasser einweichen und morgens direkt die Backpflaumen essen und das Wasser trinken.
- Leinöl (½–1 EL) kann den Darm von innen ein bisschen schmieren und deshalb beim Abführen helfen.

Den Beckenboden entspannen und dehnen

In diesem Kapitel lade ich dich mit ein paar ganz praktischen Übungen und zusätzlichem Know-how ein, ganz bewusst in die Beckenbodenentspannung einzutauchen.

Gemeinsam schauen wir uns an, wie du die Entspannung in deinem Alltag greifbarer machen kannst, auch wenn es dir zu Beginn noch schwerfällt. Ich zeige dir ein paar einfache, wirksame Tricks, mit denen du leichter den Kontakt zu deinem Beckenboden findest.

Ankommen und wahrnehmen

Lege dich zunächst in Rückenlage und stelle deine Beine auf. Nimm einen tiefen Atemzug und spüre in deinen Körper hinein. Lass dir einen Moment Zeit, um wirklich bei dir anzukommen.

Spüre, was da ist: Spannung oder Entspannung, vielleicht beides gleichzeitig? Du musst nichts verändern, nur wahrnehmen. Atme ruhig weiter und nimm ein paar bewusste Atemzüge.

Sanftes Beckenkippen

Beginne nun langsam, dein Becken sanft vor- und zurückzukippen: Wenn du nach vorne kippst, wölbt sich dein Bauch sanft nach außen, dein unterer Rücken hebt sich leicht vom Boden ab. Wenn du nach hinten kippst, wird der Rücken schwerer und sinkt in die Unterlage. Lass diese Bewegung ruhig, klein und fließend sein.

Spüre genau hin, ohne etwas zu verändern:

- Fühlen sich beide Bewegungsrichtungen gleich an?
- Fließt die Bewegung oder musst du dich stark konzentrieren?
- Wo ist Spannung spürbar?

Beckenkreisen

Wenn du ein Gefühl für das Beckenkippen entwickelt hast, kannst du dein Becken nun sanft kreisen lassen. Ganz locker, ohne Druck. Achte dabei auf deinen Atem: ruhig und durch die Nase.

Spüre genau hin:

- Wie fühlt sich die Bewegung an?
- Fällt dir eine Richtung leichter?
- Musst du dich stark konzentrieren?

Nach ein paar Runden wechselst du die Richtung. Spüre auch hier nach, nicht mit dem Ziel, etwas richtig zu machen, sondern um dich noch besser kennenzulernen.

Vermutlich bist du jetzt schon gut in deinem Körper angekommen, besonders in deinem Beckenraum. Es geht hier darum, dir Raum zu geben, dich bewusst aus dem Alltag auszuklinken. Die Beckenbodenentspannung nicht als To-do abzuhaken, sondern als Einladung zu nutzen: zur Stärkung deiner Körperwahrnehmung, zum Ankommen bei dir selbst, zur Regulation deines Nervensystems.

Atmung vertiefen

Richte jetzt deine Aufmerksamkeit auf deine Atmung: Lege eine Hand auf dein Brustbein, die andere auf deinen Unterbauch. Lass deinen Atem ganz natürlich durch die Nase fließen, ganz ohne Druck.

Dann lade deinen Atem ein, etwas tiefer zu werden. Lass dir dabei Zeit. Dieser Schritt braucht oft mehrere Anläufe. Die meisten brauchen etwas Übung, bis sie den Atem bis in den Beckenboden spüren können.

Wenn du den Atem bis zur Symphyse spürst, darf der nächste Schritt kommen.

Beckenboden spüren

Lege dafür eine Hand sanft über deiner Kleidung auf deine Vulva. Diese Berührung ist eine Einladung an dein Nervensystem, dich selbst klarer zu spüren. Viele Frauen finden dadurch leichter den Weg zur Beckenbodenatmung. Spüre mit jeder Einatmung, wie sich der Beckenboden sanft nach außen wölbt, fast wie eine Welle, die sich ausbreitet.

Wichtig: Diese Bewegung ist sehr klein und nicht sichtbar, sie geschieht ganz von selbst durch den Atem. Vermeide jede Form von Pressen oder Drücken nach unten.

Tipps und Tricks

Beckenbodenentspannung gelingt leichter, wenn du auch im Rest deines Körpers weich bleiben kannst.

Achte darauf:

- Sind deine Schultern locker?
- Ist dein Gesicht entspannt?
- Hältst du Spannung im Kiefer oder den Händen?

Viele Menschen profitieren außerdem davon, mit inneren Bildern zu arbeiten. Du könntest dir z. B. vorstellen, wie dein gesamtes Becken mit jeder Ausatmung weicher wird, wie eine Schale, die langsam nachgibt. Oder du stellst dir einen Luftballon in deinem Bauch vor, seine Öffnung zeigt nach oben. Mit jeder Einatmung dehnt sich der Ballon sanft in alle Richtungen aus: nach vorne, zur Seite, nach hinten. Wenn du dich darauf fokussierst, kannst du sogar die Atembewegung in deinem unteren Rücken spüren. Mit der Ausatmung zieht sich der Ballon sanft wieder zusammen.

Die ganze Übung kannst du ein- bis zweimal täglich über fünf bis zehn Minuten durchführen. Nimm dir dafür bewusst Zeit. Dein Körper wird es dir danken. Und sobald du dich sicher fühlst, die Atmung bis in den Beckenboden wahrzunehmen, kannst du sie auch zwischendurch im Alltag nutzen. Manchmal reichen schon ein bis fünf bewusste Atemzüge, wenn du merkst, dass Spannung entsteht, oder auch nach stressigen Situationen.

Neben der Atmung kannst du auch das Beckenkreisen problemlos im Sitzen oder im Stehen im Alltag durchführen. Auch hier empfehle ich dir, anfangs bewusst Zeit dafür einzuplanen. Sobald du dich sicher fühlst, kannst du diese Technik als bewusstes Entspannungsritual oder als kleine Mini-Auszeit mitten im Trubel nutzen.

Troubleshooting

Wie schon beschrieben, ist es völlig normal, wenn die Atmung und die Beckenbodenentspannung nicht gleich beim ersten Mal ganz leicht funktionieren. Deshalb möchte ich dir hier drei zusätzliche Tools vorstellen, die dir den Einstieg erleichtern können.

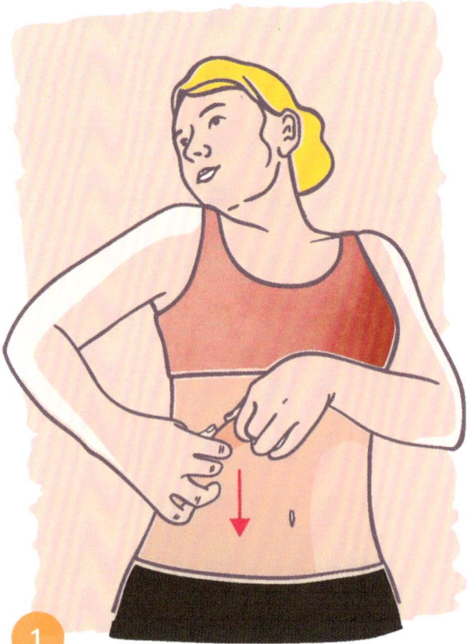

1

Hautrollen – Spannungen lösen 1

Diese Übung kannst du als eine Art sanfte Vorbereitung auf die Beckenbodenatmung (Seite 131) nutzen. Sie hilft dabei, oberflächliche Spannungen im Bauchraum zu lösen und dein Nervensystem zu beruhigen. Hinweis: Bitte nach einer OP ca. zwölf Wochen warten, bis die Narben abgeheilt sind.

So geht's:

- Komme in die Rückenlage, die Beine sind aufgestellt.
- Greife mit beiden Händen an deinen rechten Rippenbogen und nimm mit Daumen, Zeige- und Mittelfinger eine Hautrolle auf (nur die oberste Haut- und Gewebeschicht).
- Rolle diese Hautfalte nun langsam in Richtung Beckenknochen. Versuche sie nicht zu verlieren, sondern möglichst durchgängig weiterzurollen.
- Auf dem Weg wirst du möglicherweise Stellen bemerken, an denen sich das Gewebe fest oder angespannt anfühlt. Vielleicht lässt es sich dort schwerer greifen oder scheint sich wegzuziehen. Bleib genau dort für einen Moment. Atme bewusst in diese Stelle hinein. Spüre die Spannung.
- Lass bei jeder Ausatmung los, so gut du kannst. Dann ist die linke Seite dran.

Achte bei der Wiederholung auf Unterschiede: Fühlen sich beide Seiten gleich an? Ist eine Seite weicher, freier oder besser beweglich? Gibt es Narben (z. B. nach Operationen), die du auf dem Weg passierst? Wie fühlen sie sich an?

Diese Übung soll nicht schmerzen. Ein leichtes Spannungsgefühl oder punktuelle Empfindlichkeit sind okay, aber bei Schmerzen bitte stoppen und es am nächsten Tag noch mal versuchen. Wenn du merkst, dass dir die Übung guttut, kannst du auf jeder Seite drei bis fünf Wiederholungen machen. Machst du das

Hautrollen zum ersten Mal, führe es maximal einmal täglich aus, um zu sehen, wie dein Körper darauf reagiert. Danach kannst du die Häufigkeit ganz nach deinem Gefühl anpassen.

Danach: Mache direkt im Anschluss die Beckenbodenatmung (Seite 131). Viele Frauen spüren jetzt deutlich leichter, wie die Atmung tiefer fließt. Diese kleine Zwischenübung kann ein wertvoller Helfer im Alltag sein. Viele meiner Klient*innen integrieren das Hautrollen regelmäßig, weil es ihnen spürbar Entlastung bringt.

Band um die Rippen – das Zwerchfell spüren ❷

Hierfür brauchst du ein Hilfsmittel: ein Widerstandsband, einen Schal, ein Tuch oder eine feste Schnur (lang genug, um deinen Brustkorb einmal umwickeln zu können). Die Übung hilft vielen Menschen dabei, ihr Zwerchfell wieder gezielt für die Atmung zu aktivieren, v. a. dann, wenn die Atmung sonst eher im Brustkorb »stecken bleibt«.

So geht's:

- Setze dich aufrecht hin. Lege das Band knapp unterhalb deines BHs einmal um deinen Brustkorb und kreuze es vorne. Halte die Enden mit angewinkelten Armen in den Händen – die Handflächen zeigen nach oben.
- Jetzt zieh mit den Händen sanft nach außen. So entsteht ein leichter Zug auf das Band rund um deinen Brustkorb. Achte darauf, dass deine Schultern locker bleiben und nicht nach oben wandern.
- Atme ruhig und weich durch die Nase ein und aus, so wie du es bereits geübt hast. Stelle dir vor, du dehnst das Band mit deiner Atmung in alle Richtungen aus: nach vorne, zur Seite, nach hinten.
- Mit der Ausatmung darf alles weich werden.

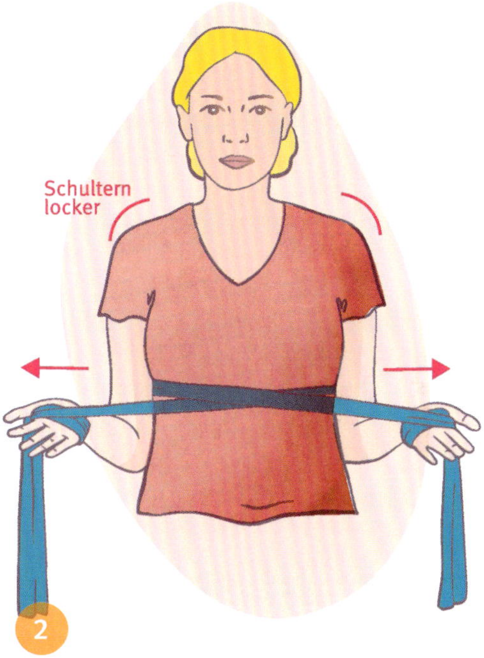

Du wirst merken: Durch den sanften Druck des Bandes bekommst du ein klares Feedback darüber, wohin deine Atmung fließt und wo sie vielleicht noch stockt. So lernt dein Zwerchfell Schritt für Schritt, wieder in seine natürliche Bewegung zurückzufinden.

Du kannst die beiden Übungen einzeln oder als Ergänzung zur Beckenbodenentspannung nutzen. So, wie es sich für dich gut anfühlt. Dein Körper lernt nicht durch Druck, sondern durch Wiederholung und durch ein Gefühl von Sicherheit. Genau das dürfen diese Übungen für dich sein.

Beckenschaukel – Atem und Bewegung verbinden

Diese Übung ist besonders alltagstauglich, weil du sie einfach im Sitzen durchführen kannst – egal ob auf einem Stuhl, im Bett oder auf einem Meditationskissen. Sie eignet sich wunderbar, um deinen Atemfluss zu vertiefen, die Beweglichkeit deines Beckens zu fördern und deinen Beckenboden ganz natürlich in die Atmung einzubinden.

So geht's:

- Setze dich aufrecht auf einen Stuhl – beide Füße fest am Boden, deine Sitzbeinhöcker gut spürbar. Lege eine Hand auf deinen unteren Bauch, die andere darf auf deinem Brustbein ruhen.
- Lass deinen Atem zunächst ganz ruhig durch die Nase ein- und ausfließen. Beobachte ihn nur.
- Dann beginne, dein Becken langsam, sanft und ohne Druck vor- und zurückzuschaukeln: Beim Vorschaukeln kippt es leicht nach vorne, dein Rücken wird sanft ins Hohlkreuz gezogen, der Bauch darf sich wölben. Beim Zurückschaukeln wird der untere Rücken rund, dein Becken kippt nach hinten, der Bauch wird flach.
- Integriere nun die Atmung: Einatmung: vorschaukeln – Bauch wölbt sich, Zwerchfell senkt sich, Beckenboden gibt nach. Ausatmung: zurückschaukeln – Bauch wird flacher, Beckenboden kehrt in die neutrale Position zurück.

Die Bewegung darf klein bleiben – es geht nicht um Schwung, sondern um Verbindung. Achte darauf, dass deine Schultern entspannt bleiben und dein Kiefer locker ist.

Diese Übung hilft dir nicht nur dabei, dich mit deinem Atemrhythmus zu synchronisieren, sondern auch die feine Beweglichkeit deines Beckens wahrzunehmen und damit die Fähigkeit deines Beckenbodens, loszulassen und mitzuschwingen.

Wenn du möchtest, kannst du eine kleine Beckenboden-Massage in die Übung einbauen, indem du dich auf ein zusammengerolltes kleines Handtuch oder Kirschkernkissen setzt (alternativ ist auch ein halbierter Tennisball eine Option). Das Handtuch oder Kissen liegt dabei längs zwischen deinen Beinen und sollte zwischen deine Sitzbeinhöcker passen. Achte darauf, dass keine Schmerzen ausgelöst werden. Manchmal hilft dieser Trick auch, die Atmung in den Beckenboden besser wahrzunehmen.

Auf vier Ebenen entspannen

Wenn wir über den Beckenboden sprechen, lohnt es sich, den Blick zu weiten. Er ist nicht allein aktiv, sondern Teil eines komplexen Systems aus Muskeln, Faszien und Nervensignalen. Dieses reagiert v. a. auf zwei Dinge: Spannung und Entspannung.

Wir wollen uns vier Ebenen ansehen, die deinen Körper gliedern:

- deinen Kiefer (Mundboden, Kaumuskulatur)
- dein Zwerchfell (Atemmuskel unter den Rippen)
- deinen Beckenboden (muskuläre Schicht im kleinen Becken)
- dein Fußgewölbe (Spannungsmuster in Fußsohle und Zehenbasis)

Stelle dir diese vier Muskelgruppen wie Stockwerke in einem Haus vor. Wenn in einem Stockwerk eine Decke durchhängt oder sich verspannt, spüren es auch die anderen. Das erklärt, warum es manchmal sinnvoll ist, den Beckenboden über den Kiefer zu entspannen, oder warum es deinem Atem hilft, wenn deine Füße weich sind. Wenn du einen dieser Böden dauerhaft anspannst, verändert sich also die Spannung im gesamten System. Das kann Schmerzen, Fehlhaltungen oder auch Regulationsstörungen im Nervensystem verursachen.

Diese vier Ebenen sind nicht nur muskulär miteinander verbunden, sondern auch über das autonome Nervensystem. Wenn du Stress hast, wird nicht nur dein Nacken fest, sondern oft auch dein Kiefer, dein Zwerchfell, dein Beckenboden und deine Füße. Das passiert ganz automatisch, denn dein Körper will dich schützen. Nur leider bleibt dieser Schutzmechanismus bei vielen dauerhaft aktiv. Das Gute ist, wenn du eine Ebene bewusst entspannst, kann sich auch die Spannung in den anderen Bereichen lösen. Genau darum ist es so wichtig, den Beckenboden nicht nur isoliert zu betrachten.

Kiefer Manche Menschen beißen sich im wörtlichen Sinne »durch den Tag«. Der Kiefer ist für viele von uns der emotionale Spannungsboden. Wir beißen, halten, pressen und merken es oft nicht einmal. Das hat direkte Auswirkungen auf den Beckenboden: Wenn dein Kiefer dauerhaft angespannt ist, steigt auch die Grundspannung im Beckenboden.

Zwerchfell Das Zwerchfell reagiert sehr fein auf jede Form von Stress. Es spannt sich bei Angst, zieht sich hoch bei Schreck, verkrampft sich bei Dauerbelastung und gibt dann keine Impulse mehr nach unten. Das wiederum betrifft Becken, Bauchorgane und auch die Haltung.

Beckenboden Dein Beckenboden trägt dich. Aber nur, wenn er sich auch entspannen darf. Wenn alle Ebenen über ihm in Daueranspannung sind, hat auch er keine Chance, loszulassen.

Fußgewölbe Deine Füße sind dein Fundament. Wenn das Fußgewölbe verspannt oder eingeknickt ist, wirkt sich das über die gesamte Beinachse auf dein Becken aus. Auch hier laufen Faszienlinien, Muskelketten und Nervenbahnen, die deinen Beckenboden direkt beeinflussen. Weiche, bewegliche Füße bedeuten mehr Beweglichkeit im Becken.

Im Folgenden habe ich dir einige meiner liebsten Übungen aus der Praxis mitgebracht, um die verschiedenen horizontal verlaufenden Muskelschichten bewusst zu entspannen.

Kiefermuskulatur massieren

- Setze dich entspannt und aufrecht hin und lege jeweils deine Zeige- und Mittelfinger locker auf deine Kiefermuskulatur. Übe sanften Druck aus und spüre, wie sich die beiden Seiten im Vergleich anfühlen.
- Beginne nun mit sanftem Druck und kreisenden Bewegungen, deine Kiefermuskulatur zu massieren. Entspanne den Kiefer dabei und lass den Mund leicht geöffnet.
- Du kannst mit den Fingern etwas wandern und dein Gesicht bis hoch zu deinen Wangenknochen und nach vorne unten zur Kauleiste massieren. Spüre in deinen Körper hinein, wo es dir in diesem Moment besonders guttut.

Zungenboden entspannen

- Lege die Zungenspitze ganz locker hinter deine oberen Schneidezähne. Lass die Zunge flach und entspannt im Mund liegen.
- Atme ein und lass bei jeder Ausatmung den Zungenboden los, als würde er weich nach unten sinken. Wiederhole das für ein bis zwei Minuten.

Kiefer lockern mit Summen 3

- Setze dich aufrecht hin. Lass den Unterkiefer locker nach unten sinken, sodass sich Lippen und Zähne leicht voneinander lösen.
- Beginne nun, ganz sanft zu summen, z. B. ein »Mmmmh« wie beim Genuss eines guten Kaffees. Spüre die Vibration im Kiefer und halte den Ton, solange du bequem atmen kannst.
- Atme aus und wiederhole das Ganze fünf bis sechs Mal. Dieses Summen aktiviert deinen Vagusnerv und löst Spannung im Mundboden.

Seitenatmung mit Band

- Führe die Übung zunächst so aus, wie weiter oben beschrieben (Seite 133).
- Dann verstärke die Übung, indem du das Band als Widerstand benutzt. Versuche bei der nächsten Einatmung nicht mit dem Band nachzugeben und gleichzeitig kräftig gegen das Band zu atmen. Halte die Spannung für einige Sekunden, aber achte darauf, dass der Rest des Körpers (v. a. Kiefer- und Schultermuskulatur) entspannt bleibt.
- Atme dann sanft durch den Mund aus und löse alle Spannung. Wiederhole das gerne drei- bis fünfmal.

Fußsohlen ausstreichen 4

- Setze dich bequem hin und nimm einen Fuß in die Hand. Streiche mit deinen Daumen kräftig mit sanftem Druck vom Ballen zur Ferse.
- Wiederhole das für ein bis zwei Minuten pro Fuß. Stehe danach auf und spüre den Unterschied.

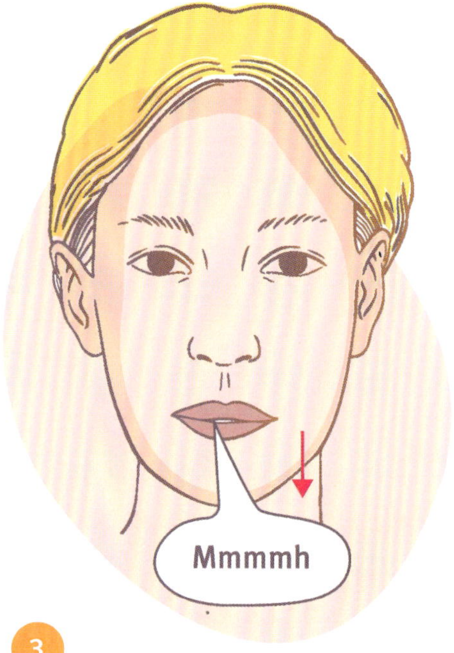

3

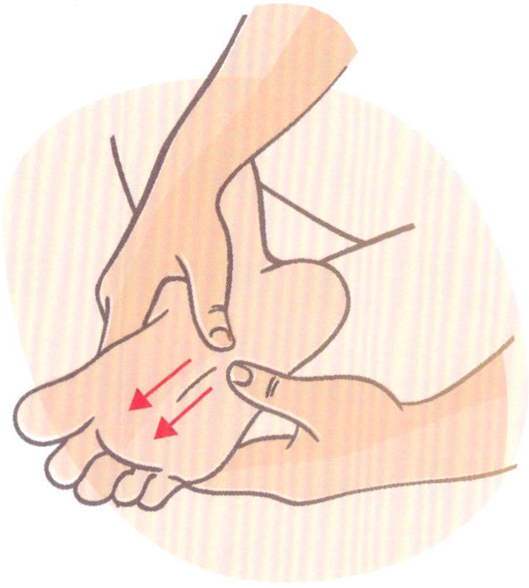

4

Zehenfächeratmung

- Stelle dich barfuß hin. Spanne deine Zehen an, dann lass sie bewusst los. Wiederhole das ein paarmal.
- Spreize deine Zehen wie einen Fächer auf. Atme bewusst. Lass mit jeder Ausatmung auch den Rest des Körpers weicher werden.

Fazit Entspannung beginnt nicht immer an der Stelle, die dir Probleme bereitet. Vielleicht spürst du Beschwerden im Becken, aber der Weg zur Entspannung läuft über deinen Kiefer. Die verschiedenen Bereiche deines Körpers sind über Muskeln, Faszien und Nervensignale verbunden. Versuche für dich herauszufinden, wo du aktuell am besten ansetzen kannst.

Vibration

Wenn du sowieso schon ein Vibrationstool zu Hause hast, lade ich dich herzlich ein, es auch für die Beckenbodenentspannung zu nutzen. Falls du so etwas nicht hast, möchte ich dir ganz klar sagen: Es ist absolut kein Muss auf deinem Weg zu einem entspannten Beckenboden und einer schmerzfreien Sexualität! Schaffe dir nur etwas Neues an, wenn es dich wirklich ruft und du die finanziellen Ressourcen dafür hast.

Ich nutze in der Praxis einen vibrierenden Ball, du kannst aber jedes Tool zum Einsatz bringen, egal welche Form es hat. Zusätzlich habe ich noch einen vibrierenden Stift, den ich allerdings vor allem zur Stimulation des Vagusnervs und damit nur indirekt zur Beckenbodenentspannung einsetze.

Vibration zur Atemvertiefung

- Lege dich zunächst mit aufgestellten Beinen auf den Rücken. Atme einige Male sanft und tief in den Bauch und Beckenboden und nimm die Atembewegung wahr. Wie tief kannst du locker atmen? Spürst du eine Bewegung im Beckenboden? Wie viel Konzentration erfordert dies?
- Dann legst du den Vibrationsball zuerst auf dein Brustbein. Dort spürst du der Vibration nach und versuchst sie von dort schon so weit im Bauch zu spüren, wie du kannst.
- Ganz langsam rollst du den Ball dann vom Brustbein zur Symphyse. Es ist dabei wichtig, wirklich sehr langsam vorzugehen und immer wieder innezuhalten und die Vibration wahrzunehmen.
- Versuche der Vibration außerdem mit der Atmung zu folgen. Atme also immer mindestens so tief ein, wie der Ball gerade liegt. Wenn du an der Symphyse angekommen bist, kannst du hier noch einen Moment verweilen und dann den Ball weglegen.
- Wiederhole nun die tiefe Bauch- und Beckenbodenatmung (Seite 131) und schau, ob sich etwas verändert hat. Nimmst du die Atmung und die Atembewegung jetzt deutlicher wahr? Fällt es dir leichter? Fließt der Atem jetzt mehr?

Vibration mit Faszienrolle

Mithilfe einer Faszienrolle kannst du die Vibration direkt zum Beckenboden bringen. Auch hier gilt: Du musst dir für diese eine Übung nicht extra Faszienrolle kaufen.

- Knie dich hin und setze dich dabei auf deine Faszienrolle, sodass sie zwischen deinen Sitzbeinhöckern liegt.
- Jetzt hältst du den Ball vorne an die Rolle. Versuche den Beckenboden zu entspannen und bis in die Rolle zu atmen.

Progressive Muskelrelaxation

Die Progressive Muskelrelaxation (PMR) ist einigen auch bekannt als Entspannung nach Jacobson. Sie beruht darauf, dass ein Muskel eine Grundspannung aufweist. Spannst du ihn jetzt für einige Sekunden an und entspannst ihn danach wieder, ist die neue Grundspannung geringer als die ursprüngliche. Es gibt dafür sehr viele kostenfreie Anleitungen und Videos im Internet. Ich lege dir diese Entspannungstechnik ans Herz, v. a. wenn dir ruhige Meditationen eher schwerfallen. Hier im Buch möchte ich die Technik einmal gezielt auf den Beckenboden anwenden.

PMR für den Beckenboden

- Du kannst die Übung im aufrechten Sitzen oder auch in Rückenlage mit aufgestellten Beinen durchführen. Probiere gerne beides aus, um zu sehen, wie du den größeren Effekt erzielen kannst.
- Atme einige Male tief und ruhig durch die Nase ein und aus. Spüre dabei der Bewegung des Beckenbodens nach.
- Mit der nächsten Ausatmung spannst du jetzt den Beckenboden kräftig (aber nicht krampfhaft) an. Du schließt und hebst also deine Harnröhre, deine Vagina und deinen After. Das hältst du für etwa 5 Sekunden, der Rest deines Körpers bleibt dabei entspannt.
- Nun lässt du mit der nächsten Einatmung ganz bewusst los und öffnest den Beckenboden. Versuche wirklich, die Bewegung in die Entspannung aktiv mitzufühlen und zu verlängern.
- Danach kannst du einige Atemzüge nur die jetzt größere Entspannung wahrnehmen und genießen. Wiederhole das ganze bis zu dreimal, jedoch nur, wenn du die Entspannung gut wahrnehmen und mitmachen konntest.

Wichtig ist mir, dass du diese Technik erst anwendest, wenn du bereits ein Grundgefühl für die Beckenbodenentspannung erlangt hast. Der wichtige Teil bei dieser Übung ist ja die bewusste und vollständige Entspannung nach der Anspannung. Deshalb ist es wichtig, dass du dir hier schon sicher bist. Wenn das nicht der Fall ist, schau noch mal weiter oben (Seite 130), wie das funktioniert.

Dein Fünf-Minuten-Alltagsreset

Wenn der Beckenboden ein aktueller Hauptfokus deines Endometriose-Plans ist, empfehle ich dir sehr, die oben aufgeführten Übungen einmal durchzuprobieren und dir dann deine Lieblinge rauszuschreiben und so einen auf dich zugeschnittenen Fünf-Minuten-Alltagsreset zu kreieren. Idealerweise kombinierst du möglichst Übungen aus den verschiedenen Bereichen.

Ein Plan könnte folgendermaßen aussehen:

- eine Minute klassische Beckenbodenentspannung über die Atmung
- eine Minute Summen
- eine Minute Kiefer massieren
- eine Minute Fußgewölbe ausstreichen
- eine bis drei Runden PMR

Diese Abfolge wird dich sehr weit bringen für die wenige Zeit, die du investieren musst. Wie immer ist hier die Regelmäßigkeit das A und O! Es ist auch viel besser, nur eine Übung zu machen als keine. Mit der Zeit wirst du aber merken, wie sich diese kleine Routine ganz leicht anfühlt und wie von selbst abläuft. Ich wünsche dir ganz viel Spaß beim Ausprobieren.

Stretching für deinen Beckenboden

Für Menschen mit Beckenbodenschmerzen, Menstruationskrämpfen oder Verdauungsproblemen ist regelmäßiges Stretching ein echter Gamechanger.

Mit gezielten Dehnübungen kannst du:

- Schmerzen lindern,
- Krämpfen vorbeugen,
- deinen Körper mit Weite und Beweglichkeit versorgen und vor allem
- deinen Beckenboden zur Entspannung einladen.

Das ist beim Stretching wichtig:

- Dehne nie mit Gewalt. Dein Ziel ist nicht »tiefer«, sondern »bewusster« zu dehnen.
- Bleib mindestens 45 Sekunden in jeder Position, erst dann beginnt die Muskulatur loszulassen.
- Nutze die Einatmung, um Weite zu schaffen, und die Ausatmung, um loszulassen.
- Entspanne deinen Beckenboden ganz gezielt. Lass ihn bei jedem Atemzug sanft absinken.
- Stelle dir vor: Dein Atem fließt wie eine Welle durch den Körper und trägt die Spannung mit jeder Ausatmung hinaus.

Hier findest du acht Übungen für deine Stretching-Routine.

Tiefe Hocke

- Stelle deine Füße etwas mehr als hüftbreit auf. Die Zehen zeigen leicht nach außen. Beuge deine Knie und komm in eine tiefe Hocke, dein Gesäß sinkt zwischen die Fersen.
- Die Ellenbogen drücken sanft gegen die Innenseiten der Knie, die Hände sind vor der Brust gefaltet.
- Einatmung: Weite schaffen im Brustkorb. Ausatmung: Beckenboden loslassen, Schwerkraft wirken lassen.

Tipp: Diese Position öffnet wunderbar das Becken auch bei Menstruationskrämpfen!

Happy Child 5

- Lege dich auf den Rücken und zieh beide Knie Richtung Brust. Greife mit den Händen die Außenseiten deiner Füße oder Unterschenkel, je nachdem, was für dich möglich ist. Die Knie sinken seitlich neben den Oberkörper.
- Stelle dir vor, dein Steißbein wird schwer und sinkt zum Boden. Mit jeder Ausatmung lässt du den Beckenboden weicher werden.

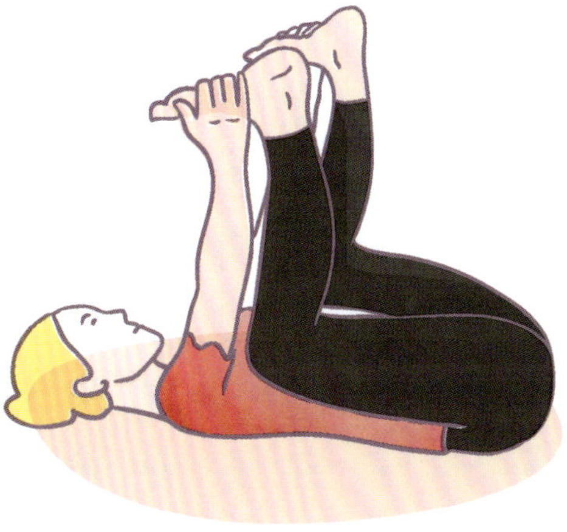

5

Ausfallschritt mit sanfter Drehung

- Mach einen großen Schritt nach vorne (linker Fuß vorne, rechter weit zurück). Beide Hände auf das vordere Knie. Das hintere Knie kannst du ablegen oder in der Luft lassen. Richte deinen Oberkörper auf und drehe dich sanft zur linken Seite, deine linke Hand darf nach oben oder nach hinten schwingen.
- Nutze den Atem, um Weite in der Leiste, den Rippen und den unteren Rücken zu schaffen. Danach Seitenwechsel.

Beckenkreisen auf dem Ball

- Lege dich auf den Rücken und platziere einen Pilatesball oder Luftballon unter deinem Kreuzbein/unteren Becken. Stelle beide Füße auf.
- Beginne nun, kleine Kreise mit deinem Becken zu malen, erst ganz klein, dann größer werdend. Spüre die Bewegung und versuche, nichts zu erzwingen.

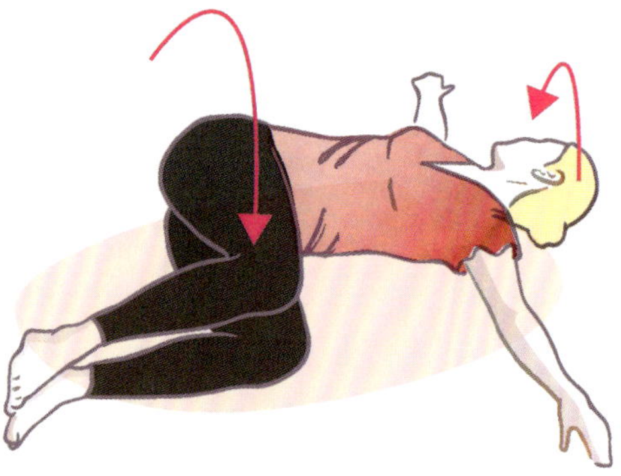

6

Drehdehnlage 6

- Lege dich auf den Rücken, ziehe beide Knie zur Brust. Lass sie nun langsam zur rechten Seite sinken, während dein linker Arm zur Seite ausgestreckt bleibt. Dein Blick geht sanft nach links. Achte darauf, dass beide Schultern entspannt aufliegen.
- Atme in den Bauch – mit jeder Ausatmung löst du dich tiefer in den Boden. Seitenwechsel nach ca. ein bis zwei Minuten.

Cat & Cow

- Variante 1 (klassisch): Komme in den Vierfüßlerstand. Beim Einatmen: Rücken durchhängen lassen, Brust öffnen. Beim Ausatmen: Rücken runden, Kinn zur Brust, Beckenboden bewusst loslassen.
- Variante 2 (wenn Knien schwierig ist): Stelle dich hin und positioniere deine Hände auf die Knie; gleiche Bewegung wie oben.

Butterfly

- Setze dich aufrecht hin, Fußsohlen aneinander.
- Lass die Knie sanft nach außen sinken. Wenn du magst, stütz dich mit den Händen hinter dir ab oder greif deine Füße.
- Mache mit jeder Einatmung den Rücken lang und lass mit jeder Ausatmung die Knie etwas schwerer werden. Vermeide Druck, du willst nicht pressen, sondern entspannen.

Seitbeuge im Kniestand

- Komm in den aufrechten Kniestand. Hebe den rechten Arm nach.
- Beuge dich langsam zur linken Seite, spüre die Dehnung entlang deiner rechten Flanke, über Hüfte, Taille bis ins Becken. Halte die Hüfte zentriert und vermeide das »Ausweichen« nach hinten.

Vaginales Tasten – ein praktischer Leitfaden

In diesem Abschnitt geht es um ein Kernstück meiner Arbeit in der Praxis: die vaginale Untersuchung und eine Behandlung aus physiotherapeutischer Sicht.

Ich möchte dich in jedem Fall ermutigen, dir dieses Kapitel unvoreingenommen anzuschauen. Viele Betroffene haben sehr davon profitiert, auch wenn sie sich anfangs nicht vorstellen konnten, sich selbst vaginal zu behandeln. Gleichzeitig möchte ich dich in keinem Fall dazu überreden, etwas zu tun, zu dem du (noch) nicht bereit bist.

Die chronischen Schmerzen im unteren Bauch- und Beckenraum, die für viele Betroffene Alltag sind, führen fast immer auch zu einem erhöhten Muskeltonus im Beckenboden (Seite 116). Zusätzlich ist es so, dass der Beckenboden in unserem Inneren liegt und daher im Alltag nicht sehr präsent ist. Den meisten Menschen fehlt eine gute Wahrnehmung ihres Beckenbodens und ein einfaches »Entspann dich mal« hilft nicht. Ich sehe die vaginale Behandlung daher als Ergänzung zu den zuvor beschriebenen Atem- und Entspannungstechniken.

Falls du dich für dieses Kapitel aufgrund von Schmerzen bei der Sexualität interessierst, möchte ich kurz auf den Unterschied in der Behandlung von Eindring- vs. Anstoßschmerz bei Penetration eingehen. Beckenbodentherapie ist v.a. bei Eindringschmerzen empfehlenswert, die ein Zeichen für eine Beteiligung des Beckenbodens sein können. Wohingegen ein reiner Anstoßschmerz, der ausgelöst wird, wenn der Penis oder das Toy hinten an etwas anstößt, eher auf Herde oder Verwachsungen am Douglasraum hinweisen können. Hier ist es sinnvoll, weitere Behandlungsmöglichkeiten ärztlich abzuklären und zusätzlich auf Penisringe zurückzugreifen, die die Eindringtiefe regulieren.

Freundschaft mit deinem Körper schließen

Wir sprechen im Alltag viel leichter über Rückenschmerzen als über Schmerzen beim Sex. Wir gehen eher zum Zahnarzt als zur Sexualtherapie. Und wenn es um unseren Intimbereich geht, fällt vielen von uns das Hinschauen schwer. Und gerade wenn du von Endometriose oder Adenomyose betroffen bist, ist das völlig verständlich. Viele Frauen erzählen mir in der Praxis: »Ich fühle mich von meinem Körper verraten.« Oder: »Ich kann mich da unten nicht mal anschauen, das fühlt sich falsch an.« Vielleicht geht es dir ähnlich. Vielleicht ist da Wut, Traurigkeit, Scham, Ekel oder einfach eine tiefe Leere. Und das ist okay. Gleichzeitig darf diese innere Ablehnung kein Dauerzustand bleiben. Denn dein Körper und dein Beckenboden sind nicht dein Feind. Auch wenn es sich manchmal so anfühlt.

Stelle dir vor, dein Beckenboden wäre eine Freundin. Du wünschst dir, dass sie sich bei dir wohlfühlt, entspannt, mit dir lacht, sich zeigt. Aber jedes Mal, wenn sie kommt, bist du kurz angebunden. Du drehst dich weg, hörst nicht richtig hin, lässt sie nicht mal zur Tür rein. Du schaust ihr nicht in die Augen. Du sagst vielleicht kein einziges klares Nein, aber auch kein echtes Ja. Nur dieses zögerliche »Eigentlich würde ich dich gerne mögen, aber ich kann nicht«. Was passiert? Sie wird sich bei dir nie ganz sicher fühlen und entspannen.

Du musst nicht sofort nackt vor dem Spiegel stehen und begeistert jubeln. Aber du darfst anfangen, dich wieder anzunähern. In kleinen Schritten, ohne Druck, aber mit Neugier und der Erlaubnis, dich selbst neu kennenzulernen.

Zwei Übungen für einen liebevollen Neustart

Mit diesen Übungen näherst du dich deinem Körper wieder an.

Die achtsame Berührung

- Lege dich bequem hin. Atme tief in den Bauch und lege dann über deiner Kleidung eine Hand auf deine Vulva. Nicht mit dem Ziel, etwas zu tun. Einfach nur als Geste: Ich bin da. Ich höre zu.
- Spüre die Wärme deiner Hand. Vielleicht kommt ein innerer Dialog in Gang: »Ich bin dir fremd geworden.« »Ich weiß. Ich bin aber noch da.«

Diese Übung kannst du später auch ohne Kleidung machen, aber nur, wenn es sich stimmig anfühlt. Es geht nicht um Sexualität, sondern um Kontakt zu dir selbst.

Die Briefübung

- Schreibe deinem Beckenboden einen Brief. Sag ihm, wie du dich fühlst. Was dich verletzt hat. Was du dir wünschst. Vielleicht klingt das ungewohnt, aber diese Übung kann sehr befreiend sein.
- Du kannst enden mit: »Ich möchte dich besser verstehen.« Oder: »Ich bin bereit, neu mit dir anzufangen.«

Du musst nichts beschönigen. Kein »Ich liebe meinen Körper«-Mantra, wenn du das (noch) nicht fühlst. Aber: Du kannst dich öffnen für die Möglichkeit, dass etwas in Bewegung kommt und Nähe möglich ist. Und dass dein Beckenboden irgendwann spürt: »Sie meint es ernst mit mir.«

Fazit: Verbesserung beginnt nicht mit Kontrolle, sondern mit Beziehung. Du kannst deinem Beckenboden keine Entspannung »abverlangen«, wenn du ihn innerlich ablehnst. Aber du kannst ihm zeigen: »Ich sehe dich. Ich bin bereit. Lass uns langsam wieder zueinanderfinden.«

Ganz langsamer Einstieg

Viele reagieren auf meinen Vorschlag, sich nicht nur von mir untersuchen zu lassen, sondern die Behandlung auch selbstständig zu Hause durchzuführen, zunächst mit Skepsis. Und das ist völlig in Ordnung. Dieses Buch soll dir Möglichkeiten zeigen, keine Verpflichtungen aufbürden.

Wichtig vorab: Solltest du von (sexuellen) Gewalterfahrungen betroffen sein oder aus anderen Gründen beim Gedanken an Berührung Angst, Scham oder starke Abwehr empfinden, dann empfehle ich dir, dir am besten therapeutische Unterstützung zu suchen. Auch das Kapitel von Naila (Seite 155) kann dir in solchen Situationen eine wertvolle Stütze sein.

Schritt 1: Sicherheit spüren

Der erste Schritt ist die reine Visualisierung: kein Tasten, kein Berühren, nur deine Vorstellungskraft und dein Atem.

So geht's:

- Lege oder setze dich ganz bequem an den Ort, an dem du auch zukünftig deine Behandlung durchführen möchtest, und schließe deine Augen.
- Nutze deine Beckenbodenatmung (Seite 131), um bei dir anzukommen. Strahle dabei so viel Ruhe wie möglich aus. Du kannst dir innerlich immer wieder sagen: Ich bin in Sicherheit. Ich bin bei mir.
- Manchmal hilft es, an einen Ort, eine Person oder eine Situation zu denken, bei dessen oder deren Vorstellung du dich vollkommen geborgen fühlst. Lass dieses Gefühl in dir aufsteigen. Es darf dein innerer Anker werden.
- Stelle dir dann so bildlich wie möglich vor, wie du die vaginale Selbstbehandlung durchführst. Wenn du dir noch nicht sicher bist, wie diese abläuft, lies gerne erst einmal weiter. Du musst nichts tun, nur nachspüren und dich innerlich annähern.

Wenn du während der Visualisierung merkst, dass dein Puls sich beschleunigt, Unruhe aufsteigt oder deine Gedanken fliehen wollen, dann stoppe. Gehe zurück zur Atmung. Wiederhole innerlich: Ich bin in Sicherheit. Ich bin hier. Wenn du dich dann wieder ruhig fühlst, kannst du die Visualisierung erneut aufnehmen.

Führe diesen Schritt so oft durch, bis du dich sicher fühlst. Es ist vollkommen in Ordnung, wenn du dafür mehrere Anläufe brauchst.

Schritt 2: sanfte äußere Berührung

Wenn du dich sicher fühlst, kannst du den nächsten Schritt ausprobieren: eine erste Berührung über der Kleidung.

So geht's:

- Setze oder lege dich wieder bequem hin und nutze die Beckenbodenatmung, um anzukommen.
- Lege deine Hand sanft über deiner Kleidung auf deine Vulva und lass sie einfach dort liegen.
- Beobachte, wie sich das anfühlt. Wie reagiert dein Körper? Wie reagiert dein Atem?

Wenn du möchtest, kannst du dabei wieder die Vorstellung der Behandlung nutzen wie oben beschrieben. Bleibe in der Visualisierung, solange sie sich für dich gut anfühlt. Wenn nicht: zurück zur Atmung und zur Sicherheit.

Schritt 3: Hautkontakt

Der nächste Schritt: deine Hand liegt direkt auf deiner Vulva ohne Kleidung. Wenn dir das zu viel ist, kannst du gerne noch eine Zwischenstufe einbauen, indem du z. B. deine Hand auf eine dünne Unterhose legst. Wie immer gilt: atmen, bei dir ankommen und ein Gefühl von Sicherheit aufbauen. Mache jederzeit eine Pause, wenn du dich unwohl fühlst.

Schritt 4: Übergang zur Behandlung

Wenn du irgendwann merkst, dass dich auch die Berührung auf der Haut nicht mehr überfordert, sondern sich vielleicht sogar vertraut anfühlt, kannst du beginnen, dich Schritt für Schritt der vaginalen Selbstbehandlung zu nähern.

Wichtig: Du musst nicht direkt den ganzen Ablauf durchziehen. Nimm dir nur so viel vor, wie sich gut anfühlt. Vielleicht tastest du heute nur einen Bereich. Vielleicht brauchst du ein paar Pausen. Tage, an denen plötzlich wieder alles »zu viel« ist, sind völlig normal. Auch solche, an denen sich etwas, das gestern noch leicht ging, überwältigend anfühlt. Lass dich davon nicht entmutigen. Diese Reaktionen zeigen dir: Dein Körper erinnert sich. Und er schützt dich.

Fazit

Sich selbst im Intimbereich zu begegnen – mit den eigenen Händen, mit ruhigem Atem, mit Aufmerksamkeit –, ist ein intimer Akt und keine Übung wie jede andere. Deshalb mein wichtigster Rat an dieser Stelle: Sei geduldig mit dir. Sei verständnisvoll mit dir. Sei liebevoll mit dir.

Vaginale Behandlung

Wenn du dich jetzt an diesen Abschnitt heranwagst, hast du bereits eine wichtige Schwelle überschritten. Du hast langsam begonnen, Vertrauen zu fassen. Dafür erst mal: Wow. Das ist kein kleiner Schritt und egal, wie weit du bisher gekommen bist: Du darfst stolz auf dich sein!

Jetzt schauen wir gemeinsam auf die vaginale Behandlung, so wie ich sie in meiner Arbeit mit Patientinnen regelmäßig begleite (Box Seite 146). Und zwar nicht als medizinische »Behandlung«, sondern als liebevollen Kontakt. Als Türöffner zu mehr Entspannung, Selbstwirksamkeit und Verbindung mit deinem Beckenboden.

Zu Beginn ein paar Worte zur Umgebung: Mach es dir so bequem wie möglich. Am besten eignet sich eine leicht zurückgelehnte Sitzposition z. B. auf deinem Bett oder Sofa, mit dem Rücken gut abgestützt durch Kissen. Deine Knie dürfen angewinkelt und zur Seite geöffnet sein. Vielleicht möchtest du ein Kissen unter deine Oberschenkel legen, damit die Beine nicht »arbeiten« müssen. Alles, was hilft, damit du dich sicher, entspannt und gut gestützt fühlst, ist willkommen. Deine Hände sollten frisch gewaschen sein und du solltest Gleitgel bereitliegen haben. Auch ein Taschentuch oder Waschlappen für die Hände ist sehr hilfreich.

Orientierung: die Beckenboden-Uhr

Bevor du mit dem Tasten beginnst, möchte ich dir ein Bild mitgeben, das vielen Frauen hilft, sich in ihrem Körper besser zu orientieren: die Beckenboden-Uhr.

Stelle dir deine Vulva wie eine Uhr vor:
- Der Vaginaeingang ist die Mitte der Uhr.
- 12 Uhr: Richtung Schoßbein (vorne)
- 6 Uhr: Richtung Damm/After (hinten)
- 3 Uhr: seitlich links
- 9 Uhr: seitlich rechts

Diese Orientierung hilft dir, dich bei der Selbstbehandlung zu orientieren und einzelne Strukturen wahrzunehmen.

Du tastest immer über Kreuz, d.h., den linken Teil des Beckenbodens mit dem rechten Daumen und umgekehrt. Das hat zwei Gründe: Zum einen erreichst du die Strukturen ergonomisch besser, zum anderen vermeidest du, den Druck direkt in eine Richtung zu lenken, die dein Becken zusätzlich verspannt. Nimm dir Zeit und halte immer wieder inne.

Schritt 1: tasten und wahrnehmen

- Führe den Daumen deiner dominanten Hand mit etwas Gleitgel langsam und vorsichtig in die Vagina ein – etwa 1–2 cm reichen völlig aus.
- Erkunde zunächst den Bereich zwischen 5 und 7 Uhr: Das ist der hintere Anteil des Beckenbodens. Hier findest du häufig Spannung.
- Dann wandere langsam weiter zu den Seiten (3 und 9 Uhr). Ganz oben, also zwischen 11 und 1 Uhr, liegt die Harnröhre, diesen Bereich sparen wir deshalb aus.
- Spüre, wie sich das Gewebe jeweils anfühlt: weich oder fest? Gleichmäßig oder uneben? Druckempfindlich oder neutral?

Schritt 2: sanftes Stretchen

- Wenn du einen Bereich gefunden hast, der sich fest, eng oder einfach »auffällig« anfühlt, bleibe dort mit dem Daumen.
- Wende nun die Beckenbodenatmung an: Einatmung – dein Beckenboden gibt nach, die Spannung sinkt. Ausatmung – du bleibst in sanftem Kontakt, ohne Druck auszuüben.
- Dann beginnst du, den Bereich ganz leicht zu stretchen, indem du den Druck sanft erhöhst. Nicht reißen, nicht drücken. Eher wie ein inneres Weichwerden. Deine Bewegung folgt dem Atem, nie umgekehrt. Bleibe für einige Atemzüge dort, dann geh weiter oder ziehe dich zurück.

Schritt 3: Triggerpunkte erkennen und behandeln

Triggerpunkte sind kleine, überempfindliche, meist angespannte Punkte im Gewebe. Sie entstehen oft durch chronische Anspannung, Narben oder Überlastung. Im Beckenboden können sie Ursache für Schmerzen beim Sex, beim Sitzen oder beim Wasserlassen sein.

So erkennst du einen Triggerpunkt:
- ein plötzlicher stechender Schmerz bei leichtem Druck
- ein Gefühl von »Oh – da ist was!«
- Manchmal strahlen die Schmerzen in andere Regionen aus.

Und so kannst du ihn behandeln:
- Lege deinen Daumen behutsam auf den Punkt – keinen starken Druck ausüben.
- Bleibe dort und wende deine Beckenbodenatmung an.
- Lass den Punkt mit jeder Ausatmung »weicher werden« (max. ein bis zwei Minuten pro Triggerpunkt).

Manche Punkte brauchen mehrere Anläufe. Und manche sind empfindlicher als andere. Du musst nichts sofort auflösen, sondern immer nur einen Impuls setzen.

Schritt 4: PMR intern anwenden

Vielleicht erinnerst du dich: Bei der Progressiven Muskelrelaxation (PMR) (Seite 138) spannst du eine Muskelgruppe bewusst an und lässt sie danach aktiv los. Dadurch sinkt die Grundspannung messbar. Diese Technik kannst du auch in deine vaginale Behandlung integrieren.

So geht's:

- Lege dich bequem hin und führe den Daumen ein. Finde eine neutrale Position.
- Spanne mit der Ausatmung deinen Beckenboden bewusst an (Harnröhre, Vagina, After) – für etwa 5 Sekunden. Dabei kannst du deinen Daumen als eine Art Gegendruck verwenden und nachtasten, ob du den Beckenboden korrekt anspannst.
- Dann folgen die Einatmung und ganz bewusstes Loslassen. Spüre, wie sich das Gewebe weich und weit anfühlt. Du kannst es auch mit dem Daumen sanft dehnen.
- Wiederhole das zwei bis drei Mal – nicht häufiger.

Wichtig: Du brauchst bereits ein gutes Gefühl für deinen Beckenboden und solltest die Entspannung schon geübt haben.

Abschluss und Integration

Nimm dir nach jeder Sitzung, egal wie kurz oder intensiv sie war, einen Moment, um nachzuspüren. Bleib einfach noch ein bisschen liegen, lege die Hände auf deinen Bauch oder dein Herz, atme ruhig. Nutze gerne die Tracking-Vorlage hier im Buch (Seite 148), um deine Erfahrung festzuhalten.

Checkliste: vaginale Selbstbehandlung

Vorbereitung

- Kann ich mich mir heute achtsam zuwenden?
- Fühle ich mich in meiner Umgebung sicher und ungestört?
- Habe ich es mir bequem gemacht?
- Liegen Gleitgel und ein feuchtes Tuch bereit?

Orientierung

- Sagt mein Körper Ja zu dieser Übung?
- Nutze ich den rechten Daumen für die linke Seite, den linken für die rechte?
- Habe ich die Beckenbodenatmung geübt?

Durchführung

- Beginne ich mit tasten und wahrnehmen?
- Achte ich darauf, dass alles schmerzfrei bleibt?
- Kann ich spüren, wie sich der Bereich mit jeder Einatmung weitet und mit jeder Ausatmung entspannt?
- Begleite ich Triggerpunkte sanft?
- Kann ich PMR einsetzen – mit anschließendem aktivem Loslassen?

Abschluss

- Kann ich mir Zeit nehmen, um nachzuspüren?
- Möchte ich ein paar Gedanken notieren?
- Kann ich mir innerlich danken?

Vielleicht möchtest du dir Notizen machen:

- Was hast du gespürt?
- Gab es Veränderungen?
- Was war leicht, was schwierig?

Denn auch das ist Teil der Reise: dich selbst besser kennenlernen. Deinen Körper nicht nur als Problemzone sehen, sondern als Wegbegleiterin. Und vergiss nie: Dein Beckenboden ist kein Gegner, den du »trainieren« musst. Er ist ein Teil von dir, der gehört und verstanden werden möchte. Und genau hier in dieser achtsamen Berührung beginnt euer neuer Dialog.

Deinen eigenen Rhythmus finden

Eine der häufigsten Fragen, die mir in der Praxis gestellt wird, ist: »Wie häufig soll ich das denn jetzt machen?« Und wie so oft lautet die ehrliche Antwort: Es kommt darauf an. Denn dein Körper ist kein Gerät mit Bedienungsanleitung, sondern ein lebendiges, fühlendes System. Du musst deinen eigenen Rhythmus finden, der zu dir passt. Zu deiner Lebensrealität, deinem Energielevel, deiner Zyklusphase und v. a. zu deinem Nervensystem.

Trotzdem möchte ich dir ein paar Orientierungspunkte mitgeben:

- Dauer: Für die eigentliche vaginale Behandlung reichen oft zehn bis fünfzehn Minuten völlig aus. Weniger ist absolut in Ordnung – drei bis fünf Minuten bewusster Kontakt können schon viel verändern. Lieber regelmäßig kurz als selten und lang.
- Häufigkeit: Starte am besten mit ein- bis zweimal pro Woche – in einer Phase, in der du dich emotional stabil fühlst. Wenn du merkst, dass dir die Behandlung guttut, kannst du auf drei- bis viermal steigern. Mehr ist nicht automatisch besser. Manchmal braucht dein Körper Integrationszeit – genau wie dein Nervensystem.
- Intensität: Die Behandlung sollte immer schmerzfrei sein. Ein leichtes Druckgefühl ist okay – aber sobald sich etwas unangenehm, überfordernd oder »zu viel« anfühlt, mache eine Pause. Das gilt auch für die 24 Stunden nach der Behandlung.
- Zyklusanpassung: In der ersten Zyklushälfte bist du oft belastbarer. Das ist ideal für bewusste Wahrnehmung und Behandlung. In der zweiten Hälfte oder während der Menstruation kann der Beckenboden empfindlicher sein – nutze hier eher Visualisierung, Atmung oder äußere Berührung. Es ist aber vollkommen in Ordnung, eine Behandlung durchzuführen, wenn du dich damit wohlfühlst.

Fazit: Du brauchst keinen straffen Therapieplan, sondern einen ehrlichen Dialog mit deinem Körper. Wenn du regelmäßig mit ihm in Kontakt gehst, wirst du merken, wann er sich öffnen möchte und wann er lieber in Ruhe gelassen werden will. Denn auch das ist Heilung: nicht gegen deinen Körper zu arbeiten, sondern mit ihm. Schritt für Schritt.

Hilfsmittel

Vielleicht hast du schon einmal von Pelvic Wands oder Dilatoren gehört? Ich möchte dir zeigen, welche Hilfsmittel es gibt, wie du sie richtig verwendest und wann ihr Einsatz sinnvoll ist.

Wichtig vorab: Du brauchst keine Hilfsmittel, um eine wirksame und achtsame Behandlung durchzuführen. Deine Hände reichen vollkommen aus, v. a., wenn du gerade erst beginnst oder noch Berührungsängste hast.

Tracking vaginale Behandlung

Tipp: Drucke dir die Tabelle aus oder klebe sie in dein Journal. Du kannst auch Sticker oder Farben verwenden, um Stimmungen darzustellen – spielerisch, leicht, ohne Druck.

	Behandlung (Art)	Dauer	Empfindung währenddessen
Datum: ______ Zyklustag: ______ Stimmung: ______	○ Visualisierung ○ äußere Berührung ○ vaginale Behandlung	○ < 5 Min. ○ 5 – 10 Min. ○ >10 Min.	○ ruhig ○ neutral ○ unruhig ○ angespannt
Datum: ______ Zyklustag: ______ Stimmung: ______	○ Visualisierung ○ äußere Berührung ○ vaginale Behandlung	○ < 5 Min. ○ 5 – 10 Min. ○ >10 Min.	○ ruhig ○ neutral ○ unruhig ○ angespannt
Datum: ______ Zyklustag: ______ Stimmung: ______	○ Visualisierung ○ äußere Berührung ○ vaginale Behandlung	○ < 5 Min. ○ 5 – 10 Min. ○ >10 Min.	○ ruhig ○ neutral ○ unruhig ○ angespannt
Datum: ______ Zyklustag: ______ Stimmung: ______	○ Visualisierung ○ äußere Berührung ○ vaginale Behandlung	○ < 5 Min. ○ 5 – 10 Min. ○ >10 Min.	○ ruhig ○ neutral ○ unruhig ○ angespannt
Datum: ______ Zyklustag: ______ Stimmung: ______	○ Visualisierung ○ äußere Berührung ○ vaginale Behandlung	○ < 5 Min. ○ 5 – 10 Min. ○ >10 Min.	○ ruhig ○ neutral ○ unruhig ○ angespannt
Datum: ______ Zyklustag: ______ Stimmung: ______	○ Visualisierung ○ äußere Berührung ○ vaginale Behandlung	○ < 5 Min. ○ 5 – 10 Min. ○ >10 Min.	○ ruhig ○ neutral ○ unruhig ○ angespannt

Empfindung danach | *Notiz an mich selbst*

- ◯ gelöst
- ◯ erschöpft
- ◯ leicht
- ◯ emotional

- ◯ gelöst
- ◯ erschöpft
- ◯ leicht
- ◯ emotional

- ◯ gelöst
- ◯ erschöpft
- ◯ leicht
- ◯ emotional

- ◯ gelöst
- ◯ erschöpft
- ◯ leicht
- ◯ emotional

- ◯ gelöst
- ◯ erschöpft
- ◯ leicht
- ◯ emotional

- ◯ gelöst
- ◯ erschöpft
- ◯ leicht
- ◯ emotional

Hilfsmittel können aber nützlich sein, wenn

- du bestimmte Areale mit dem Finger nur schwer erreichst (z.B. tiefere Muskelanteile, seitliche Spannungszonen),
- du gezielter Triggerpunkte behandeln möchtest,
- du deine Körperhaltung bei der Behandlung entlasten willst oder
- du bereits Erfahrung mit manueller Selbstbehandlung gesammelt hast und dich sicher fühlst.

Hilfsmittel sind nicht empfehlenswert, wenn

- du bei Berührung oder Einführen starke Schmerzen oder Flashbacks bekommst,
- dein Körper sich gegen den Kontakt wehrt oder
- du versuchst, »schneller voranzukommen«, obwohl dein System eigentlich noch Zeit braucht.

Wie bei allem in diesem Buch gilt auch hier: nicht schneller, sondern bewusster. Nicht intensiver, sondern achtsamer.

Pelvic Wands

Ein Pelvic Wand ist ein meist S-förmig gebogenes Hilfsmittel aus Silikon, Kunststoff oder Edelstahl. Durch seine Form ermöglicht er dir, tiefere oder seitlich gelegene Muskelanteile deines Beckenbodens zu erreichen, insbesondere die sogenannten levatorischen Anteile (den tief liegenden Haltemuskel).

Wann ist der Einsatz von einem Pelvic Wand sinnvoll?

- Wenn du deine vaginale Selbstbehandlung bereits mehrfach geübt hast.
- Wenn du gezielt tiefere Triggerpunkte behandeln möchtest.
- Wenn du Schwierigkeiten hast, mit dem Daumen bestimmte Bereiche (z.B. 4, 5, 7 oder 8 Uhr) zu erreichen.
- Wenn du dich in der zurückgelehnten Position nur eingeschränkt bewegen kannst (z.B. nach OP, bei Spannung im Arm-/Schulterbereich).

Wie verwende ich ihn?

- Setze dich hin und stütze deinen Rücken gut mit Kissen ab. Achte auf eine entspannte Haltung.
- Verwende Gleitgel auf Wasserbasis und führe den Pelvic Wand sanft ein (max. 3–4 cm).
- Nutze das Beckenboden-Uhrbild zur Orientierung. Du kannst mit dem Pelvic Wand präzise an einer Stelle verweilen.
- Zuerst nur wahrnehmen, dann die Beckenbodenatmung anwenden: Sanftes »Lösen« erfolgt über Druck mit der Einatmung, mit der Ausatmung weich in den Punkt hineinspüren (max. ein bis zwei Minuten pro Punkt, dann weiter oder Pause).

Wichtig: Die Behandlung soll niemals schmerzen. Ein leichtes Dehnungs- oder Druckgefühl ist okay, Schmerz ist ein klares Zeichen dafür, dass du aufhören solltest.

Dilatoren

Dilatoren (auch: Vaginaltrainer) sind länglich geformte Stäbe in unterschiedlichen Größen und Stärken, meist aus Silikon oder medizinischem Kunststoff. Anders als oft angenommen, dienen sie nicht dazu, die Vagina zu dehnen oder »weiter« zu machen. Das ist weder nötig noch physiologisch sinnvoll. Ihre Aufgabe besteht darin, dein Gewebe und dein Nervensystem langsam und achtsam wieder an das Gefühl von Dehnung und Kontakt zu gewöhnen. Sie dienen also zur Desensibilisierung. Das heißt: Du gibst deinem Körper die Chance, sich wieder sicher zu fühlen.

Wann ist der Einsatz von einem Dilator sinnvoll?

- Bei Schmerzen beim Einführen von Tampons, Toys oder Penetration
- Nach längerer sexueller Inaktivität oder nach Eingriffen im Beckenbereich
- Bei Vaginismus oder wenn die Muskulatur sich bei Kontakt sofort reflexhaft anspannt
- Als gezielte Desensibilisierung vor oder parallel zu Sexualtherapie oder manueller Behandlung

Wie verwende ich ihn?

- Startgröße: immer mit dem kleinsten Modell beginnen – ganz unabhängig davon, wie »klein« er wirkt. Es geht nicht um Dehnung, sondern um Gewöhnung. Gehe erst zur nächsten Größe über, wenn dein Körper über mehrere Sitzungen ein durchgängig angenehmes Gefühl meldet.
- Dauer: Fünf bis zehn Minuten reichen völlig aus und auch nur, wenn es sich gut anfühlt.
- Lehne dich bequem zurück, Beine durch Kissen unterstützt, Körper gut abgestützt.
- Verwende Gleitgel auf Wasserbasis und führe den Dilator langsam und schmerzfrei ein – nicht so weit wie möglich, sondern nur so weit, dass sich dein Körper die ganze Zeit über entspannt anfühlt.
- Bleibe für einige Atemzüge einfach in Kontakt. Spüre die Berührung. Atme bewusst. Bei der Einatmung: Nimm wahr, wie dein Beckenboden nachgibt. Bei der Ausatmung: Entspanne bewusst ohne Druck.
- Du kannst den Dilator bei guter Gewöhnung auch leicht neigen oder in Mikrobewegungen führen, aber niemals damit drücken oder dehnen.

Wichtig: Die Vagina »leiert« nicht aus. Sie ist elastisch, intelligent und selbstregulierend.

Kombination mit deinen Übungen

Egal ob Pelvic Wand oder Dilator – ein Hilfsmittel ist niemals ein Ersatz für deine Körperwahrnehmung, deine Atmung und dein inneres Einverständnis. Meine Empfehlungen: Verwende Hilfsmittel nur in Verbindung mit deiner Beckenbodenatmung. Beginne jede Anwendung mit einer kurzen Visualisierung oder achtsamen Kontaktaufnahme. Nutze die Behandlung nicht als »Technik«, sondern als Gespräch mit deinem Körper.

Reflexion und Integration

Du hast in diesem Kapitel deinen Beckenboden neu kennengelernt und evtl. alte Erfahrungen, Zweifel oder Unsicherheiten berührt. Jetzt ist ein guter Moment, um innezuhalten und dir selbst ein paar Fragen zu stellen. Nicht zum Abhaken, sondern als Einladung, zum Integrieren, zum Sortieren, zum Bei-dir-Ankommen.

Teil 1

Was hat mir am meisten geholfen?

- Welche Übungen oder Impulse haben mich besonders berührt, körperlich oder emotional?
- Bei welchen Inhalten habe ich innerlich genickt oder gespürt: »Das ist genau mein Thema«?
- Was war neu für mich und was hat sich wie ein fehlendes Puzzlestück angefühlt?
- Welche Übung ist für mich im Alltag am leichtesten umsetzbar?
- Gibt es eine Routine oder Technik, die ich mir gerne regelmäßig gönnen würde?

Teil 2

Wie kann ich mein neues Wissen im Alltag leben?

- In welchen Situationen im Alltag spüre ich besonders deutlich, dass ich »im Becken« festhalte oder Spannung aufbaue?
- Welche Stressreaktion zeige ich am häufigsten (Fight, Flight, Freeze, Fawn)?
- Welche Übungen oder Gedanken könnten mir im Alltag helfen, wieder in die Verbindung mit meinem Körper zu kommen?
- Gibt es Tageszeiten oder Orte, an denen ich mir bewusst 5 Minuten für meinen Beckenboden nehmen kann?
- Was brauche ich, um mir diese Zeit regelmäßig zu erlauben?

Teil 3

Was sagt mein Körper und was antworte ich?

- Wenn ich heute ehrlich in meinen Körper hineinspüre: Was fühlt sich weich an, was fest und angespannt?
- Welche Sätze oder Haltungen möchte ich meinem Körper (und speziell meinem Beckenboden) ab jetzt mitgeben?
- Wenn mein Beckenboden sprechen könnte, was würde er sagen?
- Und was möchte ich ihm antworten?

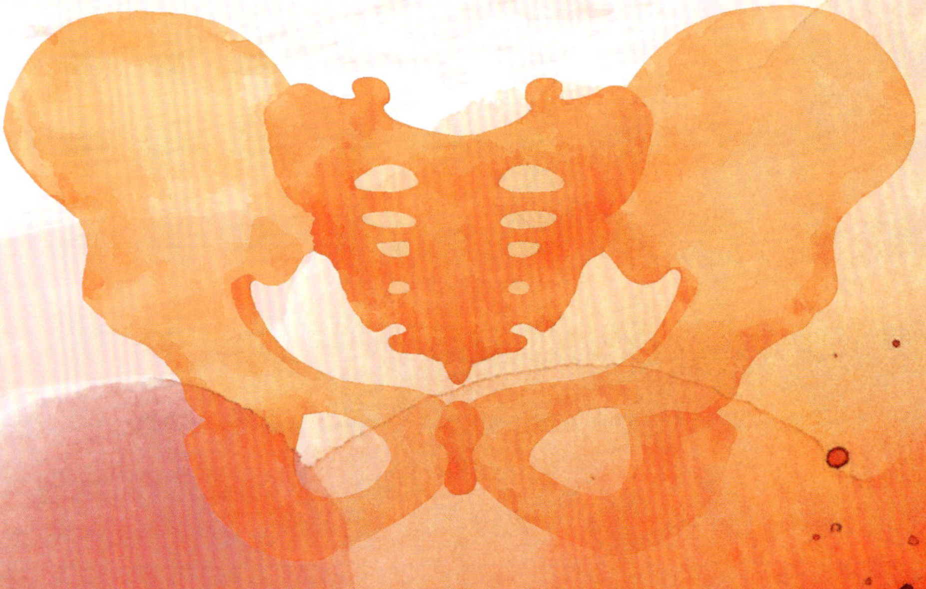

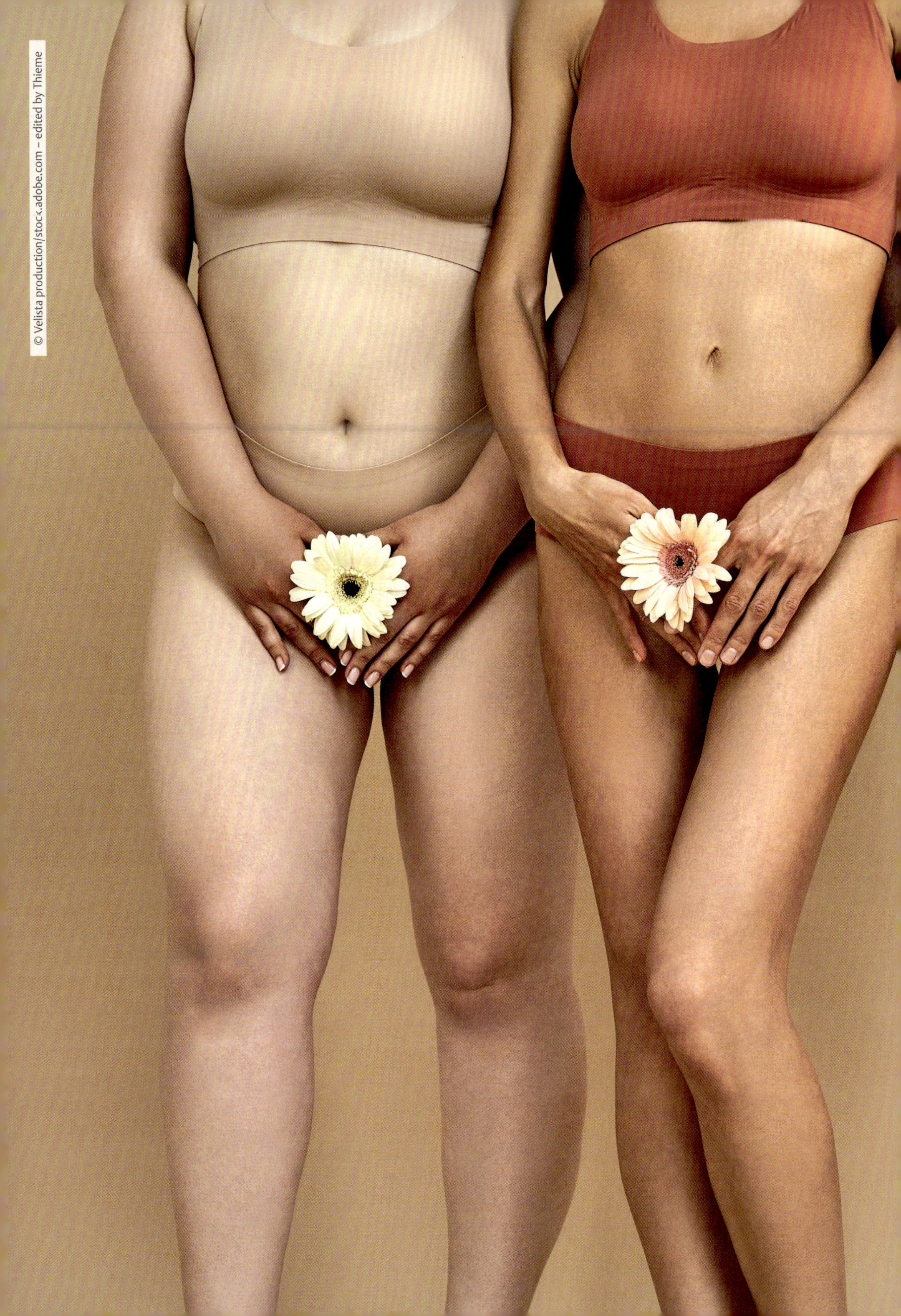

Hilfreiches aus der Sexualtherapie

Mit Endometriose oder Adenomyose ist schmerzhafte Sexualität sehr häufig. Hier bekommst du Informationen und konkrete Methoden zur Selbsthilfe.

Sexualtherapie – ein wichtiger Fachbereich

Wenn du Schmerzen beim Sex hast oder dich aufgrund deiner Erkrankung beim Sex unwohl oder unsicher fühlst, dann bist du bei einer Sexualtherapie sehr gut aufgehoben.

In einem sexualtherapeutischen Setting wirst du nicht körperlich untersucht. Dementsprechend wichtig ist es, dass immer auch eventuelle weitere Erkrankungen oder Verletzungen medizinisch untersucht oder ausgeschlossen wurden. In der Sexualtherapie lernst du aber einen neuen Umgang mit deiner Sexualität. Dabei geht es konkret um körperliche Symptome, aber auch um die Psyche. Du erlernst sexualtherapeutische Methoden und wirst über deinen Körper und seine sexuellen Funktionen aufgeklärt. Sexualität sollte niemals belastend und schon gar nicht schmerzhaft sein.

Die Weltgesundheitsorganisation (WHO) hat Sexualität als Grundbedürfnis eingestuft. Natürlich kannst du ohne sie überleben, sie spielt aber eine sehr wichtige Rolle für die physische und psychische Gesundheit und damit für das allgemeine Wohlbefinden. Wenn du drei Tage nichts isst, spürst du sehr deutlich, was dir fehlt. Wenn du deine Sexualität als schmerzhaft empfindest oder unglücklich damit bist, spürst du die Auswirkungen meist nicht so unmittelbar. Und das, obwohl es auf viele Aspekte in deinem Leben einen negativen Einfluss haben kann. Denn eine gute Sexualität gibt dir Lebensenergie, versorgt dich mit Nähe, mit einer unvergleichbaren Intimität und stabilisiert dich auch emotional.

Tipp: Schreibe dir drei Dinge auf, die sich besser anfühlen würden, wenn du eine zufriedene und erfüllte Sexualität leben würdest. Nutze sie als Ziel für deinen persönlichen Weg, deine Sexualität schmerz- und angstfrei zu gestalten.

Verschiedene Fachbereiche

Endometriose ist eine unheilbare Erkrankung und Adenomyose lässt sich nur durch die vollständige Entfernung der Gebärmutter heilen. Daher der Irrglaube, dass alle Symptome nicht behandelbar seien. Das stimmt aber nicht. Symptome können in Remission (Seite 28) gehen, wodurch die

Lebensqualität von Betroffenen deutlich verbessert werden kann. Ich arbeite u. a. mit Fachleuten aus Gynäkologie, Sexualmedizin und Beckenboden-Physiotherapie zusammen – Fachbereiche, die im besten Fall interdisziplinär und ganzheitlich zusammenwirken, wenn es um eine schmerzhafte Sexualität geht.

Ich gebe dir ein Beispiel: Du wirst aufgrund deiner Schmerzen beim Sex gynäkologisch untersucht. Es gibt, abgesehen von der Endometriose, keine weiteren Anhaltspunkte. Nun leitet dich die gynäkologische Fachkraft weiter in eine sexualtherapeutische Praxis. Dort wirst du individuell beraten und unterstützt und, wenn notwendig, an eine Beckenboden-Physiotherapie-Praxis verwiesen. So entsteht eine wichtige Versorgungskette. Die Reihenfolge ist hier nicht unbedingt entscheidend, wichtig ist die interdisziplinäre Herangehensweise.

Es gibt immer eine Lösung

Schmerzen beim Sex sind nicht normal. Niemals. Auch nicht bei Endometriose und Adenomyose. Es gibt verschiedene sexualtherapeutische Ansätze, die dir dabei helfen, eine schmerzfreie Sexualität zu gestalten. Im besten Fall bedeutet das, dass du deine Sexualität ganz schmerzfrei und lustvoll genießen kannst. Im schlechtesten Fall heißt es, dass du deine Sexualität auch schmerzfrei und lustvoll erleben darfst, aber mit Verzicht und eben ganz anders, als du es dir aktuell vorstellst. Dann ist dein Weg in eine gesunde Sexualität vermutlich länger, aber er ist möglich.

Ich gebe dir zu beiden Optionen ein Beispiel: Du hast aufgrund deiner Erkrankung Schmerzen während der Penetration. Durch Beckenboden-Physiotherapie und konkrete Methoden aus der Sexualtherapie kannst du trotz Endometriose wieder eine schmerzfreie Penetration erleben. Zweites Beispiel: Du hast starke Schmerzen nach dem Orgasmus. Trotz verschiedener Methoden aus der Beckenboden-Physiotherapie und Sexualtherapie bleiben sie bestehen. Die Sexualtherapie bietet in diesem Fall z. B. die Möglichkeit zu erlernen, kurz vor dem Orgasmus innezuhalten und dabei in eine tiefere Genussfähigkeit zu kommen. Diesen Moment beschreiben manche Menschen sogar als ein intensiveres Gefühl als den Orgasmus selbst.

Tipp: Schreibe dir auf, was genau dich in deiner Sexualität belastet und was du dir wünschst. Was würde dir eine erfüllte Sexualität geben? Nähe, Intimität, Vertrauen, Lust, Körperwohlgefühl, Kreativität sind nur ein paar Stichpunkte als Idee. Und was ge-

Schmerzen beim Sex

Denkst du, du bist allein mit deinen Schmerzen beim Sex? So geht es fast allen Menschen, die ich mit meiner Arbeit begleiten darf. »Ich dachte, ich bin allein damit«, »Ich dachte, dass das normal ist mit den Schmerzen« oder »Mir wurde gesagt, man könne da nichts machen« höre ich sehr oft. Darum ist es mir sehr wichtig, dich in eine gesunde und schmerzfreie Sexualität zu begleiten. Und du bist ganz sicher nicht allein mit deinen Herausforderungen. Es wird nur leider nicht so offen darüber gesprochen und es kursieren viel zu viele Mythen und Falschaussagen dazu.

nau fordert dich heraus? Hast du körperliche Schmerzen? Oder sind es emotionale Dinge, die deine Sexualität blockieren? Mit diesen Notizen hast du eine Grundlage, wenn du dir Hilfe suchst.

Ja, leider können Erkrankungen wie Endometriose und Adenomyose Schmerzen beim Sex auslösen – dieser Tatsache würde ich niemals widersprechen. Genauso führen aber auch Vaginismus, eine trockene Vagina oder andere Aspekte zu Schmerzen, wenn du einfach weiterhin Sex hast wie bisher. Worum geht es mir also, wenn ich schreibe, dass Schmerzen beim Sex nicht normal sind? Nicht der Schmerz selbst ist unbedingt »unnormal«, sondern die Vorstellung, dass du ihn einfach aushalten musst. Nicht normal ist es, es so aussehen zu lassen, als gäbe es keine Chance, etwas zu verändern oder zu verbessern. Das ist durchaus möglich. In einer auf Schmerzen spezialisierten Sexualtherapie werden ein Körperbewusstsein und verschiedene sexualtherapeutische Methoden erlernt. Du gestaltest dadurch deine Sexualität neu – und zwar schmerz- und angstfrei. Du musst Schmerzen beim Sex niemals hinnehmen oder aushalten, auch dann nicht, wenn eine Person behauptet, dass diese Schmerzen normal seien.

Tipp: Lege dir einen Satz zurecht, den du entweder denken oder aussprechen kannst, wenn das nächste Mal jemand zu dir sagt, dass Schmerzen beim Sex normal seien. Du könntest eine Aussage treffen, mit der du ein Stoppschild setzt. Du könntest z. B. sagen: »Ich entscheide, wie ich mit meiner Sexualität umgehe, und ungewollte Schmerzen sind niemals normal.« Oder du stellst eine Gegenfrage: »Wie genau meinst du das? Was soll denn an ungewollten Schmerzen beim Sex normal sein?«

Sexualität als großes Lernfeld

Ich möchte dir empfehlen, deiner Sexualität immer wieder mit Neugierde zu begegnen. Es gibt vieles darüber zu lernen, und du hast jederzeit die Möglichkeit, sie neu zu gestalten. Die Aspekte Aufklärung, Körperwahrnehmung, Emotionen, Kommunikation, Solo-Sex und sexuelle Lust sind nur Teile von einem großen Ganzen. Darin liegt eine Chance für dich. Eine gesunde Sexualität hilft dir dabei, einen guten Umgang mit deiner Erkrankung zu finden. Denn sie stärkt dich, gibt dir Selbstsicherheit und Vertrauen in dich und deinen Körper. In den folgenden Unterkapiteln gehe ich auf die wichtigsten Aspekte ein.

Tipp: Es gibt viel mehr Informationen zum Thema Sexualität – finde für dich heraus, was dir hilft und wo noch Fragen offen sind. Informiere dich weiter und erlaube dir ganz bewusst, dich mit diesem Thema zu beschäftigen. Lies Bücher, tausche dich mit anderen Menschen aus. Das Symptom der schmerzhaften Sexualität ist kein in Stein gemeißeltes Schicksal. Du hast die Möglichkeit, damit zu arbeiten und deinen Sex schmerzfrei zu erleben.

Anatomie von Vulva, Vagina und Klitoris

Mit der sexuellen Anatomie sind die inneren und äußeren Geschlechtsorgane gemeint. Eine gute Aufklärung darüber ist essenziell für eine gesunde Sexualität.

Nur wenn du deinen Körper gut kennst, kannst du deine Schmerzen genauer benennen. Die meisten Betroffenen können im ersten Moment nur sagen, dass es »da unten« wehtut. So ist es schwierig, herauszufinden, ob nun wirklich die Erkrankung dazu führt oder ein anderer Auslöser. Eine gute Aufklärung über deine sexuelle Anatomie hilft dir also dabei, bei medizinischen Untersuchungen konkreter deine Schmerzpunkte zu benennen. Aber sie ist auch wichtig, um klar mit dem Menschen zu kommunizieren, mit dem du Sex haben möchtest. Du kannst z. B. genauer sagen, wo und wie du berührt werden möchtest.

Dein Vorteil: Wenn du das nächste Mal bei einer gynäkologischen Untersuchung sagen kannst «Mein Vaginavorhof fühlt sich sehr trocken und fast schon rissig an, die inneren Vulvalippen sind auch betroffen, die äußeren aber nicht.« dann ist das doch deutlich genauer als ein «Da unten ist es trocken und tut weh.«. Meine Erfahrung ist, dass das Ausformulieren und Wissen zu einem deutlich besseren Selbstbewusstsein in der Kommunikation über den eigenen Körper führt.

Deine Anatomie im Überblick

In der Abbildung (Seite 160) bekommst du einen Überblick über die binär weiblich zugeordneten Geschlechtsorgane. Im Weiteren erkläre ich dir die einzelnen Bereiche.

Äußere und innere Vulvalippen Es gibt die äußeren (Punkt 1 auf der Abbildung, Seite 160) und die inneren Vulvalippen (Punkt 2). Die inneren schützen die Öffnung der Vagina vor Bakterien und sind, wenn sie durchblutet sind, ein guter Puffer, wenn z. B. ein Penis eindringt. Sowohl die äußeren als auch die inneren Vulvalippen sind mit vielen Nervenenden versorgt, also positiv empfindsam bei den richtigen Berührungen und vorhandener Feuchtigkeit. Viele Menschen empfinden eine sanfte Massage an den äußeren und inneren Vulvalippen als sehr lustvoll.

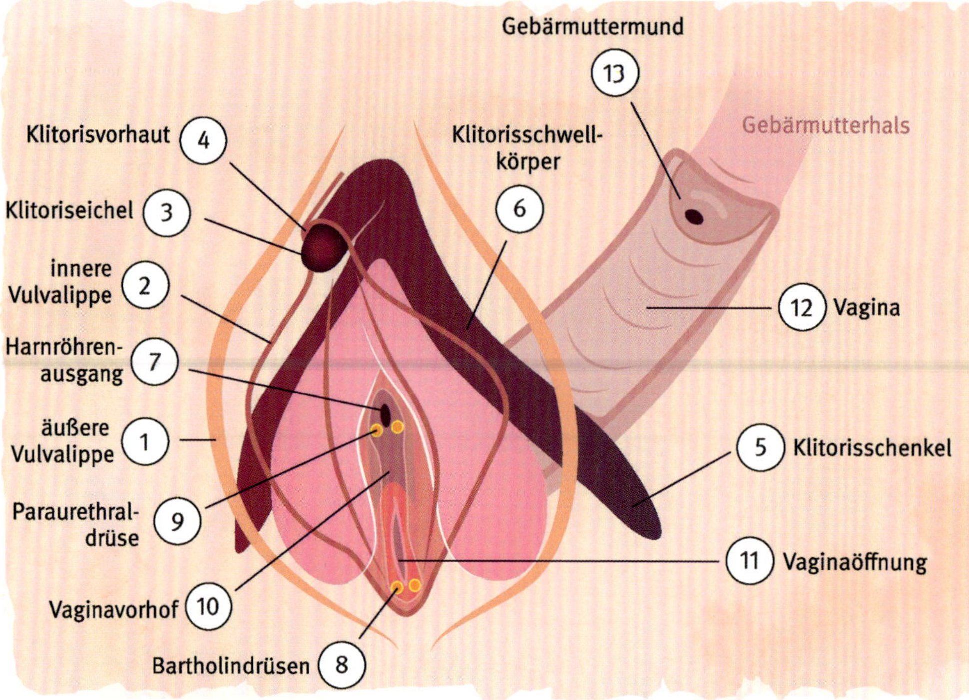

Schmuck A. Meinen Zyklus lesen und verstehen. 1. Aufl. Stuttgart: TRIAS; 2024

Vielleicht kennst du den Begriff Schamlippen? In der modernen Sexualtherapie wird von dem Wort Scham Abstand genommen. Und die Bezeichnung »große« und »kleine« Schamlippen ist anatomisch nicht korrekt: Es gibt sehr viele Menschen, deren innere Vulvalippen deutlich größer bzw. länger sind als die äußeren. Abgesehen von der Ausnahme, wenn dadurch Schmerzen entstehen, sind unterschiedlich lange oder auch dicke Vulvalippen absolut normal.

Klitoris und G-Punkt Dann gibt es die Klitoriseichel (Punkt 3) und die Klitorisvorhaut (Punkt 4). Die Eichel ist tatsächlich nur der ganz kleine sichtbare äußere Teil der Klitoris, die hauptsächlich im Inneren deines Körpers liegt. Die Klitorisvorhaut schützt die sehr empfindsame Eichel vor Reibung und Überreizung. Dort enden mehrere Tausend Nerven, ähnlich wie beim Penis. Der Großteil der Klitoris liegt verborgen im Inneren deines Körpers: Die Klitorisschenkel (Punkt 5) und -schwellkörper (Punkt 6) umarmen sozusagen die Vagina. Ist die Klitoris angeschwollen, ist sie prall und gut durchblutet (man spricht auch hier von einer Erektion). Hat sie keine Erektion, ist sie schlaff, auch hier ähnlich zum Penis.

Der G-Punkt ist die Stelle, an der die Klitoris die Vagina umarmt – wenn du mit einem oder zwei Fingern in deine Vagina eindringst und eine »Komm her«-Bewegung machst, massierst du von innen die Klitoris, also den G-Punkt. Dies kann sich, wenn die Klitoris erregt ist, sehr lustvoll anfühlen.

Harnröhrenausgang Aus dem Harnröhrenausgang (Punkt 7) kommt dein Urin raus. Er liegt sehr nah am Vaginaeingang, aber auch am After. Durch die relativ kurze Strecke zum After gelangen manchmal Bakterien oder Keime hinein, die z. B. zu einer Blasenentzündung führen können. Nach dem Sex die Blase zu entleeren, schützt dich davor.

Tipp: Manche Menschen empfinden die äußere Stimulation des Harnröhrenausgangs als sehr lustvoll, z. B. durch Vibration und leichten Druck. Vielleicht hast du Lust, es mal auszuprobieren. Bitte keine Trockenübungen: Feuchtigkeit (z. B. durch ein Gleitgel) muss sein.

Bartholin- und Paraurethraldrüsen Die Bartholindrüsen (Punkt 8) befinden sich neben dem Vaginaeingang, nahe den inneren Vulvalippen. Innen liegend, sind sie etwa erbsengroß und geben die Flüssigkeit für die Befeuchtung ab. Die Paraurethraldrüsen (Punkt 9) werden auch Skenedrüsen genannt. Auch sie versorgen Vulva und Vagina mit Feuchtigkeit und liegen nahe der Harnröhrenöffnung. Von außen sind nur winzig kleine Löcher sichtbar.

Vaginavorhof Am Vaginavorhof (Punkt 10) enden nicht nur viele Nervenenden, sondern auch sogenannte sensorische Zellen – beides macht diesen Bereich sehr empfindsam.

Eine sanfte Massage am Vaginavorhof (zwischen den inneren Vulvalippen, um die Vaginaöffnung und den Harnröhrenausgang herum) empfinden viele als sehr lustvoll. Auch hier ist Feuchtigkeit wichtig, entweder deine körpereigene oder ein Mandelöl oder Gleitgel.

Vaginaöffnung und Vagina Die Vaginaöffnung (Punkt 11) führt zur Vagina (Punkt 12), ein innerer, ca. 10 cm langer Muskelschlauch. Die Vagina kann sich durch Längs- und Ringmuskulatur zusammenziehen. Zusätzlich enthält sie viele elastische Fasern und ist mit den Bindegewebshüllen von Harnröhre, Harnblase und Beckenboden verbunden. Ihre Schleimhaut hat ein saures Milieu, welches der Ansiedlung von Bakterien entgegenwirkt. Damit ist die Vagina ein selbstreinigendes System. Mit Vagina ist ausschließlich dieser innenliegende Muskelschlauch gemeint, nichts Äußeres und auch nicht das gesamte Geschlechtsorgan.

Wenn es für dich schmerzfrei funktioniert, dann ertaste deine Vagina mit einem Finger, einfach um sie genauer zu erspüren. Gleitgel nicht vergessen!

Äußerer Gebärmuttermund Am Gebärmuttermund (Punkt 13) endet die Vagina. Es geht weiter zum Gebärmutterhals und dann zur Gebärmutter. Im Gebärmuttermund liegen sehr viele Nervenenden, die dafür sorgen, dass auch dieser Bereich sehr empfindsam ist. Stößt ein Penis, Sextoy oder Finger zu hart dagegen, kann der sogenannte Anstoßschmerz entstehen.

Vor dem Anstoßschmerz kannst du dich z. B. mit Buffer-Ringen schützen, die das zu tiefe Eindringen verhindern. Mit einer gezielten Massage des Muttermundes kann aber auch ein sehr intensiver Orgasmus ausgelöst werden. Dafür braucht es etwas Übung und ein entspanntes Becken.

Beckenboden Dein Beckenboden ist Hauptakteur, wenn es um den Orgasmus geht, und in Bezug auf deine sexuelle Anatomie ziemlich wichtig. Während des Orgasmus zieht sich die Beckenboden-Muskulatur zusammen und geht in eine Anspannung, die sich dann wieder entlädt bzw. wieder loslässt: Das ist der Orgasmus. Über deinen Beckenboden kannst du in Annikas Kapitel (Seite 115) eine Menge lernen.

Achtung, Mythos!

»Eine feuchte Vulva bedeutet Lust.«
Deine Feuchtigkeit ist eine versorgende Reaktion deines Körpers. Ja, du kannst bei sexueller Lust feucht werden. Es kann aber auch sein, dass dein Körper, obwohl du Lust empfindest, keine zusätzliche Feuchtigkeit produziert. Dafür gibt es unterschiedliche Gründe. Verwende in diesem Fall am besten Gleitgel. Dieses zwischen die Vulvalippen und am Eingang der Vagina einmassieren und den Penis oder die Finger extra einreiben.

Ganz schön viel los

All diese Informationen zu deiner sexuellen Anatomie sind sehr wichtig für deine schmerzfreie Sexualität. Schreibe dir alles, was du gelernt hast, noch mal in deiner eigenen Sprache auf. Lass das Wissen so wirklich zu einem Teil von dir werden. Umso leichter kannst du es bei medizinischen Terminen, aber auch privat für dich in deiner Sexualität aussprechen.

Ein Tipp aus meiner Praxis: Kauf dir einen Handspiegel mit Griff und schau unter der Dusche oder im Bett einfach mal genauer hin. Guck dir deine Vulva und deine Vaginaöffnung an – wenn du magst, ertaste alles und sei neugierig. Versuche, dich wertfrei, liebevoll und mit Neugierde zu betrachten. Es darf am Anfang ungewohnt sein. Wiederhole diesen intimen Blick in den Spiegel gerne ein paarmal, um mit diesem Teil deines Körpers vertrauter zu werden.

Vulven sehen sehr unterschiedlich aus: Es gibt verschieden lange Vulvalippen, unterschiedlich große Klitoriseicheln und die verschiedensten Formen und Hautfärbungen. Leider schämen sich viele Menschen für das Aussehen der eigenen Vulva, da gesellschaftlich eine völlig falsche Norm vermittelt wird. Übe mit diesem Tipp, dich von der Scham zu verabschieden.

Die binäre Geschlechterordnung

Es ist mir wichtig zu betonen, dass Geschlechtsorgane nicht einem festen Geschlecht zugeordnet werden sollten. Die binäre Geschlechterordnung (cis-weiblich und cis-männlich) ist in Medizin und Wissenschaft tief verankert. Endometriose und Adenomyose sind aber keine reinen Frauenkrankheiten, auch trans und nicht binäre Menschen können daran erkranken, sehr selten auch cis Männer.

Die Abkürzung »cis« steht für »cisgender« und beschreibt eine Person, die sich mit dem bei Geburt zugewiesenen Geschlecht identifiziert. Wurdest du z. B. mit Vulva und Vagina geboren und identifizierst dich als Frau, bist du eine cis Frau.

In Medizin und Forschung werden Endometriose und Adenomyose fast ausschließlich als Frauenkrankheiten gesehen und Frauen erfahren in der Medizin weiterhin Benachteiligung. Um das zu ändern, braucht es Bewusstsein für die binäre Geschlechterordnung und die strukturelle Benachteiligung von Frauen sowie trans und nicht binären Menschen.

Verschiedene Formen von Schmerz

Als Dyspareunie werden in der Medizin beim Sex auftretende Schmerzen bezeichnet. Hier gebe ich dir einen Überblick darüber, welche Formen es geben kann.

Das Symptom Schmerzen beim Sex ist sehr vielfältig, leider wird es aber oft allgemein zusammengefasst. Das sorgt dafür, dass es deutlich schwerer wird, etwas dagegen zu tun. Stelle dir einmal vor, dir tut dein rechter kleiner Zeh weh und du gehst davon aus, dass du ihn dir gebrochen hast. Nun gehst du in eine Praxis und anstatt konkret zu benennen, was dir wie und wo Schmerzen bereitet, sagst du einfach nur, dass dir etwas an deinem Bein wehtut. Und du sagst nicht, ob dieser Schmerz sich z. B. nach einem Bruch oder einer Nagelbettentzündung anfühlt. Genauso ist es mit den Schmerzen beim Sex – es ist wichtig, sie so gut wie möglich beschreiben zu können. Wann tritt der Schmerz auf, wo genau und wie fühlt er sich an? Tut es dir wirklich die ganze Zeit beim Sex weh, egal ob mit oder ohne Penetration oder nur in bestimmten Stellungen? Ist es eher ein stechender, pulsierender, kratzender oder trockener Schmerz? Hast du ihn auch in anderen Situationen und wenn ja, ganz genau so oder ähnlich? Hält der Schmerz nach dem Sex noch an oder tritt er sogar erst danach auf?

Wichtig: Du solltest eine schmerzhafte Situation niemals wiederholen, nur um sie in deiner Therapie genauer beschreiben zu können.

Ich habe im Folgenden die Punkte zusammengefasst, die mir im Zusammenhang mit Endometriose und Adenomyose am häufigsten in meiner Praxis begegnen. Es gibt deutlich mehr Aspekte der schmerzhaften Sexualität, die in diesem Buch aber nicht alle genannt werden können. Wenn du dich hier nicht wiederfindest, kannst du in einer persönlichen Beratung herausfinden, was dein Auslöser oder deine Schmerzpunkte sind.

Tipp: Lies alles und notiere dir, welche Punkte zu deinen Schmerzen oder Herausforderungen beim Sex passen und welche nicht.

Achtung, schlechte Ratschläge!

Manche Menschen empfehlen, Schmerzmittel vor dem Sex zu nehmen oder Alkohol zu trinken. Das ist nicht nur absolut falsch, sondern auch gefährlich. Solltest du dies bereits getan haben, dann lass es in Zukunft bitte und informiere dich in einer sexualtherapeutischen Praxis über gesunde Alternativen. Medikamente und Alkohol verzerren dein Körperempfinden. Das, was eigentlich wehtun würde, spürst du nicht mehr. Dadurch übergehst du deine Grenzen und richtest im Zweifel weiteren Schaden an.

Anstoßschmerz

Ein Penis, Finger oder auch Sextoy stößt an den Gebärmuttermund. Das Eindringen fühlt sich als zu tief an und schmerzt. Dieser Schmerz könnte auch durch Herde deiner Erkrankung ausgelöst werden. Buffer-Ringe sind eine Option von vielen, um den Schmerz zu verhindern. Es ist wichtig, herauszufinden, was dir gut hilft. Das können auch Beckenboden-Physiotherapie oder weitere sexualtherapeutische Methoden sein.

Schmerz in der Vagina

Das Eindringen ist zwar möglich, fühlt sich aber im Gesamten extrem eng an oder am Vaginaeingang ist eine gefühlte Barriere. Dahinter steckt möglicherweise ein verkrampfter Beckenboden oder die verspannte Ringmuskulatur der Vagina. Gezielte Vagina-Massagen helfen dabei, leichter etwas mit der Vagina aufzunehmen. Diese kannst du selbst ausführen oder deine Beziehungsperson um Hilfe bitten. Die Massage sollte immer sanft sein, es geht hier nicht um Schnelligkeit oder eine gezielte Erregung. Beginne mit leichten kreisenden Bewegungen am Vaginaeingang. Eine genaue Anleitung und die Steigerung wird im sexualtherapeutischen Setting besprochen, damit sie für dich passend ist und dich weder körperlich noch emotional überfordert.

Schmerz durch Mikroverletzungen

Außen an der Vulva und innen in der Vagina können Mikroverletzungen auftreten. Wie der Name schon sagt, handelt es sich dabei um kaum sichtbare Verletzungen. Sie brauchen sehr lange, bis sie gut verheilt sind, und reißen immer wieder neu auf, wenn du weiterhin Sex hast. Durch sie siedeln sich leichter Bakterien an, die zu Infektionen führen können. So landest du in einem negativen Schmerzkreislauf von immer wiederkehrenden Infektionen und Schmerzen beim Sex. Hier ist eine absolute Sexpause angesagt. Pflege die Mikroverletzungen und versorge die Infektionen. In der Sexualtherapie werden Alternativen erarbeitet, damit du nicht komplett auf deine Sexualität verzichten musst.

Vaginismus

Vaginismus beschreibt einen verkrampften Beckenboden mit verkrampfter vaginaler Muskulatur. Manche können einen Finger (fast) schmerzfrei einführen, andere nicht. Das Eindringen eines Penis ist gar nicht erst machbar oder nur unter sehr starken Schmerzen. Gynäkologische Untersuchungen sind häufig nicht möglich bzw. extrem schmerzhaft. Hier ist Sexualtherapie in Kombination mit der Beckenboden-Physiotherapie der richtige Weg. Die psychische Belastung ist ein großer Faktor und sollte sehr ernst genommen werden. Dilatoren (Seite 150) sind eine Option, aber kein Muss. In der Therapie werden deine körperlichen und emotionalen Herausforderungen besprochen und ein persönlicher Plan ausgearbeitet, wie du mit regelmäßigen Terminen und Übungen, ohne Stress und schmerzfrei deinen Vaginismus komplett verabschieden kannst.

Schmerzen in Vulvalippen oder Klitoriseichel

Beschädigte Nerven können auch zu Schmerzen in den Vulvalippen oder der Klitoriseichel führen. Auch eine Überreizung, mangelnde Feuchtigkeit im Alltag sowie falsche Berührungen, zu starke (trockene) Reibung oder übermäßiger Druck beim Sex können bei manchen Menschen diese Schmerzen auslösen. Variiere die Art der Berührung, z. B. sanfter oder mit mehr Feuchtigkeit. Sollte es sich um Nervenschäden handeln, wird in einer Sexualtherapie gemeinsam erarbeitet, wie du schmerzfreie Berührungen erleben kannst (z. B. mit viel warmem Öl, sehr sanften Berührungen oder leichtem Druck statt Streicheln).

Wunde Vulvalippen bzw. trockene Vagina

Aufgrund von Hauterkrankungen oder fehlender Feuchtigkeit kann es zu rissigen oder wunden Vulvalippen kommen. Die Vagina fühlt sich trocken an. Tritt das Problem im Alltag auf, hilft z. B. Bio-Mandelöl. Befeuchte deine Vulvalippen mit Wasser und trage dann etwas Mandelöl auf (Öl auf trockener Haut trocknet zusätzlich aus). Hyaluron-Vaginalzäpfchen können bei einer trockenen Vagina hilfreich sein. Solltest du die Trockenheit nur beim Sex empfinden, ist Gleitgel ein perfektes Hilfsmittel. Achte auf eine gute Qualität und verzichte möglichst auf Zusätze wie Glow-in-the-Dark-Effekte.

Tipp von Annika

Bei chronischen Beckenschmerzen ist es oft nicht mangelnde Kraft, sondern Daueranspannung, die Probleme verursacht. Wahrnehmung und Entspannung sind deshalb die Basis jeder Behandlung. Krafttraining kann diese Spannung noch erhöhen und Symptome wie Schmerzen beim Sex, Druckgefühl oder Inkontinenz verschlimmern. Beispiele für Entspannungs- und Wahrnehmungsübungen findest du in meinem Kapitel (Seite 115).

Schmerzen nach dem Orgasmus

Hinter Schmerzen nach dem Orgasmus kann ein verspannter Beckenboden (Seite 116) stecken. Dieser ist dabei Hauptakteur und möchte sich danach entspannen. Ist er aber dauerhaft angespannt, kann er das nicht tun. Dies führt dann zu einem Schmerzgefühl. Ein weiterer Auslöser für diesen Schmerz ist eine Überreizung deiner Adenomyose- oder Endometriose-Herde. Da für den Orgasmus der Beckenboden in Anspannung geht und pulsiert, um sich dann zu entladen, kommen auch Teile deines Körpers in Bewegung, die von Verwachsungen betroffen sein können. Dazu kommt, dass sich der Beckenboden nach dem Orgasmus entspannen möchte. Hast du aber aufgrund deiner Erkrankung einen dauerhaft angespannten Beckenboden, kann er nach dem Orgasmus nicht in die volle Entspannung kommen, dies führt dann zu einem Schmerzgefühl. Hier hilft es, mit der Erregungs- und Lustkurve zu arbeiten, verschiedene Formen auszuprobieren, wie du den Orgasmus auslöst und wie du im Nachgang für dich sorgst (z. B. ein langsamer Weg zum Orgasmus und danach eine bewusste Atmung und gezielte Entspannung des Beckenbodens).

Schmerzen durch die Herde

Endometriose- und Adenomyose-Herde sind nicht immer, aber sehr häufig Schmerzpunkte in der Sexualität. Es kann durchaus sein, dass du einen Herd hast, der im Alltag Schmerzen auslöst, beim Sex spürst du aber nichts davon. Genauso ist es andersherum möglich. Diese Schmerzpunkte sind ziemlich herausfordernd. In meiner Praxis erarbeite ich mit dir Körperübungen, um mit ihnen umzugehen. Die Herde und Schmerzpunkte lassen sich nicht wegzaubern, Sexualität lässt sich aber sehr vielfältig gestalten. Es kann z. B. einen deutlichen Unterschied machen, deine Bewegungen, aber auch deinen Atem zu verändern, während du Sex hast. Zum einen kann es dadurch lustvoller werden, zum anderen ist dein Körper nicht in einer Anspannung, die die Herde triggert.

Endometriose-Herde in der Vagina können selten so behandelt werden, dass sie eine schmerzfreie Penetration ermöglichen. Manchmal kann operativ oder durch eine Laserbehandlung eine deutliche Verbesserung erzielt werden. Dies ist aber leider nicht immer der Fall. Betroffene begleite ich darin, eine schmerzfreie Sexualität zu genießen, indem der Fokus auf anderen Dingen als der Penetration liegt. Ich durfte schon viele Menschen beraten, die inzwischen komplett auf die Penetration verzichten und eine absolut erfüllte und glückliche Sexualität leben. Hier geht es darum, bestimmte Glaubenssätze loszulassen und sich eine ganz eigene Sexualität zu gestalten. Selten gibt es auch die Möglichkeit, durch Körper- und Atemübungen sowie bestimmte Stellungen eine schmerzfreie Penetration zu genießen. Hier braucht es dann Feingefühl, Übung und Offenheit, Neues auszuprobieren.

Psychosomatisch ausgelöste Schmerzen

Psychosomatisch bedeutet, dass es keinen konkreten körperlichen Schmerzpunkt oder Auslöser gibt, die Schmerzen aber da sind. Eine stark belastete Psyche, traumatische Erfahrungen oder enormer psychischer und körperlicher Stress lösen sie aus. Das Problem: Vielen Menschen mit Endometriose und Adenomyose wird unterstellt, sie würden sich anstellen, übertreiben oder wären doch eigentlich nur gestresst. Wenn dann hinter ihren Schmerzen eine psychosomatische Ursache steckt, fällt es ihnen schwer, dies zu akzeptieren. Das ist erst mal nachvollziehbar, denn natürlich möchtest du ernst genommen werden. Psychosomatisch ausgelöste Schmerzen beim Sex sind etwas wirklich sehr Ernstes. Sie können sexualtherapeutisch gut begleitet und aufgelöst werden. Durch Körperübungen und Gespräche lernst du, dich in deinem Körper und mit deiner Sexualität wieder sicher zu fühlen.

Traumata

Traumatische Erfahrungen können eine schmerzhafte oder blockierte Sexualität auslösen. Manche Endometriose- und Adenomyose-Betroffene erleben medizinische Untersuchungen oder extrem schmerzhafte Erfahrungen als traumatisch. Der Körper wehrt dann ab, ist überfordert, fühlt sich unsicher oder ist nicht bereit. Wird diese deutliche Grenze dann beim Sex erneut überschritten, kann es zu retraumatisierenden und schmerzhaften Momenten kommen. Trauma an sich und die Auswirkungen auf deine Sexualität sind Themen, die sich nicht gut in wenigen Sätzen zusammenfassen lassen. Ich möchte dir hier drei wichtige Dinge mitgeben: Du bist nicht allein damit. Du bist nicht schuld. Dir kann geholfen werden! Trauma kann durch Traumatherapie, aber auch anders begleitet werden. Schreibe alles auf, was du zu deinem Trauma aufschreiben möchtest. Vielleicht auch nur: »Ich kann noch nicht darüber sprechen, was passiert ist, aber ich brauche Hilfe.« Nimm diese Notizen als einen Anfang, um dich therapeutisch gut begleiten zu lassen. Einen Therapieplatz zu finden, kann manchmal lange dauern, lass dich davon bitte nicht entmutigen.

Was sind deine Schmerzauslöser?

Sortiere für dich die Informationen und überlege, welche dieser Schmerzaspekte bei dir zutreffen könnten. Wenn du dich hier nicht wiederfindest, sind deine Schmerzen natürlich trotzdem real. In einer individuellen Beratung kann besprochen werden, was genau deine Herausforderungen sind.

Weitere mögliche Auslöser für Schmerzen beim Sex

Auslöser	mögliche Symptome	Sexualtherapie	Diagnose
Lichen sclerosus	Narben um den After und die Vulvalippen, schmerzhafter starker Juckreiz	Methoden für schmerzfreie Berührungen, Beratung bzgl. passender Intimpflege	Sexualmedizin, Dysplasiesprechstunde
Blasenentzündung	Schmerzen beim Urinieren, Druck im Unterbauch	Sexpause, alternative Methoden für lustvolle Intimität	Gynäkologie, Urologie
Geschlechtskrankheiten	Juckreiz, Ausschlag etc.	Aufklärung bzgl. Verhütung und Pflege, alternative Methoden bei Sexpause	Gynäkologie
Wechseljahre	trockene Vagina und Vulva, Lustlosigkeit	Beratung zum Umgang damit und bzgl. lustvolle, schmerzfreie Sexualität	Gynäkologie, Sexualmedizin
Entzündungen in der Vagina	Narben oder rissige Stellen, Juckreiz, Zug auf der Wunde	Sexpause, alternative Methoden für lustvolle Intimität	Sexualmedizin

Achtung, Mythos!

»Vaginal ist kein Sex möglich? Dann muss es Analsex sein!«
Analsex kann sehr viel Freude bereiten, sollte aber niemals eine Alternative sein, wenn du es nicht magst. Penetration ist kein Muss und es gibt viele Chancen, einen Umgang mit den Schmerzen zu finden, eine schmerzfreie vaginale Penetration zu ermöglichen oder lustvolle Sexualität ohne Penetration zu erleben.

Vom Nein zum Ja

Wenn du etwas nicht möchtest, dann sag es und hör unbedingt damit auf. Ein Nein ist immer ein vollständiger Satz und muss nicht begründet werden. Wünschst du dir aber mit einer anderen Person Intimität, kann es helfen, dein Ja zu kennen. Ein Beispiel: Deine Beziehungsperson möchte dich oral befriedigen. Du spürst in dir eine Anspannung und Angst vor Schmerzen: ein klares Nein zum Oralverkehr. Wenn du jetzt eine Alternative parat hast, wird aus deinem Nein ein Ja. Also ein Nein zum Oralverkehr, aber dafür z. B. ein Ja zu einer intensiven Massage. Du könntest in dem Moment sagen: »Ich fühle mich nicht danach, oral befriedigt zu werden, ich habe grad noch ein wenig Sorge vor möglichen Schmerzen. Aber ich habe große Lust auf intensive Küsse und gegenseitiges Massieren.« Die Alternativen sind natürlich nur Dinge, die dir in dem Moment wirklich Freude machen und sich sicher anfühlen. So nimmst du dir selbst diesen intimen Moment nicht weg. Überlege dir grundsätzlich ein paar Ideen und Sätze, damit du in einer solchen Situation eine Auswahl hast.

Körperwahrnehmung und Gefühle

Eine gute Körperwahrnehmung und ein bewusster Umgang mit deinen Gefühlen sind sehr hilfreich für einen sicheren Umgang mit deiner Sexualität.

Hier bekommst du wichtige Tools für die Stabilisierung deiner emotionalen Ebene und eine bewusste Körperwahrnehmung.

Die emotionale Ebene stärken

Schmerz beim Sex löst häufig Stress, Ängste, Hilflosigkeit, Frust und Traurigkeit aus. Manche entwickeln sogar eine Angst vor der Angst: Schon beim Kuscheln kann die Angst vor den Schmerzen auftauchen. Oder du hast im Alltag Angst, dass die Angst vor dem Sex wiederkommt. So entsteht ein negativer Kreislauf, der ausweglos erscheint. Die Schmerzen beim Sex spürst du körperlich sehr deutlich, aber sie belasten dich ebenso emotional. Auch wenn die Schmerzen selten oder leicht sind, kann die Belastung sehr hoch sein.

Beschreibe und versorge ein Gefühl

Hier geht es darum, deine Gefühle zu beschreiben. So findest du heraus, wie du sie versorgen kannst.

Die Methode zusammengefasst: 1. Nimm dein Gefühl wahr. 2. Analysiere seine Eigenschaften: Wie genau fühlt es sich an? Ist es laut oder leise? Ist es stark oder schwach? In welchen Situationen meldet es sich? Was verstärkt es negativ? Was beeinflusst es positiv? 3. Überlege dir, wie du das Gefühl versorgen könntest. 4. Mache dir einen Fahrplan für die Situation, die das Gefühl auslöst und die du verändern möchtest.

Ein Beispiel: Nehmen wir an, du bist aufgrund deiner schmerzhaften Sexualität sehr traurig. Das Gefühl der Traurigkeit ist also deutlich zu spüren. Schreibe all deine Gedanken dazu auf. Wie fühlt sich die Traurigkeit an, einsam vielleicht? Ist sie laut oder leise? Sorgt sie dafür, dass du dich zurückziehst? Hast du das Gefühl, sie nimmt dir deine Klarheit? Ist sie für andere sichtbar? Durch das Beantworten dieser Fragen kannst du herausfinden, wie du deine Traurigkeit versorgen kannst. Nehmen wir an, du bist im Rückzug, einsam, fühlst dich klein, und die Traurigkeit ist sehr laut. Würde ich dich fragen, wie du dich besser fühlen könntest, wäre deine Antwort vielleicht: Die Schmerzen beim Sex sollen nicht mehr da sein. Und das stimmt im Großen und Ganzen natürlich. Aber hier geht es darum, deine Gefühle zu versorgen. Deiner Traurigkeit könnte es guttun, alles einmal zu sortieren. Dir eine vertrauensvolle Person zum Aussprechen zu suchen und dich durch kleine beruhigende Methoden zu stabilisieren. Vielleicht hilft dir regelmäßiges Meditieren. Es geht nicht darum, die Traurigkeit gar nicht mehr zu spüren, sondern auf sie einzugehen und dich ernst zu nehmen. Im nächsten Schritt überlegst du dir, wie du die Belastung der schmerzhaften Sexualität angehst, um der Traurigkeit über dieses Thema Sicherheit zu vermitteln.

Deiner Scham Raum geben

Schmerzen beim Sex zu haben, bedeutet für viele sehr viel Scham. Scham ist ein Gefühl, das sehr groß und blockierend wirken kann. Ich spreche nicht von den kleinen Momenten, in denen du dich kurz schämst, aber dann doch wohlfühlst oder okay mit dir bist. Ich meine die große Scham, die dein Verhalten beeinflusst und dich mit bestimmten Themen allein lässt. Sie erzählt dir womöglich, dass du allein bist. Alle anderen sind richtig, nur du nicht. Scham macht sich selbst häufig viel größer, als sie eigentlich ist. Manche beschreiben sie wie einen großen dichten Nebel, andere wie einen dunklen Schatten, der sich über sie legt. Ich möchte dich mit dieser kleinen Übung ermutigen, deiner Scham Raum zu geben.

Die Übung umsetzen: Schreibe deiner Scham einen Brief. Das mag vielleicht abs-

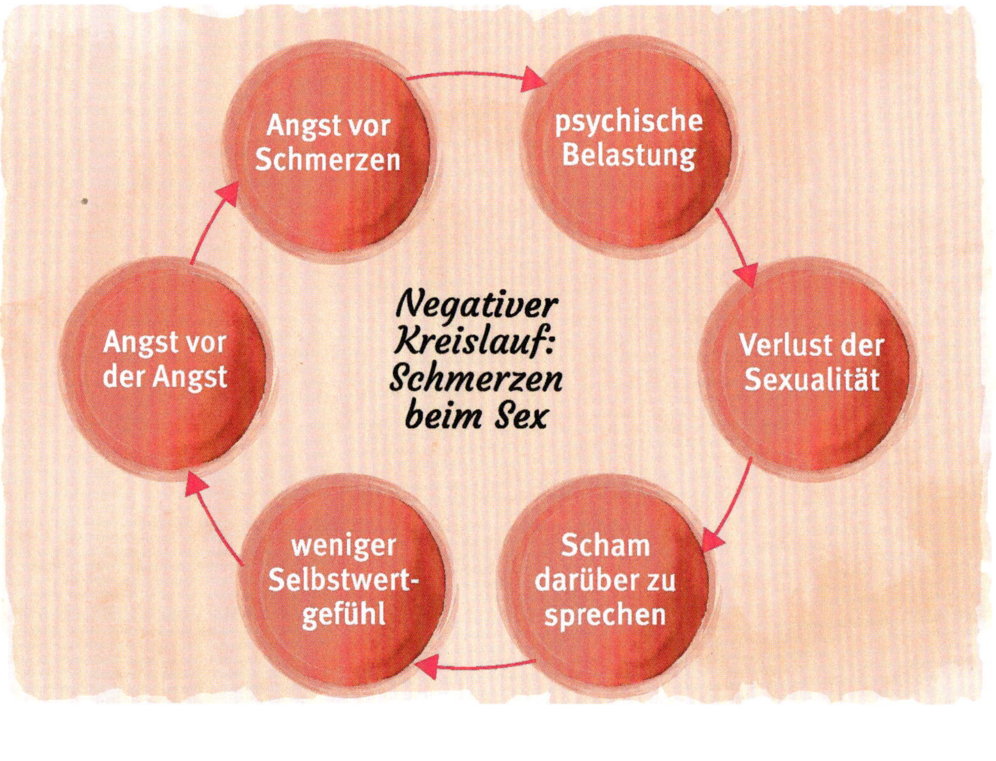

trakt oder komisch klingen, hilft aber sehr. Du holst dir dadurch ins Bewusstsein, wofür du dich schämst und wo die Scham zu groß geworden ist. Schnapp dir ein Blatt Papier und mache es dir gemütlich. Vielleicht hast du Lust auf schöne Musik oder dein Lieblingsgetränk. Beschreibe in deinem Brief, wie du die Scham wahrnimmst. Du kannst sie direkt anschreiben oder über sie schreiben. Diese Fragen können dir helfen: Wofür solltest du dich schämen? Womit fühlst du dich dadurch allein? Was sprichst du anderen gegenüber nicht aus, weil die Scham so groß ist? Was ist in der Vergangenheit passiert und fühlt sich beschämend an? Welche Dinge nimmt die Scham dir in deiner Sexualität weg? Was möchtest du der Scham gerne sagen? Gibt es etwas, das sie braucht? Wie kannst du ihr helfen? Was könnte sie beruhigen oder besänftigen?

Tipp von Katharina

Scham kann sehr aufwühlend sein. In solchen Momenten hilft es, dein Nervensystem bewusst zu beruhigen, damit du dich wieder sicherer und verbundener mit dir selbst fühlst. Dafür eignen sich z. B.: tiefe, bewusste Atemzüge, die PMR (Seite 138) oder auch eine Selbsthypnose (Seite 106).

Überfordernde Gefühle

Scham, Frust, Ekel, Angst, Traurigkeit, Neid – all das können sehr starke Gefühle in der Sexualität sein und sie negativ beeinflussen. Wenn Menschen Schmerzen beim Sex haben, tauchen diese starken und belastenden Gefühle schnell auf und drängen sich in den Vordergrund. Sie versperren die Möglichkeit, sich mit der eigenen Sexualität auseinanderzusetzen. Sie können deine körperlichen Symptome sogar verstärken. Selbst dann, wenn diese nicht psychosomatisch sind. In meiner Praxis begleite ich Menschen, die von diesen Gefühlen überfordert oder blockiert sind. Zwei Dinge fallen mir in dieser Arbeit besonders auf:

1. Viele glauben, dass die Auseinandersetzung mit diesen Gefühlen nicht notwendig ist. Du sprichst dir also die Belastung durch diese Gefühle ab, obwohl sie deutlich da ist. Du gehst davon aus, dass du beim Sex doch einfach nur machen und umsetzen musst. Und das soll bitte so schnell wie möglich funktionieren.
2. Besonders Scham und Angst sind häufig sehr groß. Zu beiden Gefühlen haben Betroffene sehr viel Negatives gehört: Du sollst dich nicht so anstellen, du übertreibst doch nur wieder, du empfindest es falsch. Deine Gefühle wurden dir von anderen abgesprochen.

Beide Szenarien sorgen bei Betroffenen immer wieder dafür, sich allein zu fühlen. Geht es dir damit auch so? Ich möchte dir mitgeben, dass mit dir absolut nichts falsch ist. Deine Gefühle sind da und sie sind richtig. Und nun ist es notwendig, sich mit ihnen auseinanderzusetzen und sie gut zu begleiten.

Tipp: Wenn dir alles zu viel ist und deine Gefühle dich überfordern, beginne im Kleinen. Erfasse über zwei Wochen in einem Journal, welche Gefühle im Vordergrund stehen. Suche dir für jeden Tag und passend zu den Gefühlen eine Methode aus, die dir hilft, dich selbst zu stabilisieren. Wenn du dich sortierter fühlst, überlege dir einen ersten Schritt, um dich mit der schmerzhaften Sexualität konkret auseinanderzusetzen.

Tiefe Reflexion

Viele Endometriose- und Adenomyose-Betroffene kennen nicht nur alltägliche Schmerzen, sondern auch Schmerzschübe. Dazu kommen Operationen, schmerzhafte, unangenehme und größtenteils sehr intime medizinische Untersuchungen. All dies hat häufig einen konkreten Fokus auf deinem Unterleib. Dem Teil deines Körpers, den du auch am ehesten mit dem Erleben der Sexualität verbindest. Kommt eine schmerzhafte Sexualität nun noch dazu, entsteht bei vielen eine Blockade, die eine gesunde Sexualität fast unmöglich macht. Da das Erleben sehr unterschiedlich sein kann und Menschen diese Dinge individuell verarbeiten, betrachte ich immer auch die emotionale Ebene. Hier findest du ein paar Reflexionsfragen dazu. Vielleicht magst du sie für dich beantworten. Wenn sich eine Frage nicht gut anfühlt, darfst du sie einfach überspringen.

- Was muss aus der Vergangenheit noch verarbeitet werden?
- Welche Glaubenssätze dürfen verändert oder verabschiedet werden?
- Wo und wie brauchst du emotionale Stärkung, wenn es um deine Sexualität geht?
- Wann fühlst du dich besonders allein oder hilflos mit der Erkrankung?
- Mit welchen Herausforderungen fühlst du dich in deiner Sexualität allein?
- Was hat dich im Laufe deiner Erkrankung erschüttert, dir Angst gemacht oder dich verunsichert? Fühlt es sich immer noch genauso an oder hat es sich verändert?
- Wie wirkt sich all das emotionale Empfinden auf deine Körperwahrnehmung aus?
- Siehst du dich und deinen Körper als ein Team?
- Empfindest du Wut oder Frust? Richten sich diese Gefühle gegen die Krankheit, gegen dich selbst oder konkret gegen deinen Körper?
- Versorgst du deine Gefühle bezüglich der Erkrankung?
- Tust du deinem Körper Gutes, zusätzlich zu den Dingen, die du durch die Erkrankung benötigst?
- Was kannst du mit deinem Körper genießen?

Ein Trauma?

Die Diagnose einer chronischen, also unheilbaren Krankheit, kann als ein Trauma erlebt werden. Eine Diagnose ist deswegen nicht direkt ein Trauma, sondern es geht um dein Gesamterleben damit. Manche Menschen erschüttert diese Lebensveränderung so tief, dass sie traumatisch wirkt, anderen geht es anders. So oder so bedeutet die Diagnose Endometriose bzw. Adenomyose für viele ein sehr langer, schmerzhafter Weg. Auf diesem erleben einige viel Negatives, sie stellen dadurch sich selbst infrage und fühlen sich irgendwann emotional isoliert. Es entstehen Angst, Scham und ein inneres Ohnmachtsgefühl. Dies beeinflusst die Selbstwirksamkeit und die eigene Versorgung der Erkrankung negativ. An diesem Punkt stabilisiere ich in meiner Arbeit erst die emotionale Ebene, bevor konkret auf die sexuelle Herausforderung geschaut wird. Das bedeutet, ich arbeite mit dir ressourcenorientiert und stärke deine Alltagssituationen. Ich helfe dir, herauszufinden, ob eine zusätzliche Psycho- oder Traumatherapie notwendig ist. Natürlich entscheidest immer du, worüber du sprechen möchtest.

Deine Körperwahrnehmung

Eine bewusste Körperwahrnehmung ist wichtig, um dich in deiner Sexualität wohlzufühlen. Mit einer Erkrankung wie Endometriose oder Adenomyose sind die negativen Gefühle in Bezug auf den eigenen Körper häufig sehr stark. Sie können sich auch auf die Sexualität übertragen. Wie sollst du dich auch lustvoll, entspannt oder sexy fühlen, wenn du mit täglichen Schmerzen zu kämpfen hast? Häufig treten zusätzlich Symptome wie ein Endobelly, ein zu flacher Atem, Übelkeit, Schwindel und Nebenwirkungen von Medikamenten auf. Umso wichtiger sind konkrete Übungen, die dich mit diesen kleinen und großen Herausforderungen auffangen. Hier findest du Übungen zur Stärkung deiner positiven Körperwahrnehmung, die allein oder gemeinsam mit deiner Beziehungsperson umgesetzt werden können. So verbindest du dich immer wieder aufs Neue positiv mit deinem Körper.

Intuitives Tanzen

Musik an und einfach frei bewegen. Achte dabei auf eine tiefe Atmung, bei der du bis in deinen Bauch atmest. Beweg dich ganz intuitiv so, wie es dir Freude macht und deinem Körper guttut. Das setzt nicht nur Glückshormone frei, sondern lässt dich deinen Körper auch besser spüren. Wenn du Schmerzen hast, kannst du eher achtsame und leichte Bewegungen ausprobieren. Fühlst du dich gerade kraftvoll und schmerzfrei, kannst du dich auch dementsprechend bewegen. Dein Körper zeigt dir, was sich sicher anfühlt und wo Grenzen sind. Ein sehr positiver Nebeneffekt für die Sexualität: Du kommst in ein tieferes Vertrauen und Spüren.

Selbstmassage

Nimm dir Zeit, vielleicht abends vor dem Schlafengehen, und massiere dich selbst. Das hat einen sehr positiven Effekt: Du erlebst körperlich, aber auch emotional, dass Berührungen sicher und wohlig sind. Du verbindest dich selbst positiv mit deinem Körper und entwickelst einen liebevollen und sanften Blick für dich. Im Kampf mit einer chronischen Erkrankung kann oft sehr viel Härte liegen, emotional und körperlich. Sanftheit und Achtsamkeit entschleunigen und lassen dich durchatmen. Mit deiner Lieblingsmusik, einer schönen Creme oder einem Öl. Es können zehn Minuten reichen, in denen du nur deine Füße oder Beine massierst. Vielleicht nimmst du dir jeden Tag Zeit und wechselst von Körperstelle zu Körperstelle. Spiel ein bisschen mit der Berührungsqualität und überprüfe, was sich für dich gut anfühlt. Ist es eher ein sanftes Streicheln, ein festes Kneten oder ein leichter Druck? Finde deinen Rhythmus und dein Wohlgefühl. Von dieser Selbstmassage profitiert deine Sexualität sehr. Denn du nimmst nicht nur deinen Körper bewusst wahr, sondern weißt auch, welche Berührungen dir guttun und welche eher nicht. Oder führe eine Bauchmassage durch (Seite 82).

Deine Körperwahrnehmung stärken

Hilf deinem Körper, immer wieder zu sich zurückzufinden: Wie nimmst du deinen Körper aktuell wahr? Bist du eher beim Schmerz oder kannst du auch positive Dinge nennen? Kleine bewusste Momente für deinen Körper helfen dir, deine Sexualität zu stärken. Denn mit ihm hast du Sex, mit ihm lebst und erlebst du deinen Sex und mit ihm spürst du alles währenddessen. Je regelmäßiger du solche Momente im Alltag einbaust, desto leichter kannst du deinen Körper auch

Tipps von Nicole bei einem Endobelly

Dass ein schmerzhafter und kugelrunder Bauch nicht unbedingt zu einem guten Körpergefühl führt, ist total verständlich. Aber wie kannst du einen Endobelly vermeiden? Hier meine Top 3:

1. Finde über ein Ernährungs- und Symptomtagebuch heraus, was dir guttut und was deinen Endobelly triggert.
2. Nimm dir ausreichend Zeit zum Essen. Wenn du ausreichend kaust, hilft das deinem Bauch beim Verdauen und dabei einem Blähbauch zuvorzukommen.
3. Schau auf die Uhr. Gewisse Lebensmittel wie Rohkost oder sehr fetthaltige und damit schwer verdauliche Dinge sind spät abends eine Herausforderung für deine Verdauung. Also abends lieber warm und leicht essen.

als einen sexuellen Körper empfinden. Eine der größten Herausforderungen mit der Erkrankung ist das Hin und Her: In einem Moment fühlst du dich gut und planst vielleicht etwas Schönes, im nächsten liegst du mit starken Schmerzen im Bett. In einem Moment fühlst du dich stark, im nächsten sehr unwohl. Baue immer wieder positive Körpermomente in den Alltag ein. Zeitfenster, die dich wenig Energie kosten und dir viel geben. Je geringer der Aufwand für dich ist, desto besser.

Tipp: Notiere auf einem Zettel fünf Methoden, um in eine bewusste und positive Körperwahrnehmung zu kommen. Lege dir diesen sichtbar neben dein Bett oder hänge ihn an deinen Badezimmerspiegel. Jedes Mal, wenn du merkst, dass dein Körpergefühl sehr negativ ist, setzt du eine dieser Methoden um. Beispiele: Tanzen, Selbstmassage, Meditation, Atemübungen, Wohlfühlessen, Stretching oder Sport.

Die richtige Atmung

Du kannst mit dem richtigen Atmen deine Lust steuern, steigern und intensiver erleben. Aber auch deinen Schmerz klarer zuordnen und darauf reagieren. Wenn du Schmerzen beim Sex hast, atmest du vermutlich sehr weit oben im Brustkorb. Dadurch fehlt dir die bewusste Wahrnehmung deines Unterkörpers. Das Becken wird nicht gut durchblutet, sondern bleibt eher fest und starr im Schmerz. Eine gute Atmung kann Schmerz lösen, aber auch deutlicher zeigen, wo er genau liegt. Eine kurze oder hektische Atmung kann dich aus dem Körperbewusstsein holen. Sie steigert die Angst, aber auch den Schmerz. Eine richtige und bewusste Atmung bedeutet immer auch Sicherheit, sowohl körperlich als auch emotional. Und diese ist ein wichtiger Grundpfeiler für eine gut gelebte Sexualität. Die folgenden Atemübungen können dir helfen, wenn deine Gefühlsebene sich überfordernd anfühlt oder deine Körperwahrnehmung sehr negativ ist. Sie sind aber auch gute Methoden für eine tägliche Routine.

Eine Einladung zum tiefen Atmen

Erste Ebene: Lege deine rechte Hand ganz oben auf deinen Brustkorb, so, dass dein Daumen fast am Anfang vom Hals liegt. Und jetzt atme sechs Atemzüge lang ausschließlich bis in deine Handfläche, nicht tiefer. Nimm deine Hand weg und atme wieder freier. Was nimmst du wahr? Vermutlich ist dein Atemzug, wenn du die Hand weggenommen hast, sehr tief. War das Gefühl bei der flachen Atmung eher beklemmend?

Zweite Ebene: Positioniere die rechte Hand wie oben und die linke genau darunter. Atme nun nur in deine Handflächen, nicht tiefer. Atme kraftvoll ein, stoppe aber mit dem Ende deiner Handflächen. Merkst du, wie dein Brustkorb sich deinen Handflächen entgegenwölbt? Nimm die Hände weg und atme frei. Was hast du hier wahrgenommen?

Dritte Ebene: Lege deine rechte Hand wieder oben auf den Brustkorb. Deine linke Handfläche ruht etwa auf der Höhe des Bauchnabels. Atme jetzt ein und stelle dir vor, wie der Atem von deiner rechten Hand langsam hinunterfließt zu deiner linken. Fülle deinen ganzen Brustkorb und dann den Bauchraum mit Luft. Halte diese für wenige Sekunden an – so, wie es sich für dich gut anfühlt. Und atme genauso bewusst wieder aus: Von der linken Handfläche schickst du den Atem sanft durch deinen Körper in Richtung rechter Hand.

Was hinter dieser Übung steckt, ist ein bewusstes Spüren deines Körpers. Das kann deine Sexualität schon von vielen Blockaden befreien. Du nimmst bewusster wahr, was wehtut oder Angst macht, statt deinen Körper durch einen kurzen Atem in eine Art innere Orientierungslosigkeit und Unterversorgung zu versetzen. Denn ein zu kurzer und hektischer Atem sorgt dafür, dass unser Hirn nur noch im Panikmodus arbeitet. Es gelangt nicht genug Sauerstoff ins Blut, den unser Gehirn aber braucht. Nimm diese Atemübung mit in den Alltag und nutze sie, wenn du Schmerzschübe hast oder in Stress gerätst. Sollten dir die Atemübungen noch schwerfallen, schau einmal bei Annika vorbei (Seite 132).

Die Box-Atmung

Bei der Box-Atmung atmest du in Form einer Box bzw. eines Quadrats. So kannst du schnell auf Stresssituationen reagieren. Bekommst du z. B. schon Angst, wenn du nur an Sex denkst, dann kann dich diese Übung beruhigen.

So geht's:

- Setze oder lege dich gemütlich hin und visualisiere ein Quadrat, an dessen vier Linien du entlangatmest. Du kannst deine Augen schließen oder dir einen festen Punkt im Raum suchen, auf dem dein Blick ruht.
- Du atmest tief durch die Nase ein und zählst bis vier: Stelle dir vor, wie du beim Quadrat von links unten nach rechts unten atmest.
- Halte die Luft an und zähle dabei bis vier: Stelle dir vor, wie du die Linie von rechts unten nach oben ziehst.
- Atme nun durch den Mund aus und zähle bis vier: Stelle dir vor, wie du von oben rechts nach oben links atmest.
- Halte den Atem wieder an und zähle bis vier: Stelle dir vor, wie du die Linie von links oben nach links unten ziehst. Das Quadrat ist vollendet.

Wiederhole diese Atmung so häufig, wie es sich für dich gut anfühlt. Mit etwas Übung können mehrere Minuten sehr beruhigend wirken. Du kannst die Visualisierung auch weglassen und nur zählen oder auch erweitern und bis sechs zählen.

Dein lustvolles Atmen – jetzt wird es sinnlich

Hier kommt eine kleine Übung für einen lustvollen Atem. Es geht dabei um einen tiefen und intensiven Atem, aber auch um leichte Bewegung im Becken.

Für den Anfang lade ich dich zu drei Positionen ein, such dir eine aus, die sich für dich gut anfühlt. Entweder setzt du dich ganz normal in den Schneidersitz, vielleicht ist es bequemer, ein Kissen unter deinem Po zu haben. Dein Rücken ist gerade und aufgerichtet. Oder du setzt dich hin und öffnest die Beine möglichst weit, aber so, dass es für dich noch bequem ist. Gerne auf dem Boden, auf einem Stuhl ist es aber auch möglich. Die dritte Option wäre liegend: Du legst dich auf den Rücken und öffnest deine Beine. Kennst du die Schmetterlingsposition? Während du liegst, winkelst du deine Beine an. Dann lässt du das rechte angewinkelte Bein nach rechts sinken und das linke nach links. Deine Fußsohlen berühren sich. Bist du so weit?

Hier kommt die Atemübung: Jetzt legst du deine Hände auf deinen Venushügel, also den kleinen Hügel ganz unten am Ende deines Bauches. Egal ob du angezogen oder nackt bist – deine Hände liegen sanft übereinander entweder direkt auf deiner Haut oder einfach auf deiner Kleidung.

Du kannst deine Augen schließen oder dir einen Punkt im Raum suchen, auf dem du deinen Blick ruhen lässt. Konzentriere dich auf deine Handflächen und beginne nun kraftvoll durch die Nase einzuatmen. Beim Einatmen stellst du dir vor, wie dein Atem Etappe für Etappe deinen Körper mit Luft füllt: deinen Brustkorb, deinen oberen Bauch, deinen unteren Bauch, bis hin zu deinen Händen.

Natürlich kannst du nicht tatsächlich Luft bis ins Becken atmen. Es geht um das Bewusstsein dabei. Du stellst dir beim Einatmen vor, dass dein Becken sich mit der Luft füllt, sich weit macht und öffnet. Wie eine Entspannung in der Vulva und der Vagina.

Beim Ausatmen ziehst du das Becken etwas zurück. Atmest jetzt sozusagen aus dem Becken aus. Dann aus dem unteren Bauch, weiter hoch, aus dem Brustkorb. Die Luft verlässt deinen Körper durch deinen Mund.

Und wieder von vorne. Ein tiefes Einatmen, durch die Nase. Etappe für Etappe.

Vielleicht fühlen sich nun leichte oder etwas kraftvollere Bewegungen im Becken gut an, die mit dem Atem mitgehen: Du kannst mit deinem Becken deinen Handflächen entgegenkommen, wenn du einatmest, und dich leicht zurückziehen, wenn du ausatmest. Wie fühlt sich das an? Deine Beckenboden-Muskulatur leicht anspannen und entspannen, wenn du in deine Handflächen atmest.

Zum Abschluss: Was spürst du in deinem Unterleib? Welche Bewegungen und Empfindungen nimmst du wahr? Manchmal braucht diese Übung etwas Zeit und Wiederholung, sie kann aber, richtig ausgeführt, sehr entspannend, vor allem aber auch lustvoll wirken.

Konkrete Tipps für dein Sexleben

Zum Abschluss gebe ich dir noch Tipps aus der Sexualtherapie mit – hilfreich bei Endometriose und Adenomyose, aber auch ganz allgemein bereichernd für deine Sexualität.

Wir haben nicht automatisch im Blut, was unsere Vorlieben und Bedürfnisse sind. Sex ist enorm facettenreich und die Empfindungen sind verschieden. Während eine Person sanfte Berührungen genießt, machen sie eine andere nervös. Sex ist also in dem Sinne nichts Natürliches: Es passiert nicht einfach so und ist dann richtig. Es passiert, dann spürst du rein und lernst dazu, was dir gefällt und was nicht. Sexualität ist ein großes Lernfeld, dem du mit Neugierde und Freude begegnen darfst. Wenn du so damit umgehst, hast du die Chance, eine schmerzfreie, lustvolle und erfüllende Sexualität zu gestalten.

Tipp: Schreibe dir auf, was dir gefällt. Magst du es sanft oder eher wild oder abhängig von deiner Stimmung beides? Genießt du es, mehr im Fokus der Berührungen zu stehen, oder schenkst du lieber Lust? Bist du zurückhaltend und fühlst dich wohl damit? Möchtest du selbst mehr wagen oder wird es einfach nur von dir erwartet?

So funktioniert Sexualtherapie

Du darfst in den Sitzungen ganz viele Fragen stellen. Oder dir wird etwas erklärt, ohne dass du die Fragen dazu gewusst hättest. So kannst du herausfinden, was für dich wichtig ist. In der regulären Sexualtherapie ist niemand nackt und es gibt keine konkreten sexuellen Berührungen. Es wird alles im Gespräch und anhand von Modellen, Zeichnungen und Büchern veranschaulicht.

Penetration ist nicht gleich Penetration

Penetration ist nur ein Aspekt der Sexualität und es gibt viele weitere, die gleichermaßen lustvoll, erregend und befriedigend sind. Penetration bedeutet für viele: rein, raus, rein, raus. Es geht aber auch anders. Ich gebe dir hier zwei Möglichkeiten mit, sie zu variieren. Dies kann das Empfinden verändern und ist für manche sogar schon eine entscheidende Lösung, wenn es um den Schmerz geht.

Das Becken kreisen oder wippen Nimm den Penis auf und bewege dein Becken sanft vor und zurück. Alternativ kannst du dein Becken auch kreisen. Variiere dazu den Druck und spiele mit der Geschwindigkeit.

Innehalten und spüren Nach dem Eindringen innehalten, gemeinsam atmen, diesen Moment wahrnehmen und auch spielerisch ausreizen. Wie fühlt es sich an, nur das Eindringen zu spüren, intensive Küsse auszutauschen, sich zu streicheln oder fest zu umarmen? Erst dann langsam mit Bewegungen anfangen.

Über Sex sprechen

Menschen bauen ganz unterschiedlich Lust auf und empfinden sie auf verschiedene Arten. Hier kommt der Begriff »Sex worth wanting« von der Sexualforscherin Peggy Kleinplatz ins Spiel. Gemeint ist Sex, der es wert ist, gewollt zu werden. Wenn du weißt, dass eine lustvolle und schmerzfreie Sexualität auf dich wartet, dann ist es deutlich leichter, in deine Lust zu finden. Wartet aber eine schmerzhafte Sexualität auf dich, ist es eher gesund, dass keine Lust aufkommt. Beginne damit, in deiner Beziehung so über Sex zu sprechen, dass es euch beiden Spaß macht. Über Sex zu sprechen, fällt vielen nicht so leicht. Das ist total okay. Aber was, wenn du nicht weißt, was du willst? Fang doch genau da an: Erzähl deiner Beziehungsperson, dass du nicht weißt, was dir gefallen könnte, du es aber herausfinden möchtest. Ihr könntet zusammen ein Buch über Sex lesen. Sprecht darüber und erzählt euch gegenseitig, was davon ihr gerne ausprobieren würdet. Über Sex zu sprechen, ist wirklich wie eine eigene Sprache und wenn du eine neue Sprache lernst, dann braucht dies Zeit und Übung.

Über den Schmerz sprechen

Es ist sehr wichtig, über die Schmerzen beim Sex zu sprechen. Viele Betroffene fühlen sich schuldig, weil sie die Beziehung vermeintlich belasten. Verändert gemeinsam den Blickwinkel: Versucht dieses Symptom als ein gemeinsames Problem zu betrachten und nicht als einen Vorwurf. Ihr als Paar wünscht euch eine zufriedene Sexualität. Es soll euch beiden gut gehen. Das ist das erklärte Ziel. Arbeitet daran und sucht euch Hilfe, wenn ihr nicht weiterkommt.

Wünsche äußern

Was wünscht ihr euch für eure Sexualität? Möchtet ihr euch mehr Zeit dafür nehmen? Seid ihr neugierig und experimentierfreudig? Wie möchtet ihr Sex miteinander leben? Sprecht über alle Fragen, die euch einfallen. Gar nicht so selten begleite ich Menschen, die überhaupt nicht wissen, was sie wollen. Der Wunsch ist klar: Keine Schmerzen mehr beim Sex. Aber was genau ein sexuelles Bedürfnis ist, können manche nicht beantworten. Geht es dir auch so? Das ist total okay. Sexualität ist erlernbar – du darfst Dinge ausprobieren und dann entscheiden, ob es dir gefällt.

Wie erzähle ich es meinem Date?

Du bist Single und hattest in der Vergangenheit Schmerzen beim Sex? Gar nicht so leicht, mit einem neuen Menschen darüber zu sprechen. Ich empfehle, erst von der Krankheit an sich zu sprechen und das auch gerne schon beim ersten Date. Und dann, wenn etwas Vertrauen da ist, sprichst du das intimere Thema an. Sage offen, dass dir dieses Thema eventuell unangenehm ist. Sage der Person, wie wichtig es dir ist, eine erfüllte Sexualität zu leben. Dass das für dich manchmal herausfordernd ist, aber du weißt, dass man an dem Thema Sexualität arbeiten kann und es viele gute Lösungen gibt. So ein Gespräch ist eine ziemlich große Mutprobe. Gleichzeitig ist es absolut notwendig.

Natürlich fühlt es sich nicht gut an, wenn dein Gegenüber dann unangemessen reagiert. Fehlende Worte oder Unsicherheit wiederum dürfen sein, vielleicht hat die andere Person noch nie etwas davon gehört. Eine chronische Erkrankung ist ein sehr persönliches und verletzliches Thema. Ich möchte dir für eine konkret negative Situation bei einem Date ein paar Dinge an die Hand geben:

- Diese Person ist definitiv nicht die richtige für dich. Mit dir ist alles richtig. Du möchtest in einer Beziehung ernst genommen und respektvoll behandelt werden.
- Deine Krankheit ist nichts Merkwürdiges oder Abstoßendes. Es kann eine Herausforderung im Dating sein, aber es gibt viele empathische und reife Menschen, die damit einen sehr respektvollen Umgang finden.
- Versorge dich danach: Eine Ablehnung oder negative Reaktion auf deine Krankheit ist extrem verletzend. Sei gut zu dir. Vielleicht mit einer Extraportion Selbstfürsorge oder einem Gespräch mit einer vertrauten Person.

Mit der Angst vor der Angst umgehen

Du hast Angst vor Sex, den möglichen Schmerzen, der Herausforderung? Die Angst ist so groß, dass der Gedanke an diese Angst schon eine zusätzliche Angst auslöst? Ich habe eine schöne Paarübung für diesen Fall: Ihr verabredet euch zum Kuscheln, nur für fünf Minuten. Ihr bleibt angezogen, berührt euch nicht unter der Kleidung. Küssen, streicheln, Umarmungen, alles, was sich sicher anfühlt, ist erlaubt. Was dich verunsichert, wird vorher besprochen und nicht umgesetzt. Dazu schöne Musik und einen Wecker, der nach fünf Minuten klingelt. In meiner Praxis erweitere ich Übungen wie diese dann Schritt für Schritt, damit du kleine Meilensteine hast, mit denen du positive Erfahrungen machst und ein sicheres Gefühl entwickeln kannst.

Solo-Sex

Dieser Aspekt der Sexualität kann sehr wichtig sein, denn du hast die Möglichkeit, in einem geschützten Rahmen herauszufinden, was dir gefällt und was nicht. Natürlich ist Solo-Sex kein Muss. Ich empfehle dir aber, ihn für dich auszuprobieren.

Mythos: Solo-Sex gehört nicht in eine Beziehung oder ersetzt den Beziehungs-Sex. Wahrheit: Solo-Sex erweitert deine Sexualität und bereichert die Sexualität in der Beziehung.

Besonders, wenn es um eine schmerzhafte Sexualität geht, kann Solo-Sex hilfreich sein: Du kannst achtsam ertasten und erspüren, welche Berührungen für dich schmerzfrei funktionieren und wo deine Grenzen sind. Dabei muss es nicht zwingend um eine intensive Luststeigerung oder einen Orgasmus gehen. Du musst nichts in deine Vagina einführen, um eine vollständige (Solo-)Sexualität zu erleben. Fang langsam an und wähle ein Tempo, das dir entspricht. Vielleicht ist es am Anfang ein behutsames Ertasten und Einölen. Dann irgendwann ein wohliges Berühren und, wenn du möchtest, eine lustvolle Steigerung.

Tipp: Nutze die Infos zur Anatomie (Seite 160), um dich zu erforschen.

Reflexion und Integration

Jetzt darfst du noch mal nachspüren und herausfinden, was für dich wirklich wichtig ist beim Thema Sexualität. Vielleicht hast du schon ein paar Fragen für dich beantwortet, Übungen ausprobiert oder einfach alles auf dich wirken lassen. Mit den Fragen hier kannst du noch tiefer eintauchen.

Teil 1

Welche Inhalte haben mich besonders angesprochen?

- Welche Informationen waren ganz neu für mich?
- Welche neuen Fragen sind dadurch für mich persönlich entstanden?
- Gibt es Informationen, die mich motivieren, etwas umzusetzen?
- Was sind meine drei wichtigsten Erkenntnisse zur Sexualität?

Teil 2

Wie komme ich in die Umsetzung?

- Möchte ich lieber Emotionen sortieren oder direkt mit Körperübungen beginnen?
- Welche Gefühle sind besonders herausfordernd und wie kann ich sie sortieren?
- Was braucht mein Körper, um sich in der Sexualität gut zu fühlen?
- Was sind die nächsten zwei Dinge, die ich in meiner Sexualität verändern möchte?
- Brauche ich externe Unterstützung oder gehe ich den Weg für mich allein?

Was weiß ich über meine Sexualität?

- Was genau ist Sex eigentlich für mich?
- Woran denke ich, wenn ich das Wort Sex lese oder höre?
- Habe ich dazu nur negative Bilder? Wenn ja, wie kann positive Bilder erschaffen?
- Welche Bedeutung hätte Sex für mich, wenn er ohne Schmerzen oder Herausforderungen einhergehen würde?

Sex ist ein großes und manchmal auch komplexes Thema. Ein Kapitel in einem Selbsthilfebuch löst nicht unbedingt jede deiner Herausforderungen, sondern hilft dir eher, in eine Veränderung zu kommen, einen Anfang zu finden und dich selbstwirksam zu fühlen.

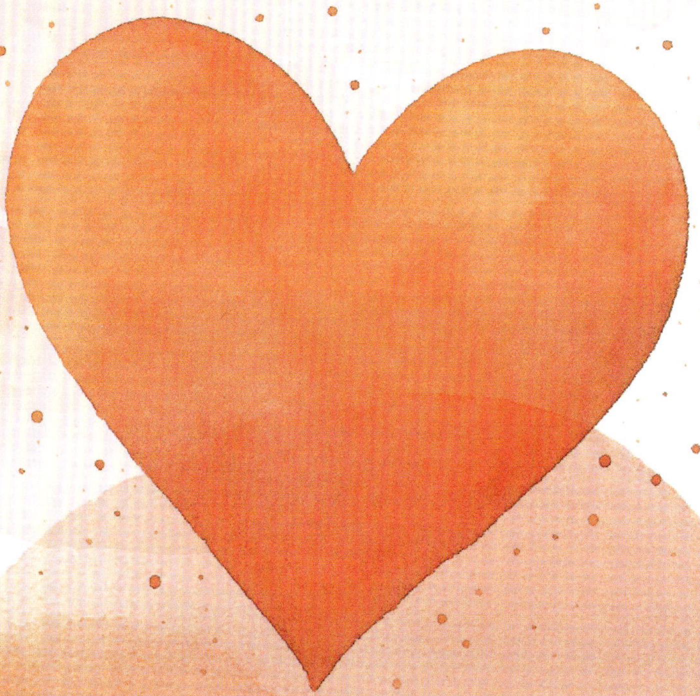

Mach dir deinen Plan!

Mit dieser Strategie nehmen wir dich an die Hand, damit du all das, was du aus diesem Buch für dich mitnehmen möchtest, auch wirklich umsetzen kannst.

So erzielst du hoffentlich eine nachhaltige, selbstwirksame und für dich spürbar positive Veränderung.

Dein Selbsthilfeplan im Alltag

Hier kommt also dein ganz persönlicher Selbsthilfeplan für deinen Alltag mit Endometriose oder Adenomyose. Diesen setzt du Schritt für Schritt um:

Schritt 1 Im ersten Schritt geht es darum, die ersten drei Symptome auszuwählen, mit denen du arbeiten und bei denen du eine Veränderung erreichen möchtest. Wenn du diese notiert hast, überlege dir auf einer Skala von eins bis zehn, wie akut das jeweilige Symptom ist. Wähle auf der Skala eine Zahl, die deinem persönlichen Empfinden entspricht. Dabei können dir die beiden folgenden Fragen helfen: Habe ich gelernt, das Symptom kleinzureden und stufe es dadurch zu niedrig ein? Stufe ich das Symptom sehr hoch ein, aus einer Sorge heraus, nicht ernst genommen zu werden? Überprüfe kurz, wie genau das Symptom einzuordnen ist.

Schritt 2 Als Nächstes überlegst du dir, wie du es in Zukunft gerne hättest. Je konkreter du dir überlegst, wann und wie genau du die Veränderungen in deinem Alltag integrieren möchtest, desto wahrscheinlicher ist es, dass du sie auch langfristig umsetzt. Vielleicht fällt es dir auch schwer, herauszufinden, welches Symptom der drei ausgewählten du priorisieren möchtest. Hier ein Tipp: Beginne zuerst das Symptom zu versorgen, für das du aktuell auch Zeit und Kraft hast. Wenn du sehr viel mit Blähungen zu kämpfen hast, aber aktuell keine Zeit für eine Ernährungsumstellung da ist, dann ist dieses Symptom noch nicht dran. Wähle ein anderes, dessen Versorgung dir leichter fällt. Dadurch findest du Stück für Stück neue Kraft und kannst irgendwann auch die anderen Symptome in den Fokus nehmen. Vielleicht spürst du durch das Buch aber auch einen Motivations-Booster und möchtest direkt etwas Größeres angehen. Entscheide ganz individuell für dich.

Schritt 3 Überlege nun, welche Stolpersteine dir begegnen könnten. Was könnte dafür sorgen, dass du in gewohnte Muster zurückfällst? Und was kannst du dagegen unternehmen? Kannst du z. B. in deinem Handy eine Erinnerung für neue Routinen eintragen? Hilfreich ist hier auch sogenanntes Habit Stacking. Dabei verbindest du eine neue Sache mit etwas anderem, das du bereits umsetzt. Gehst du etwa einmal die Woche einkaufen, setze dir einen Reminder, welche gesunden Lebensmittel du mitnehmen könntest. Oder du hast drei feste Abende zum Lieblingsserie-Gucken. Dann verbinde dieses Ritual mit einer neuen Atemtechnik oder einer Beckenboden-Entspannungsübung, die du währenddessen durchführst.

Ein Beispiel Wir geben dir ein Beispiel, wie das Erstellen und die Umsetzung eines solchen Selbsthilfeplans aussehen könnten: Dir tut deine aktuelle Ernährung nicht gut und du möchtest dich gesünder und bewusster ernähren. Ziel ist es, deinen Endobelly zu minimieren, du priorisierst ihn also neben zwei anderen Symptomen auf Platz eins. Du stufst den Endobelly mit einer Sieben ein. Notiere für dich deine liebsten Übungen und Rezepte aus Nicoles Kapitel (Seite 33). Wenn du für dich eine gute Routine und hilfreiche Methoden gefunden hast, könntest du dich deinem nächsten Symptom widmen.

Habe Geduld und bleibe dran

Es geht nicht alles auf einmal. Lass dir Zeit und finde deinen Weg. Wichtig ist dabei auch, immer wieder die Methoden anzupassen und zu überprüfen. Ist die Anspannung bereits weniger spürbar? Könntest du die Häufigkeit oder Intensität deiner liebsten Methoden neu anpassen? Gibt es vielleicht neue Übungen, die du zusätzlich umsetzen könntest? Im Folgenden findest du einen Selbsthilfeplan zum Ausfüllen (Seite 184).

Im Überblick

- Welche Symptome habe ich?
- Wie skaliere ich diese von eins bis zehn? Was hilft mir wirklich, was ist das Ziel?
- Wie hätte ich es gerne?
- Wie finde ich meine Prioritäten?
- In die Umsetzung kommen.
- Stolpersteine aufdecken und eliminieren (z. B. durch Habbit Stacking)
- anhand eines Beispiels erklären
- immer wieder anpassen

Ein wichtiger Hinweis

Bei gesundheitlichen Beschwerden oder Fragen zu medizinischen Themen suche bitte umgehend ärztliche Hilfe auf. Nur durch eine persönliche Untersuchung und Anamnese kann eine fundierte medizinische Einschätzung erfolgen. Im Notfall wende dich bitte direkt an den ärztlichen Bereitschaftsdienst (Tel. 116 117) oder den Notruf (Tel. 112).

Dein persönlicher Selbsthilfeplan

Deine drei häufigsten Symptome

Auf welche Beschwerden möchtest du dich aktuell konzentrieren? Was belastet dich besonders? Wie stark belastet es dich auf einer Skala von 1 bis 10? (1 = belastet mich kaum, 10 = belastet mich sehr)?

	1	2	3	4	5	6	7	8	9	10
1. ______	☐	☐	☐	☐	☐	☐	☐	☐	☐	☐
2. ______	☐	☐	☐	☐	☐	☐	☐	☐	☐	☐
3. ______	☐	☐	☐	☐	☐	☐	☐	☐	☐	☐

Deine Zielvorstellung

Wie möchtest du deine Symptome verändern? Mach die Angaben so spezifisch, messbar, attraktiv, realistisch und terminiert wie möglich, also SMART.
Ein Beispiel: Du möchtest dich endo-freundlicher ernähren. Statt zu sagen: *»Ab sofort ernähre ich mich gesund«*, nutzt du das SMART-Prinzip: *»Ich möchte ab dem 1. Juli (terminiert) zweimal die Woche lecker (attraktiv) und anhand der Ernährungsempfehlungen von Nicole (spezifisch) kochen und dies mindestens einen Monat (realistisch) beibehalten. So möchte ich meine Schmerzen auf der Skala um zwei Punkte reduzieren (messbar).«*

Meine drei Symptome und der jeweils passende SMART-Satz:

1. ______________________________

2. ______________________________

3. ______________________________

Mögliche Herausforderungen und der Umgang damit

Stolpersteine sind etwas ganz Normales und begegnen allen von uns immer wieder, daher ist es sinnvoll, sich vorher zu überlegen, wie du in der jeweiligen Situation reagierst. Wenn du etwa auf Geschäftsreise bist, kannst du vorab Restaurants raussuchen, in denen du Essen nach deinen Vorstellungen bekommst. Solltest du dein Ziel mal nicht perfekt umsetzen, denk dran: Fehler sind auch nur Helfer, nur anders buchstabiert.

Überleg dir also hier einmal welche Herausforderungen auf dich zukommen könnten und wie du mit ihnen umgehst:

Deine individuellen Selbsthilferituale

Hier kannst du deine liebsten Impulse, Übungen und Tipps aus den verschiedenen Kapiteln (mit Seitenzahl) notieren, um sie schnell wiederzufinden.

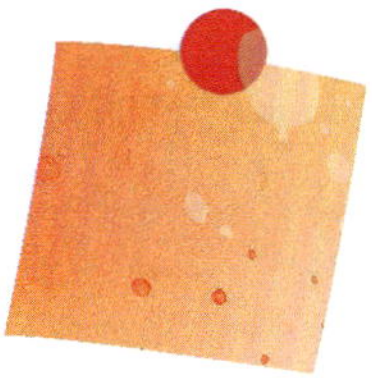

Seite	
	Ernährung
	NEM und Naturheilkunde
	Coaching-Strategien
	Entspannung
	Beckenbodenübungen
	Körperwahrnehmung
	Sexualität

Quellenangaben

1 Deutsche Gesellschaft für Gynäkologie und Geburtshilfe e. V. (DGGG). S2k-Leitlinie Diagnostik und Therapie der Endometriose (Version 5.0). 2025. Zugriff am 16.10.2025 unter: www.awmf.org/leitlinien/detail/ll/015–045.html

2 Ahn SH, Monsanto SP et al. Pathophysiology and Immune Dysfunction in Endometriosis. Biomed Res Int; 2015:795976. doi:10.1155/2015/795976

3 Hudelist G, Fritzer N et al. Diagnostic delay for endometriosis in Austria and Germany: causes and possible consequences. Hum Reprod; 2012; 27(12):3412–3416. doi:10.1093/humrep/des316

4 siehe Quelle 2

5 Deutsche Gesellschaft für Gynäkologie und Geburtshilfe (DGGG), Österreichische Gesellschaft für Gynäkologie und Geburtshilfe (OEGGG) & Schweizerische Gesellschaft für Gynäkologie und Geburtshilfe. S2k-Leitlinie: Diagnostik und Therapie der Endometriose. AWMF-Registernummer 015/045; 2020. Zugriff am 16.10.2025: register.awmf.org/de/leitlinien/detail/015–045

6 siehe Quelle 5

7 siehe Quelle 1

8 Rahmioglu N, Fassbender A et al. World Endometriosis Research Foundation Endometriosis Phenome and Biobanking Harmonization Project: III. Fluid biospecimen collection, processing, and storage in endometriosis research. Fertil Steril; 2014; 102(5):1233–1243. doi:10.1016/j.fertnstert.2014.07.1208

9 Zheng SH, Chen XX et al. Antioxidant vitamins supplementation reduce endometriosis related pelvic pain in humans: a systematic review and meta-analysis. Reprod Biol Endocrinol; 2023; 21(1):79. doi:10.1186/s12958–023–01126–1

10 Rohloff N, Götz T et al. Influence of App-Based Self-Management on the Quality of Life of Women With Endometriosis. Cureus; 2024; 16(8):e67655. doi:10.7759/cureus.67655
Shoebotham A, Coulson NS. Therapeutic Affordances of Online Support Group Use in Women With Endometriosis. J Med Internet Res; 2016; 18(5):e109. doi: 10.2196/jmir.5548

11 Heinze N Bl. Endometriosis: Can diet help and if so, what kind? Ernahrungs Umschau; 2021; (68(9)):182–190. Zugriff am 16.10.2025: www.ernaehrungs-umschau.de/fileadmin/Ernaehrungs-Umschau/pdfs/pdf_2021/09_21/EU09_2021_M524_M532_en.pdf

12 Heinze NR. Die beste Ernährung bei Endometriose. Hormone in Balance bringen, Entzündungen und Schmerzen reduzieren. 1. Auflage. Stuttgart: TRIAS; 2024

13 Sköldstam L, Hagfors L, Johansson G. An experimental study of a Mediterranean diet intervention for patients with rheumatoid arthritis. Ann Rheum Dis; 2003; 62(3):208–214. doi:10.1136/ard.62.3.208

14 Trabert B, Peters U et al. Diet and risk of endometriosis in a population-based case-control study. Br J Nutr; 2011; 105(3):459–467. doi:10.1017/S0007114510003661
Pestizid Aktions-Netzwerk (PAN) e. V. Endokrine Wirkung von Pestiziden: auf Landarbeiter, insbesondere auf Beschäftigte in Gewächshauskulturen und Gärtnereien. Hamburg; 2013. Zugriff am 16.10.2025: www.pan-germany.org/download/pan_studie_endokrine_pestizide_1303.pdf

15 Rodrigues AAZ, Queiroz MELR de et al. The efficacy of washing strategies in the elimination of fungicide residues and the alterations on the quality of bell peppers. Food Res Int; 2021; 147:110579. doi:10.1016/j.foodres.2021.110579
Yang T, Doherty J et al. Effectiveness of Commercial and Homemade Washing Agents in Removing Pesticide Residues on and in Apples. J Agric Food Chem; 2017; 65(44):9744–9752. doi:10.1021/acs.jafc.7b03118

16 Jiang T, Chen Y et al. Review of the Potential Therapeutic Effects and Molecular Mechanisms of Resveratrol on Endometriosis. Int J Womens Health; 2023; 15:741–763. doi:10.2147/IJWH.S404660

17 Marziali M, Venza M et al. Gluten-free diet: a new strategy for management of painful endometriosis related symptoms? Minerva Chir; 2012 Dec; 67(6):499–504

18 Shimada S, Tanigawa T et al. Involvement of gliadin, a component of wheat gluten, in increased intestinal permeability leading to non-steroidal anti-inflammatory drug-induced small-intestinal damage. PLoS One; 2019; 14(2):e0211436. doi:10.1371/journal.pone.0211436

19 Nowakowska A, Kwas K et al. Correlation between Endometriosis and Selected Allergic and Autoimmune Diseases and Eating Habits. Medicina (Kaunas); 2022; 58(8). doi:10.3390/medicina58081038
Yamamoto A, Harris HR et al. A prospective cohort study of meat and fish consumption and endometriosis risk. Am J Obstet Gynecol; 2018; 219(2):178.e1–178.e10. doi:10.1016/j.ajog.2018.05.034

20 Glei M. Gesundheitliche Konsequenzen des Fleischkonsums (Teil 1). November 2013. 11/13):43–46. Zugriff am 16.10.2025: www.ernaehrungs-umschau.de/fileadmin/Ernaehrungs-Umschau/pdfs/pdf_2013/11_13/EU11_2013_S43_S46.qxd.pdf

21 Qi X, Zhang W et al. Relationship Between Dairy Products Intake and Risk of Endometriosis: A Systematic Review and Dose-Response Meta-Ana-

lysis. Front Nutr; 2021; 8:701860. doi:10.3389/fnut.2021.701860

22 Nodler JL, Harris HR et al. Dairy consumption during adolescence and endometriosis risk. Am J Obstet Gynecol; 2020; 222(3):257.e1–257.e16. doi:10.1016/j.ajog.2019.09.010

23 Patisaul HB, Jefferson W. The pros and cons of phytoestrogens. Front Neuroendocrinol; 2010; 31(4):400–419. doi:10.1016/j.yfrne.2010.03.003

24 Talwar C, Singh V, Kommagani R. The gut microbiota: a double-edged sword in endometriosist. Biol Reprod; 2022; 107(4):881–901. doi:10.1093/biolre/ioac147
Uzuner C, Mak J et al. The bidirectional relationship between endometriosis and microbiome. Front Endocrinol (Lausanne); 2023; 14:1110824. doi:10.3389/fendo.2023.1110824
Weber I, Sienko A et al. Relationship between the gut microbiome and endometriosis and its role in pathogenesis, diagnosis, and treatment: a systematic review. Ginekol Pol; 2023. doi:10.5603/gpl.97581.

25 Leonardi M, Hicks C et al. Endometriosis and the microbiome: a systematic review. BJOG; 2020; 127(2):239–249. doi:10.1111/1471–0528.15916

26 Koochakpoor G, Salari-Moghaddam A et al. Association of Coffee and Caffeine Intake With Irritable Bowel Syndrome in Adults. Front Nutr; 2021; 8:632469. doi:10.3389/fnut.2021.632469

27 Ulvik A, Vollset SE et al. Coffee consumption and circulating B-vitamins in healthy middle-aged men and women. Clin Chem; 2008; 54(9):1489–1496. doi:10.1373/clinchem.2008.103465

28 siehe Quelle 11
Missmer SA, Chavarro JE et al. A prospective study of dietary fat consumption and endometriosis risk. Hum Reprod; 2010; 25(6):1528–1535. doi:10.1093/humrep/deq044

29 Rahbar N, Asgharzadeh N, Ghorbani R. Effect of omega-3 fatty acids on intensity of primary dysmenorrhea. Int J Gynaecol Obstet; 2012; 117(1):45–47. doi:10.1016/j.ijgo.2011.11.019
Snipe RMJ, Brelis B et al. Omega-3 long chain polyunsaturated fatty acids as a potential treatment for reducing dysmenorrhoea pain: Systematic literature review and meta-analysis. Nutr Diet; 2024; 81(1):94–106. doi:10.1111/1747–0080.12835
Sienko A, Cichosz A et al. The effect of two anti-inflammatory dietary components, omega-3 and resveratrol, on endometriosis. Ginekol Pol; 2024; 95(7):573–583. doi:10.5603/gpl.97573

30 Deutsche Gesellschaft für Ernährung e. V. (DGE). Regelmäßig Fisch auf den Tisch!: DGE aktuell. Zugriff am 16.10.2025: www.dge.de/presse/meldungen/2011–2018/weniger-fleisch-auf-dem-teller-schont-das-klima/dge-empfiehlt-auf-fettmenge-und-qualitaet-achten/regelmaessig-fisch-auf-den-tisch/

31 Kim S, Cheon C et al. The Effect of Ginger and Its Sub-Components on Pain. Plants (Basel); 2022; 11(17). doi:10.3390/plants11172296
Martins LB, Rodrigues AMDS et al. Double-blind placebo-controlled randomized clinical trial of ginger (Zingiber officinale Rosc.) addition in migraine acute treatment. Cephalalgia; 2019; 39(1):68–76. doi:10.1177/0333102418776016

32 Arablou T, Kolahdouz-Mohammadi R. Curcumin and endometriosis: Review on potential roles and molecular mechanisms. Biomed Pharmacother; 2018; 97:91–97. doi:10.1016/j.biopha.2017.10.119

33 Turck D, Bohn T et al. Safety of tetrahydrocurcuminoids from turmeric (Curcuma longa L.) as a novel food pursuant to Regulation (EU) 2015/2283. EFSA J; 2021; 19(12):e06936. doi:10.2903/j.efsa.2021.6936

34 Strehlow W. Die Ernährungstherapie der Hildegard von Bingen. Rezepte, Kuren und Diäten. Augsburg: Weltbild; 2011

35 Pereira IC, Sátiro Vieira EE et al. Bromelain supplementation and inflammatory markers: A systematic review of clinical trials. Clin Nutr ESPEN; 2023; 55:116–127. doi:10.1016/j.clnesp.2023.02.028

36 Chakravartti SP, Jann K et al. Non-caloric sweetener effects on brain appetite regulation in individuals across varying body weights. Nat Metab; 2025; 7(3):574–585. doi:10.1038/s42255–025–01227–8

37 Obiagwu HI, Eleje GU et al. Efficacy of zinc supplementation for the treatment of dysmenorrhoea: a double-blind randomised controlled trial. J Int Med Res. 2023 May; 51(5):3000605231171489. doi:10.1177/03000605231171489

38 Shobeiri F, Araste FE et al. Effect of calcium on premenstrual syndrome: A double-blind randomized clinical trial. Obstet Gynecol Sci. 2017 Jan; 60(1):100–105. doi: 10.5468/ogs.2017.60.1.100

39 Kalaitzopoulos DR, Lempesis IG et al. Association between vitamin D and endometriosis: a systematic review. Hormones (Athens); 2020; 19(2):109–121. doi:10.1007/s42000–019–00166-w

40 Amini L, Chekini R et al. The Effect of Combined Vitamin C and Vitamin E Supplementation on Oxidative Stress Markers in Women with Endometriosis: A Randomized, Triple-Blind Placebo-Controlled Clinical Trial. Pain Res Manag. 2021 May 26; 2021:5529741. doi: 10.1155/2021/5529741

41 Blödt S, Pach D et al. Effectiveness of app-based self-acupressure for women with menstrual pain compared to usual care: a randomized pragmatic trial. Am J Obstet Gynecol; 2018; 218(2):227.e1–227.e9. doi:10.1016/j.ajog.2017.11.570

Stichwortverzeichnis

Empfehlungen von Nicole R. Heinze, Annika Cost-Heil, Katharina Kubosch und Naila Rediske

Im Folgenden findest du weitere Anregungen. (Stand der Links: 29.01.2026)

Hilfreiche Anlaufstellen

Endometriose Vereinigung Deutschland e. V.: www.endometriose-vereinigung.de

Zertifizierte Endometriose-Zentren und -Praxen in Deutschland: www.endometriose-vereinigung.de/zertifizierte-einrichtungen/?

Rehakliniken: www.endometriose-vereinigung.de/zertifizierte-reha-einrichtungen/?

Selbsthilfegruppen: www.endometriose-vereinigung.de/selbsthilfe-gruppen/

Hilfe bei Depressionen: www.deutsche-depressionshilfe.de

Therapeut*innen der AG GGUP (Arbeitsgemeinschaft Gynäkologie Geburtshilfe Urologie Proktologie in Physio Deutschland): www.ag-ggup.de/therapeutenliste/

Produktempfehlungen und Apps

Zur Begleitung deiner Erkrankung: Endo-App (auf Rezept)

Inhaltsstoffe von Produkten: Code-Check-App

Buffer-Ringe bei Anstoßschmerz: Ohnut™

Pelvic Wands und Dilatoren: Intimate Rose, Vagiwell (Dilatoren sind auf Rezept möglich)

TENS-Geräte: Beurer GmbH, menstruflow (für Selbstzahlende)

Nicht hormonelle Verhütung und Körperbeobachtung: www.sensiplan.de

Infos und Material zur weiblichen Sexualität und Lust: www.omgyes.com

Buchempfehlungen

Allan Gordon und Alon Ziv: Wege aus dem Schmerz

Anne Schmuck: Meinen Zyklus lesen und verstehen

Emily Nagoski: Komm, wie du willst

Hilde Atalanta (The Vulva Gallery): Ein Fest der Vulvavielfalt

Katharina M. Burkhardt und Margit Friesenbichler: Tanz mit den Hormonen

Martina Liel: Endometriose und Psyche

Nicole R. Heinze: Die beste Ernährung bei Endometriose

Pläne zum Downloaden

Der Notfallplan (S. 31), das Ernährungstagebuch (S. 48/49), das Symptomtagebuch (S. 102/103), der Plan zum Tracking vaginaler Behandlung (S. 148/149) und der persönliche Selbsthilfeplan (S. 184/185) können online heruntergeladen werden: extras.thieme.de/trias.htm

Bibliografische Information der Deutschen Nationalbibliothek:
Die Deutsche Nationalbibliothek verzeichnet diese Publikation in der Deutschen Nationalbibliografie; detaillierte bibliografische Daten sind im Internet über dnb.d-nb.de abrufbar.

Programmplanung: Uta Spieldiener
Projektmanagement: Elisa Salemi
Redaktion: Franziska Sorgenfrei, Augsburg
Bildredaktion: Marie Crämer
Covergestaltung: © Thieme
Layout: CYCLUS · Visuelle Kommunikation, Stuttgart

Bildnachweis:
Coverabbildung und Bild S. 3: © christophkadur/stock.adobe.com
Autorinnenfotos: Heinze: Nikolas Winkel; Cost-Heil: Privat; Kubosch: Jfqphotos; Rediske: Privat
Foodfotos S. 38, 41, 55, 57, 61, 86/87: © M. Bergmann/Thieme
Quellennachweis der Stock-Bilder von adobe.stock.com: S. 6, 154 © Velista production/stock.adobe.com – edited by Thieme; S. 8 © AnnaStills/stock.adobe.com; S. 32, 72 © Mykhailovskyi/stock.adobe.com – edited by Thieme; S. 59 Kurkuma: © orinocoArt/stock.adobe.com; S. 60 Ananas: © amawasri/stock.adobe.com; S 62 Beerenobst: © AllFOOD/stock.adobe.com; Fenchel: © ViennaFrame/stock.adobe.com; S. 78 Gänsefingerkraut: © leonikonst/stock.adobe.com; Frauenmantel: © irottlaender/stock.adobe.com; Schafgarbe: © Ruckszio/stock.adobe.com; S. 100 © Manuel Findeis/ stock.adobe.com; S. 114 © Юля Бурмистрова/stock.adobe.com
Bilder S. 81/82: © S. Schneider/Thieme
Zeichnungen: Susi Schaaf, Bellheim
Die abgebildeten Personen haben in keiner Weise etwas mit der Krankheit zu tun.

1. Auflage 2026

TRIAS Verlag in Georg Thieme Verlag KG
Oswald-Hesse-Straße 50, 70469 Stuttgart

Satz und Repro: Medienservice Frauchiger, Kumhausen
Druck: Westermann Druck Zwickau GmbH, Zwickau

Gedruckt auf chlorfrei gebleichtem Papier
Printed in Germany

ISBN 978-3-432-12161-1
eISBN (ePub) 978-3-432-12162-8

1 2 3 4 5 6

MIX
Papier | Fördert gute Waldnutzung
FSC® C110508
FSC www.fsc.org